W0339381

Das neue Hanteltraining

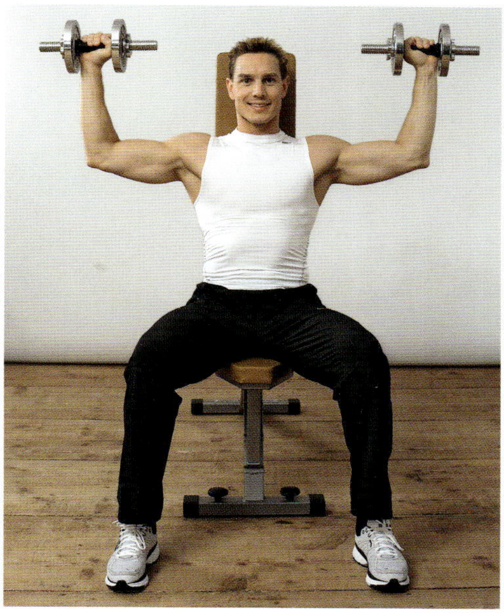

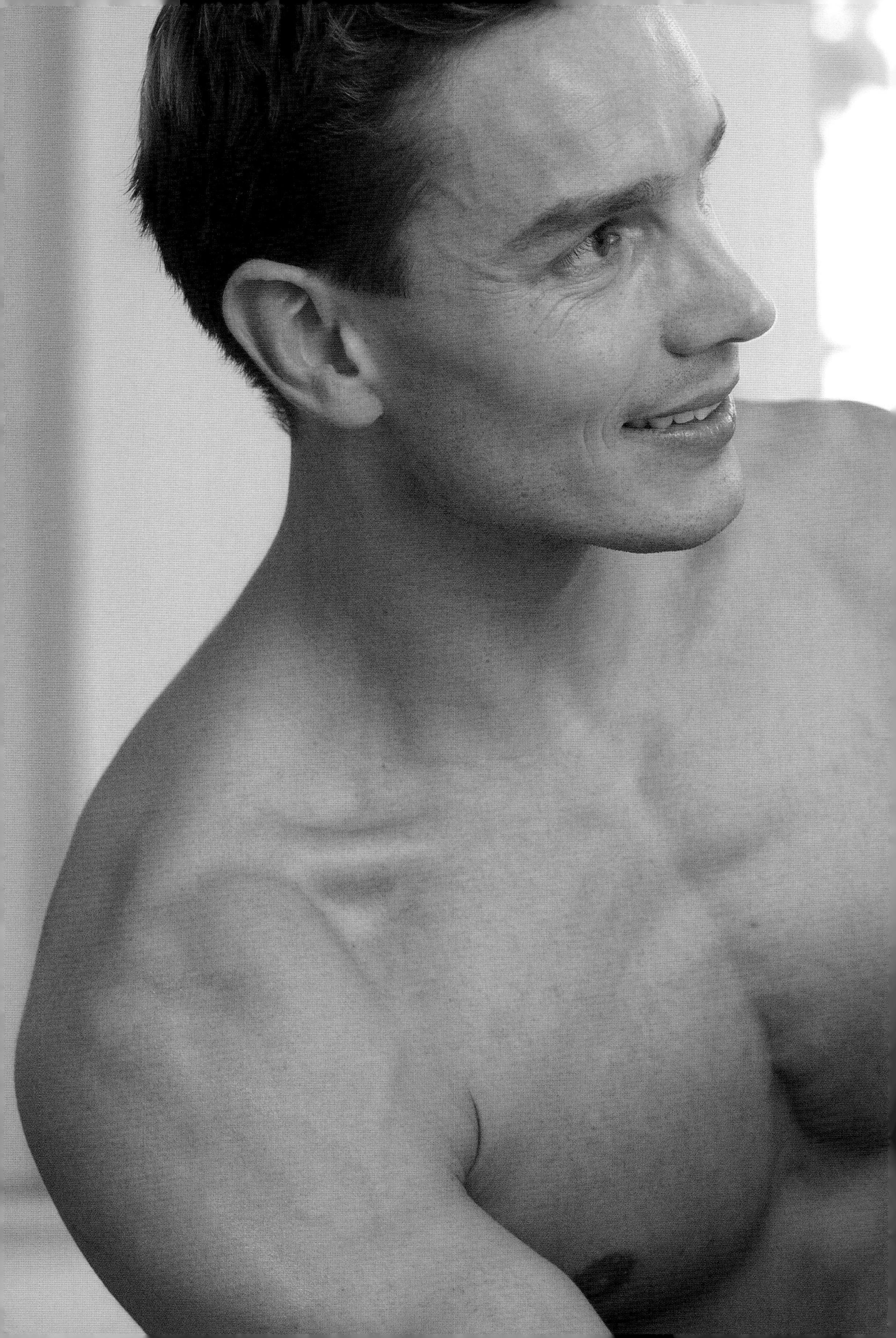

WOLFGANG MIESSNER

Das neue Hanteltraining

So trainieren Profis

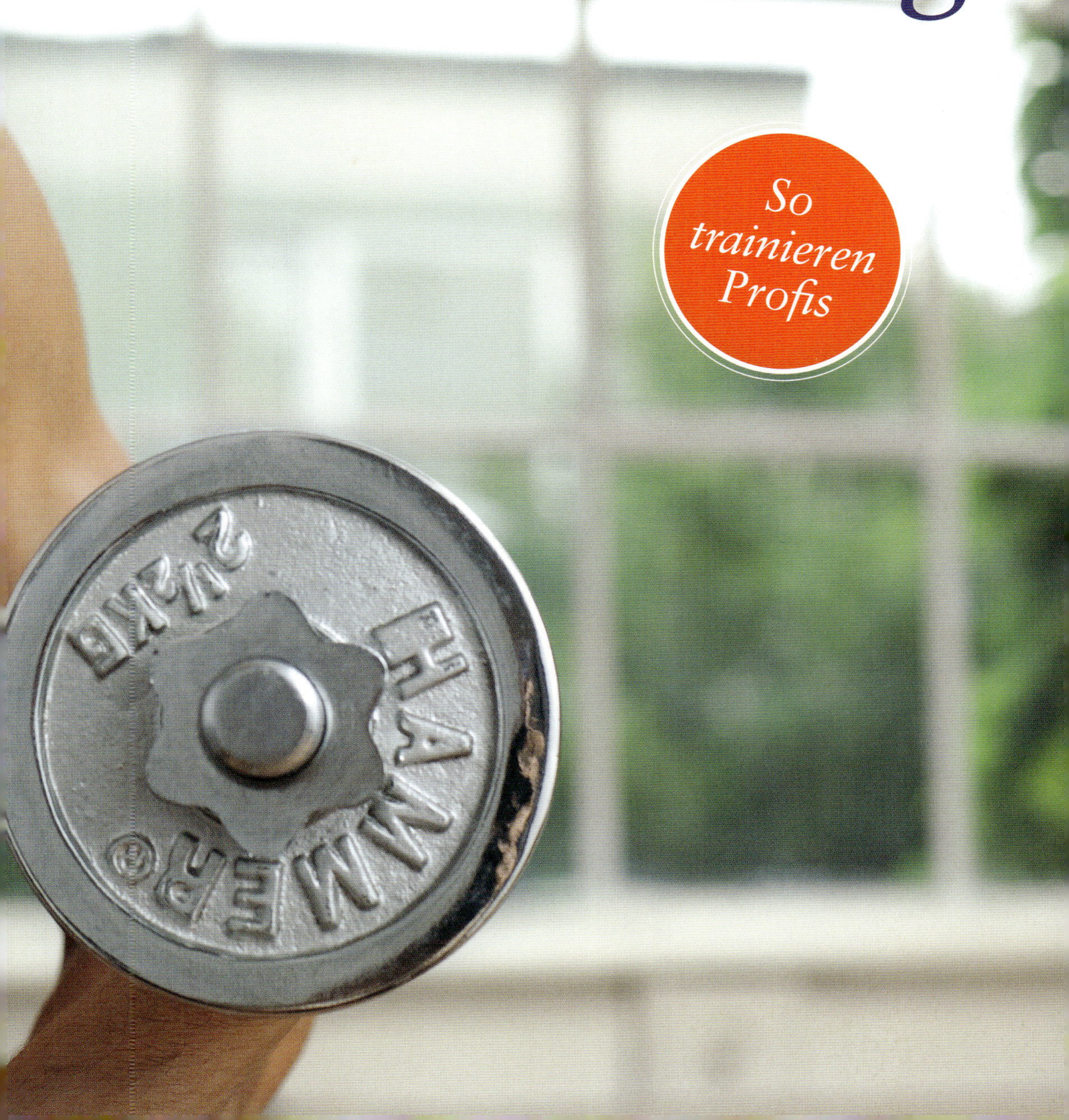

Was Sie in diesem Buch finden

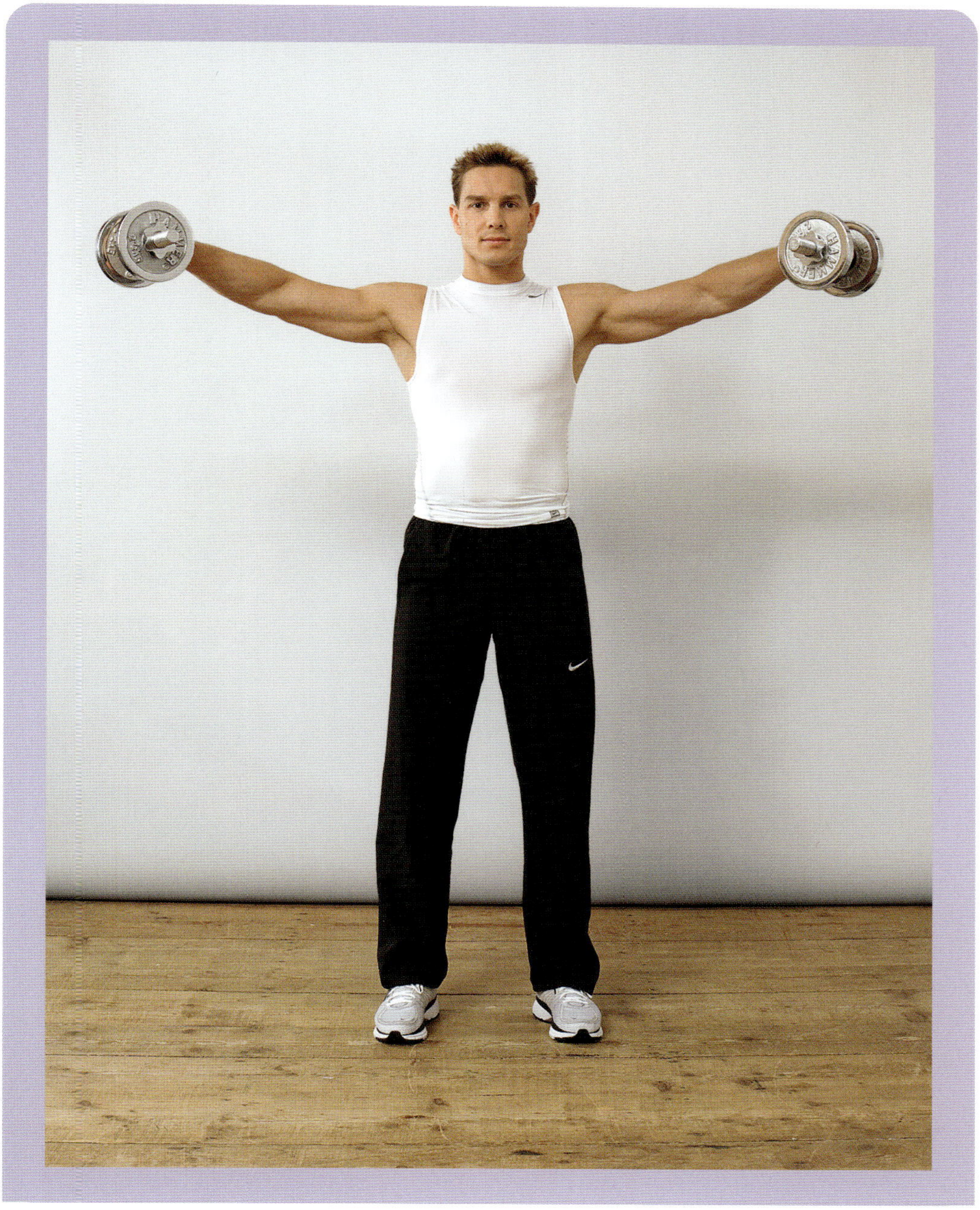

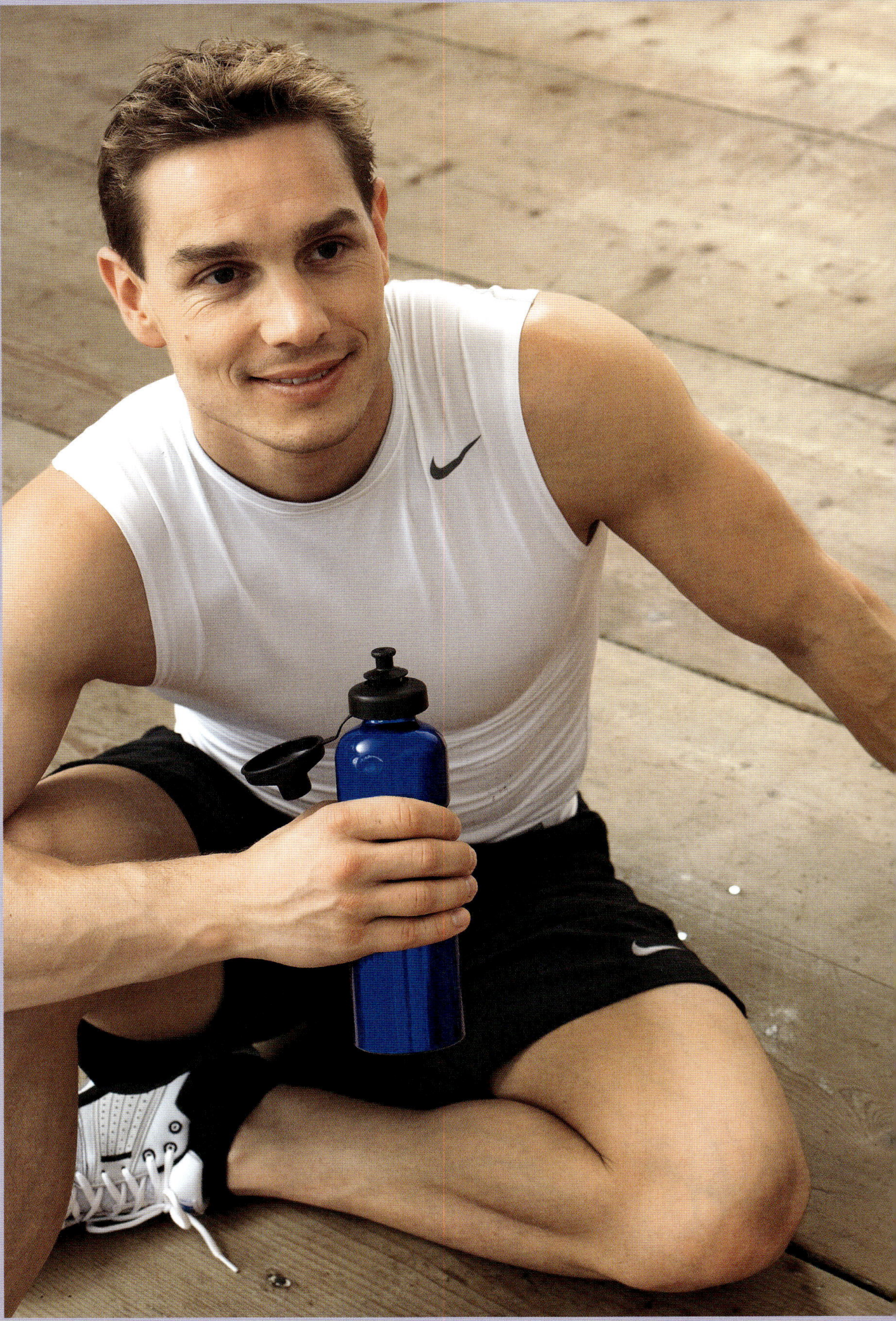

Grundlagen

»Eisenfresser« werden sie oft spöttisch genannt, die Athleten, die mit den freien Gewichten ihre Muskeln trainieren und auf Vordermann bringen. Doch dieses Image, das noch aus den 1980er-Jahren stammt, ist seit Langem überholt. Hanteln erfahren bereits seit mehreren Jahren eine gewaltige Renaissance und finden längst Einzug in die medizinische Trainingstherapie, die Physiotherapie oder das gesundheitsorientierte Krafttraining. Mit »Kraftmeierei« hat das gute alte Eisen also nichts mehr zu tun!

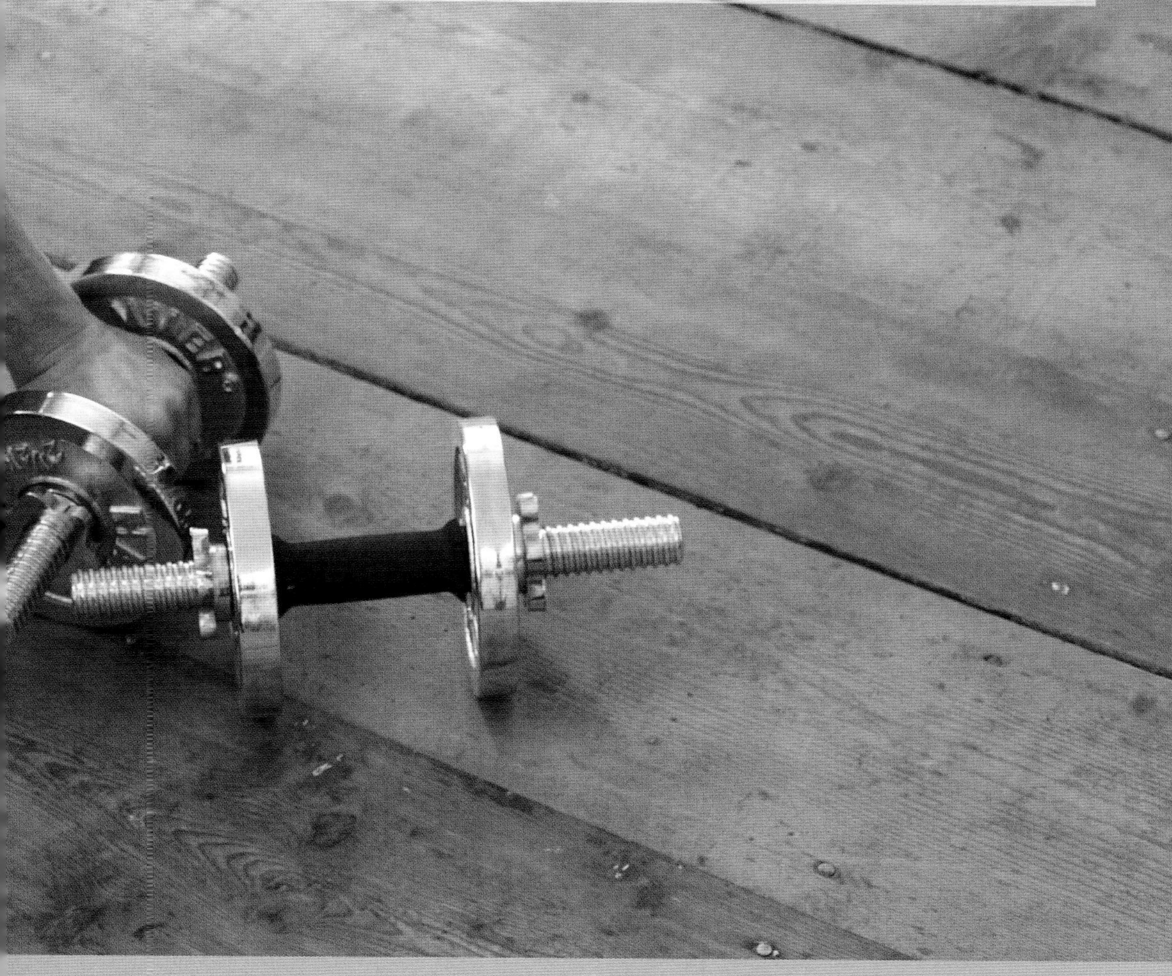

Warum Hanteltraining?

In diesem Abschnitt geht es nicht darum, zu erwähnen, dass das Hanteltraining Ihre Muskeln trainiert, die Kraft verbessert, den Körper formt, vor Rückenschmerzen schützen kann oder der Gesundheit dient – das alles wissen wir. Vielmehr soll klar werden, warum das Training mit den freien Gewichten so viele Vorteile gegenüber dem Krafttraining an Maschinen hat.
Diese Vorteile sollten Sie in die Welt hinaustragen, erzählen Sie es jedem, der Ihnen begegnet, seien es Freunde, Trainingskollegen, Verwandte oder sogar der Fitnesstrainer in Ihrer Umgebung!

Für jeden geeignet

Ich möchte zuerst behaupten, dass Hanteltraining für alle Zielgruppen geeignet ist, egal, ob es sich um Einsteiger, Profis, Rückengeplagte, Ältere, Body-Builder, Body-Styler oder Leistungssportler aus anderen Bereichen handelt. Hanteltraining ist alles andere als schädlich, wie es vielerorts noch immer behauptet wird. Es kommt einfach darauf an, *wie* man trainiert. Wenn jeder für sich den richtigen Weg findet, braucht man sich um Vorurteile keine Gedanken zu machen. Durch das Training mit Hanteln lassen sich sehr viele im Alltag geforderte Bewegungen naturgetreu simulieren und spezifisch trainieren. Nicht nur der Kraftfaktor der Muskulatur wird erhöht, sondern auch in hohem Maße die Bewegungskoordination, was beim Training an Maschinen nur bedingt der Fall sein kann, da alle Bewegungskurven vorgegeben sind und wir uns nur noch danach bewegen müssen. Je nach Trainingsmethode kann der Muskel an Kraft gewinnen, er kann sich im Umfang vergrößern oder er wird einfach widerstandsfähiger und ausdauernder. Jeder ist dazu geeignet, freie Gewichte zu stemmen, denn in der Praxis gilt: Ein Trainingsgerät ist immer so gut, wie es dem entsprechenden Trainingsziel gemäß eingesetzt wird. Demnach können auch die klassischen Maschinen »schädlich« sein.

Biomechanisch vorteilhaft

Der wesentlichste Vorteil der Hanteln ist jedoch folgender. Viele biomechanische Untersuchungen ergaben, dass sich bei bestimmten Gelenken (Schulter, Knie usw.) während einer Bewegung deren Drehpunkte in ihrer Position ändern. Für das Training an Maschinen bedeutet das, dass die Bewegungsachsen der Geräte oft nur in der Startposition der Übung mit den Drehpunkten der menschlichen Gelenke in einer Linie stehen. Die Maschinendrehpunkte, die ohnehin in ihrer Position fest stehen, werden nämlich produktionsbedingt nur ausgemittelt, d.h., sie entsprechen nur ungefähr dem genauen Drehpunkt unserer Gelenke. Die beim Maschinentraining auftretenden Scherkräfte sind häufig unphysiologisch und können zu Abnützungen im jeweiligen Gelenk führen. Weiterhin werden die menschlichen Gelenke durch die meist linear geführten Maschinenbewegungen unnatürlich belastet. Menschliche Bewegungen sind allerdings gar nicht nur linear, sondern komplex, großräumig und sich in alle Dimensionen ausbreitend (auch wenn sie dennoch manchmal linear erscheinen). Leider können wir im Rahmen dieses Buches nicht weiter auf die Biomechanik des Menschen eingehen und somit weitere wesentliche Vorteile des Hanteltrainings verdeutlichen. Ich hoffe dennoch, dass die genannten Vergleiche genügend Anstoß sind, das Training mit den freien Gewichten weiter zu propagieren.

Wie Sie dieses Buch verwenden

Dieses Buch gliedert sich in vier große Kapitel. Es wird Sie insgesamt über alle trainingsrelevanten Fakten informieren und einen breiten und fundierten Wissensstand vermitteln.

1. Das Kapitel **»Grundlagen«** beschäftigt sich hauptsächlich mit theoretischen Abhandlungen über Muskeln, Kraft und Krafttraining. Es beantwortet eine Menge Fragen, die in Verbindung mit dem Hanteltraining immer wieder auftauchen. Für Sie als interessierten Sportler stellt es quasi die »Theorie für Ihre Praxis« dar. Sie erfahren alles Notwendige über Ihre Muskeln, über das Training und die Trainierbarkeit.

Es schließt ab mit einem Überblick über das Equipment, das man für das Hanteltraining benötigt. Es ist hauptsächlich dann relevant, wenn man in Erwägung zieht, sein eigenes Home-Studio aufzubauen.

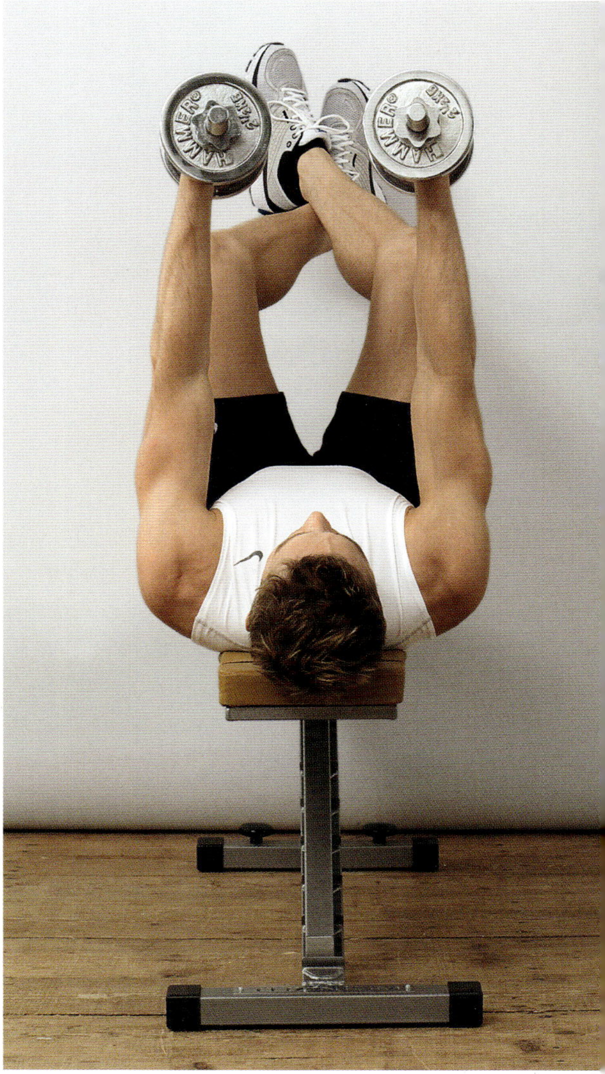

Das neue Hanteltraining ist bewegungstechnisch einwandfrei und absolut gesundheitsverträglich.

2. Den Kern bildet zweifelsohne der große **»Übungskatalog«**. Neben einigen klassischen Grundübungen werden auch nicht so alltägliche Übungen vorgestellt. Besonders wertvoll sind sicherlich die jeweiligen Tipps und ergänzenden Hinweise. Hier erfährt auch der ein oder andere »alte Hase« bestimmt noch nützliche Informationen und vor allem interessante Variationen zu den jeweiligen vorgestellten Übungen.

3. Das nächste Kapitel ist überwiegend den Fortgeschrittenen gewidmet, doch auch Einsteiger können schon einmal schnuppern und erfahren, was man mit Hanteln noch so alles anstellen kann. Die sogenannten **»Kombi-Übungen«** werden erstmals in einem deutschen Buch vorgestellt. Diese »zusammengesetzten Bewegungen« machen das Training für viele Zielgruppen äußerst interessant und kurzweilig. Schon neugierig?

4. Das vierte und letzte Kapitel **»Das Training«** weiht Sie in die Geheimnisse der optimalen Trainingspraxis ein. Obwohl natürlich gerade die erfahrenen Hantelsportler wissen, »wie« man trainiert und das Training plant, organisiert oder welche Methoden anzuwenden sind, möchte ich dieses Kapitel *allen* Aktiven besonders ans Herz legen. Vielleicht verhilft es ja zu neuen, ungeahnten Trainingserfolgen. Seien Sie also gespannt!

Wer einen intensiven Crashkurs zum Thema »Hanteltraining« wünscht, der liest dieses Buch am besten von der ersten bis zur letzten Seite. Danach werden Sie genügend aktuelles Wissen besitzen, dass Sie in die Lage versetzt, Ihr Training von A bis Z zu planen, zu koordinieren und natürlich durchzuführen.

Rasch und gezielt informiert

Wenn Sie allerdings gezielt nach ganz bestimmten Themenbereichen suchen, können Sie auch – nach einem kurzen Blick in das Inhaltsverzeichnis – die entsprechenden Seiten direkt aufschlagen. Profis empfehle ich in diesem Zusammenhang auch den Titel *»Das Muskel-Trainingsbuch« (BLV, 2009)*, der sich der weitreichenden Thematik Krafttraining vollends widmet und eine große Fülle von fundierten Informationen für das Hanteltraining liefert.

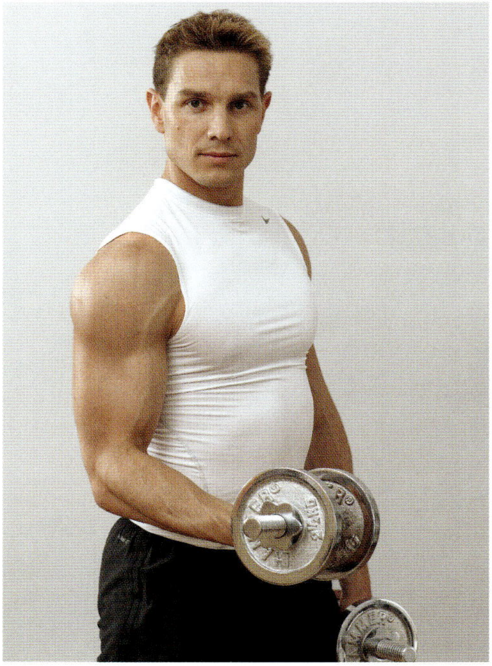

Mit dem richtigen Hintergrundwissen kann jeder erfolgreich trainieren.

Muskeln und Kraft

Hanteltraining ist Krafttraining – Krafttraining ist Muskeltraining. Muskelkraft spielt für jeden von uns eine große Rolle und ist weit mehr als nur die Fähigkeit, möglichst hohe Gewichte entgegen der Erdanziehungskraft zu heben oder zu stemmen.

Beim heutigen modernen Training ist auch Köpfchen gefragt, egal ob man neue Topleistungen, einfach eine stabile Gesundheit oder die Genesung nach einer Verletzung anstrebt. Wer mehr über seinen Körper und die Grundlagen des Krafttrainings weiß, trainiert einfach »wissend«, trainiert klug, trainiert mit Erfolg!

Vital und gesund

Viele Jahre wurde dem Muskeltraining wenig wissenschaftliche Beachtung geschenkt. Auch die Medien kümmerten sich nicht sonderlich darum. Der gesundheitliche Wert eines ausgewogenen Muskelapparates galt als relativ unbedeutend. Dazu beigetragen haben sicher auch negative Schlagzeilen der Hardcore-Body-Building-Szene. Es hat lange gedauert, bis das Krafttraining ins Bewusstsein der gesundheitsorientiert denkender Gesellschaft rückte.
Dank einer prima funktionierenden Fitness- und mittlerweile auch Wellness-Industrie sind Muskeln und Kraft nun keine Synonyme mehr für Arnold Schwarzenegger oder finstere »Muckibuden«. Kraft bzw. Muskeln, die den Körper sinnvoll und ästhetisch proportionieren, werden nun eher gleichgesetzt mit Vitalität, Gesundheit und Ausstrahlung. Und auch die Sportwissenschaft zeigt ein seit Jahren aufsteigendes Interesse, was nicht zuletzt allen Beteiligten, also Sportlern, Trainern und Therapeuten, zugutekommt, da sie uns ständig mit den neuesten Erkenntnissen versorgt.
Diese Fülle von wissenschaftlichen Beiträgen gilt es jedoch zu sortieren und manchmal auch auszusortieren. Einige für Ihr Hanteltraining wesentliche und vor allem »sortierte« und fundierte Erkenntnisse habe ich für Sie herausgepickt und in diesem und weiteren Kapiteln zusammengestellt, gleichwohl uns die Wissenschaft noch immer viele Fragen nicht befriedigend beantworten kann. Wir werden sehen, was die nächsten Jahre an neuen Fakten bringen werden.

Interessant!

Physikalisch betrachtet ist Kraft (F) das Produkt aus Masse und Beschleunigung. Biologisch gesehen ist sie die Fähigkeit des Nerv-Muskel-Systems, Widerstände zu überwinden (also ein Gewicht zu heben), Widerständen entgegenzuwirken (kontrolliertes Senken eines Gewichtes) und Widerstände zu halten (ein Gewicht durch Muskelkraft in einer bestimmten Position zu halten).

Wissend trainieren!

Natürlich – jeder, *der* trainiert, weiß, *dass* er trainiert. Doch weiß wirklich jeder, *warum* er so trainiert, wie er es eben gerade macht? Wenn Sie einen Fitnessclub besuchen und die Sportler etwas genauer beobachten, werden Sie erkennen, dass jeder seine Gewichte irgendwie anders stemmt. Mehr Scheiben oder weniger, viele Wiederholungen oder nur drei bis vier, einer macht diese Übung so, ein weiterer etwas anders usw. Wahrscheinlich liegt dies an den unterschiedlichen Trainingszielen, oder vielleicht am Leistungsstand, am Alter, am Geschlecht, oder vielleicht daran, dass der eine täglich trainiert, der andere nur ein Mal pro Woche.

So individuell wie die Trainierenden sind, so einzigartig sollten auch die Trainingskonzepte sein. Denn eine pauschale Trainingsplanung, die für alle Menschen dieser Erde Gültigkeit besitzt, gibt es nicht. Und wird es auch nie geben. Jeder hat also seinen eigenen Plan. Doch steckt hinter diesem Plan auch ein echtes bzw. brauchbares System? Jedes erfolgreiche Training benötigt ein systematisches Training. Noch besser: ein systematisch und individuell geplantes Training. Es stellt eine theoretisch fundierte Beziehung zwischen Mittel und Ziel her. Der Trainierende soll dabei stets wissen, warum er etwas tut. Es genügt nicht nur zu wissen, was man zu machen hat. Das Wissen entscheidet also über den Erfolg, über *Ihren* Erfolg im Hanteltraining!

Wozu trainieren?

Kraft ist für jegliche Art von statischen und dynamischen Bewegungsformen notwendig. Ob wir sitzen, stehen, uns eine Tasse aus dem Küchenschrank holen oder ob wir harte körperliche Arbeit verrichten müssen. Je mehr Kraft wir entsprechend unseren Tätigkeiten haben, desto besser bzw. ökonomischer können wir diese ausführen. Genügend Kraft macht das Leben lebenswert und schlichtweg angenehmer. Es lohnt sich also, zu trainieren und sein Kraftniveau zu erhöhen oder zumindest ein vorhandenes zu erhalten, denn

- Kraft verbessert die allgemeine körperliche Leistungsfähigkeit und die Belastbarkeit des Stütz- und Bewegungsapparates,
- eine gut entwickelte Muskulatur bildet einen äußerst effizienten Schutz vor Verletzungen,
- wir beugen altersbedingtem Kraftverlust und dem Abbau von Knochensubstanz (Osteoporose) vor,
- wir können einseitigen Belastungen in Beruf und Freizeit gezielt entgegenwirken und muskulären Dysbalancen vorbeugen,
- Krafttraining erhöht unsere allgemeine Koordinationsfähigkeit, mit der es uns leichter fällt, komplizierte Bewegungsabläufe zu vollziehen (auch Stolperer im Alltag oder unbeabsichtigte Bewegungsfehler können schneller und sicher korrigiert werden),
- qualitativ hochwertige Muskelsubstanz verbrennt mehr Kalorien und kann in Verbindung mit einer angepassten Ernährung einen übermäßigen Fettansatz verhindern.

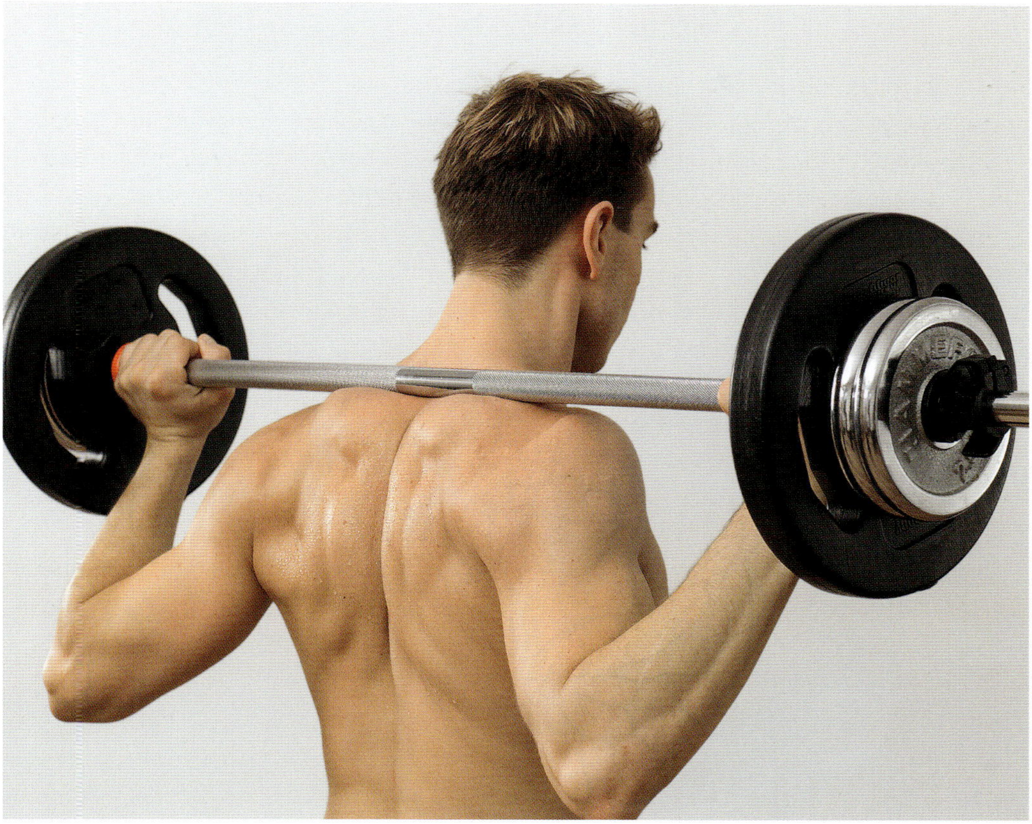

Eine gut trainierte Rückenmuskulatur trägt zu einer korrekten Haltung bei und schützt vor Beschwerden.

Weitere gute Gründe für ein regelmäßiges Krafttraining sind auch folgende:

- Verbesserung der Haltung und Rumpfstabilität,
- Prävention, Minderung und Beseitigung von Rückenbeschwerden,
- Profilierung der Körperkonturen,
- Straffung des Gewebes,
- Erhöhung des Selbstbewusstseins und des Selbstwertgefühls,
- Verbesserung des Körpergefühls und Erhöhung der Körperwahrnehmung.

Krafttraining ist keine Frage des Alters! Wurde noch vor einigen Jahren »Schonung« statt »Bewegung« verschrieben, reichen die Erkenntnisse heute endlich so weit, dass man weiß: Mit Krafttraining können sogar 90-Jährige noch einen enormen Kraftzuwachs und somit eine erhebliche Verbesserung der Lebensqualität erreichen. Für alle aktiven Sportler gilt: Angepasste Qualität ist besser als unkontrollierte Quantität, d. h., Ihr Training sollte in allen Aspekten exakt auf Sie zugeschnitten sein.

Viel Muskeln = viel Kraft?

Ein wohlgeformter Bizeps, ein »breites Kreuz«, massive Oberschenkel – wie viel Kraft, denken Sie, steckt in diesen Muskeln? Viel? Bedeutet ein dicker Oberarm automatisch die Unbesiegbarkeit im Armdrücken? So ganz stimmt das nicht! Ausgeprägte – und wenn die Harmonie stimmt, auch manchmal schön anzusehende – Muskeln sagen nichts über deren tatsächliche Qualität aus. Doch was versteht man unter »Qualitätsmuskeln«?
Qualitativ hochwertige Muskeln zeichnen sich durch eine perfekte Koordination untereinander und durch eine gute Innervation durch das Nervensystem aus.

Diese Behauptung verlangt nach einer genaueren Erklärung. Dabei tauchen zwei Begriffe auf,
1. die *intermuskuläre Koordination* und
2. die *intramuskuläre Koordination*.

Interessant

- **Agonisten** sind Muskeln, welche die Hauptarbeit innerhalb einer Bewegung/Übung übernehmen.
- **Synergisten** sind Muskeln, welche die Arbeit des Agonisten unterstützen, sich also ebenfalls kontrahieren.
- **Antagonisten** sind Muskeln, die sich, um eine Bewegung möglich zu machen, entspannen/verlängern müssen.
- Eine **Muskelgruppe** besteht immer aus einem »Team« verschiedener Muskeln, die als Gesamtheit eine Bewegung vollziehen.
- Die **intermuskuläre Koordination** ist die harmonische Aktivitätsabstimmung der an einer Bewegung beteiligten Muskeln. Kraft und Bewegungsfluss beruhen stets auf einer optimalen Kontraktion der Agonisten, einer funktionierenden Tüchtigkeit der Synergisten und einer guten Dehnfähigkeit der Antagonisten.

Die intermuskuläre Koordination

Sie beschreibt das harmonische Zusammenspiel derjenigen Muskeln, die an einer Bewegung beteiligt sind. Ist diese Koordination gut geschult und ausgeprägt, wirkt sich dies positiv auf unser Kraftniveau aus und Bewegungen werden fließender, da alle Muskeln in Einklang miteinander arbeiten, sich also perfekt abgestimmt kontrahieren und entspannen. Dieses Zusammenspiel hat rein gar nichts mit Muskelmasse zu tun! Vielmehr kann man dies mit einem »Team«, das sich gut versteht und dessen Spielzüge exakt aufeinander abgestimmt sind, gleichsetzen. Der Coach dieser Mannschaft sind Sie. Ihre Aufgabe ist es, ein harmonisches und kraftvolles Muskelspiel zu fördern. Um die intermuskuläre Koordination noch deutlicher darzustellen, bedienen wir uns einer sehr einfachen Bewegung, und zwar der Übung »Armcurl«.

Funktionelle Muskelgruppe

In der Grafik sind die für den »Armcurl« wichtigsten beteiligten Muskeln dargestellt. Diese Muskeln ergeben eine *funktionelle Muskelgruppe*, d. h., sie unterstützen sich in ihren Funktionen innerhalb dieser Bewegung gegenseitig. Jeder Muskel weiß genau, was er zu tun hat, wie stark er kontrahieren muss oder wie weit er sich entspannen soll, damit das Gewicht sicher gehoben und wieder gesenkt werden kann. Innerhalb dieser und auch bei jeder anderen Muskelgruppe gibt es stets *Agonisten, Synergisten* und *Antagonisten*.

Beim »Armcurl« übernehmen bestimmte Muskeln die Hauptarbeit (Agonisten), während sie von anderen aktiv unterstützt werden (Synergisten). Entgegengesetzt müssen sich aber weitere Muskeln entspannen bzw. dehnen/verlängern (Antagonisten), da diese sonst eine dynamische Ausführung blockieren würden. Die perfekte Organisation von Anspannung und Entspannung bzw. Kontraktion und Dehnung der an einer Bewegung beteiligten Muskeln garantiert uns einen flüssigen und technisch perfekten Bewegungsablauf – und dies bedeutet zuletzt auch, dass uns mehr Kraft zur Verfügung steht.

Einfach oder komplex

Das Beispiel »Armcurl« ist nun eine vergleichsweise sehr einfache Bewegung, da nur ein einziges Gelenk und entsprechend

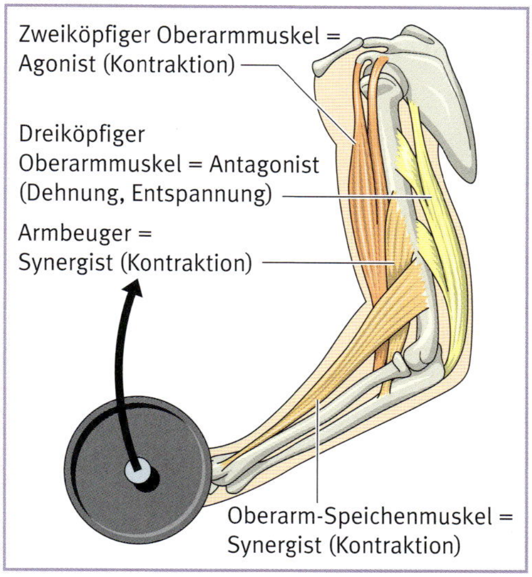

Das harmonische Zusammenspiel verschiedener Muskeln am Beispiel des »Armcurls«.

nur diejenigen Muskeln benötigt werden, die über dieses Gelenk ziehen. Stellen Sie sich dagegen die »Kniebeugen« vor. Hier ist eine gute intermuskuläre Koordination von wesentlich höherer Bedeutung, da insgesamt sechs Gelenke (beide Hüft-, Knie- und Fußgelenke) und entsprechend viele Muskeln beteiligt sind. Würde hier das »Team« nicht zusammenspielen, könnten wir wahrscheinlich nicht einmal die Hantelstange ohne Scheiben bewältigen.

Verbesserte Innervation

Gerade in den ersten Trainingswochen wird man eine deutliche Steigerung seiner Kraft bemerken, ohne dass sich der Umfang der Muskeln vergrößert. Die Ursache hierfür liegt genau in dieser Optimierung des Zusammenspiels von Muskeln und Nerven,

> ## Mein Tipp
>
> Die **intermuskuläre Koordination** wird am besten mit komplexen Übungen, wie beispielsweise »Bankdrücken«, »Kniebeugen« oder den »Kombi-Übungen«, verbessert. Das Trainingsgewicht beträgt 50 bis 80 Prozent der Maximalkraft, die Wiederholungszahl beläuft sich auf etwa 10 bis 20.
> Die **intramuskuläre Koordination** verbessern wir am besten mit dem sogenannten IK-Training bei hohen Gewichten zwischen 90 und 100 Prozent F_{max} und Wiederholungszahlen von 1 bis 4.

also der verbesserten und gezielteren Innervation (Ansteuerung der Muskeln durch die entsprechenden Nervenfasern). Für Einsteiger genügen Belastungen zwischen 50 und 60 Prozent der Maximalkraft (F_{max}.)

Die intramuskuläre Koordination

Diese hat ebenfalls direkten Einfluss auf unser Kraftniveau. Sie beschreibt die synchrone Aktivierungsfähigkeit möglichst vieler Muskelfasern innerhalb eines einzigen Muskels. Wer hier ein hohes Potenzial hat, ist ein entsprechend guter »Teamplayer«. Man kann es auch folgendermaßen umschreiben: Heben wir eine leichte Hantel, müssen nur wenige Fasern zur Überwindung dieses Widerstandes aktiv werden. Heben wir ein schweres Gewicht, werden viele Muskelfasern aktiv. Wollen wir ein für uns maximales Gewicht heben, müssen wir all unsere kontraktionsfähigen Muskelfasern aktivieren. Ein Einsteiger besitzt diesbezüglich etwa 35 bis 40 Prozent kontraktile Fasern. Die Anzahl dieser kontraktionsfähigen Muskelfasern können wir erhöhen, sodass ein fortgeschrittener Athlet bis zu 60 Prozent gleichzeitig aktivieren kann. Das Nerv-Muskel-Zusammenspiel ist verbessert. Die Folge ist eine höhere Maximalkraft (F_{max}) des entsprechenden Muskels. Die Dicke eines Muskels ist dabei unerheblich.
Da bei einem entsprechenden Krafttraining teilweise maximale Belastungen einwirken, ist eine Verbesserung der Kraftfähigkeit über ein Maximalkrafttraining nur fortgeschrittenen Athleten empfohlen.

Wovon ist unsere Kraft noch abhängig?

Die Qualität eines Muskels ist ein wichtiger Faktor für hohe mögliche Krafteinsätze. Aber kennen Sie das? Heute fallen Ihnen die Kniebeugen wesentlich schwerer als gestern, obwohl Sie mit dem gleichen Gewicht trainieren? Kein Grund zur Panik! Anscheinend ist heute einfach nicht »Ihr« Tag. So etwas ist völlig normal, passiert jedem Sportler in allen Leistungsbereichen und muss nicht gleich *Übertraining* bedeuten. Auch die »gute Qualität« Ihrer Muskeln hat sich bestimmt nicht von gestern auf heute verändert.

Individuelle Gründe

Das Schlagwort lautet **Tagesform**. An solchen besagten Tagen kann uns sogar die Aktentasche oder die halb gefüllte Einkaufstüte zu schwer sein. Dies kann verschiedene Ursachen haben. Manch einer leidet am Wetterumschwung, ein anderer hatte eine harte Arbeitswoche, der nächste wiederum kämpft mit einer persönlichen Niederlage.

Jeder von uns ist auf unterschiedliche Art und Weise von Motivations- und Stimmungsschwankungen betroffen. Es kann dabei schon einmal vorkommen, dass ein sonst zu bewältigendes Gewicht zum unüberwindlichen Hindernis wird. Die Mobilisierung der Kraft unterliegt hierbei auch unseren Willensleistungen.

An gewöhnlichen Tagen können wir unsere Kraftreserven ohne Probleme für unser Training mobilisieren, an anderen eben nicht so gut.

Sieht man von »guten« und »schlechten« Tagen und von den normalen Trainingsgewohnheiten ab, liegt unser Kraftmaximum im Normalfall am Vormittag, das Minimum in der Nacht. Die gefühlte Schwere schwankt demnach auch je nach Tageszeit, wobei der individuelle Lebens- bzw. Schlaf-wach-Rhythmus berücksichtigt werden muss.

Das Lebensalter

Neben der Tagesform, die wir ein Stück weit beeinflussen könnten, hängt unser Kraftpotenzial auch von unserem Alter und Geschlecht ab. Beschäftigen wir uns kurz mit dem Alter.

Beschreibt man das Kraftniveau einer jungen Person mit 100 Prozent, ergibt sich bis ins hohe Alter ein Rückgang um bis zu 50 Prozent. Erstaunlicherweise beginnt dieser Abbau bereits nach dem Erreichen des 30. Lebensjahres.

Dies liegt einerseits am natürlichen biologischen Alterungsprozess, andererseits aber auch an der Tatsache, dass mit dem Alter auch eine gewisse Inaktivität einhergeht. Je mehr der Mensch seinen Körper und Organismus von Belastung »verschont«, umso schneller verkümmert er.

Obwohl der biologisch bzw. genetisch bedingte Kraftverlust noch nicht abschließend beurteilt werden kann, ist eines sicher: Studien ergaben, dass man in jedem Alter seine Kraft erhalten und verbessern kann, unabhängig davon, ob der Sport im bisherigen Leben eine zentrale Rolle gespielt hat oder nicht. Mit einem dosierten Training kann man länger gesund, mobil und selbstständig bleiben.

Das Geschlecht

Neben der natürlichen Alterung brachte es die Evolution der Menschheit auch mit sich, dass sich der Mann zu einem stärkeren Wesen entwickeln konnte. Die Muskelkraft der Frau liegt im Durchschnitt bei etwa 70 Prozent im Vergleich zu der des männlichen Geschlechts.

Die Muskelmasse macht bei Frauen etwa 30 Prozent des Gesamtkörpergewichts aus, bei Männern etwa 45 Prozent. Das hierbei mehr Kraft entfaltet werden kann, ist zweifelsfrei.

Muskeln in Balance

Im Fitness- und Gesundheitssport wurde der Begriff »muskuläre Dysbalance« in den letzten Jahren viel thematisiert. Auch für Sie als Hantelsportler ist es wichtig, darüber Bescheid zu wissen. Für wettkampforientierte Kraftsportler bzw. Body-Builder ist die muskuläre Balance im Sinne einer ästhetischen und eine dem Körper angepassten harmonischen Entwicklung der Muskulatur schon lange kein Fremdwort mehr. Schließlich entscheidet sie am Ende über Erfolg oder Niederlage. Im Krafttraining auf Basis des Breitensports trifft man allerdings immer wieder auf Athleten, bei denen die Muskelbalance im positiven Sinne noch nicht so recht Fuß gefasst hat. In den Studios begegnet man deshalb immer wieder Sportlern, die zwar einen massiven Oberkörper haben, dieser jedoch so gar nicht zu deren »Streichholzbeinen« passen mag. Andere Beispiele zeigen Trainierende mit nach vorne gezogenen Schultern aufgrund zu starker und wenig gedehnter Brustmuskeln im Verhältnis zur oberen Rückenmuskulatur. An sich selbst merkt man eventuell, dass der rechte Arm beim »Oberarmcurl« länger durchhält als der linke. All diese Beispiele zeigen muskuläre Dysbalancen unterschiedlicher Art.

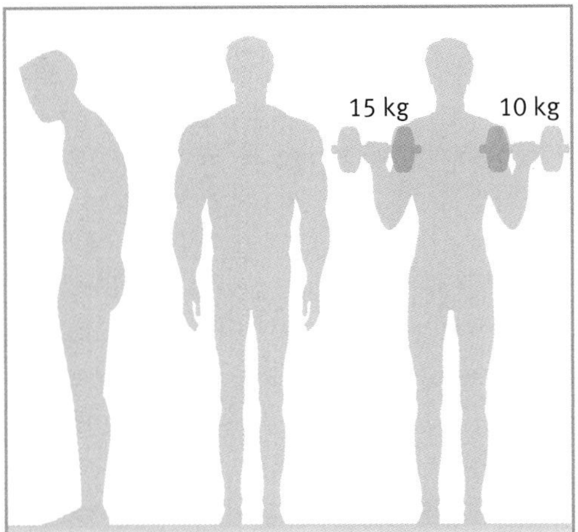

Muskuläre Dysbalancen lassen sich durch individuell angepasstes Training beheben.

Muskuläre Dysbalancen existieren zwischen

- Agonist und Antagonist (z. B. Brust/Rücken, Bizeps/Trizeps),
- den an einer Bewegung beteiligten Muskeln (funktionelle Muskelgruppe),
- linker und rechter Körperhälfte bzw. linker und rechter Extremität (Arm/Arm, Bein/Bein),
- oberer und unterer Körperhälfte (Oberkörper/Beine).

Ungleiche Belastung

Wie entsteht jedoch ein Ungleichgewicht der Muskulatur? Die einfachste Möglichkeit – und deshalb zu Beginn erwähnt – ist die des einseitigen oder falschen Muskeltrainings. Hierbei wird die Priorität eben nicht auf die ganzheitliche muskuläre Ausgewogenheit des kompletten Körpers gelegt, sondern die Trainingskonzentration beschränkt sich nur auf bestimmte Teile des Körpers. Wer kennt das nicht? Bestimmte Übungen führen alle von uns mit etwas mehr Vorliebe aus als andere Übungen. Meist sind es Übungen, bei denen wir das Ergebnis gut im Spiegel betrachten können. Der Rücken bleibt oft unbeachtet, obwohl er genauso wichtig ist. Häufig trainieren wir auch bevorzugt nur unseren Oberkörper, auf das Training für Gesäß und Beine wird am ehesten verzichtet, wenn man einmal weniger Zeit hat. Insgesamt wird bestimmten Muskelgruppen einfach weniger Aufmerksamkeit geschenkt. Das Ergebnis erkennt man häufig erst dann, wenn man von einem Partner oder Trainer darauf aufmerksam gemacht wird. Dann gilt es zügig zu handeln und das Training entsprechend umzugestalten.

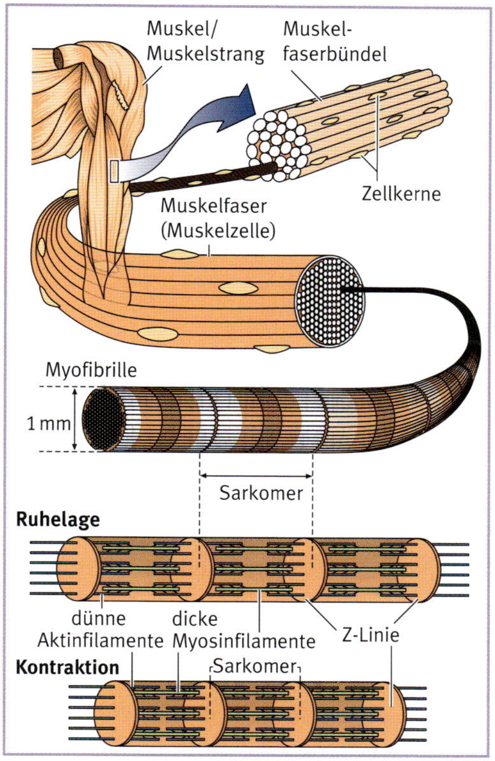

Schematische Darstellung der Struktur eines Skelettmuskels

Muskelbalance als Basis

Ein muskuläres Ungleichgewicht kann aber auch bereits im Kindesalter auftreten. Langes und bewegungsarmes Sitzen in der Schule, inaktive Freizeitgestaltung sowie fehlende Motivation und fehlende Hinführung zu einem bewegungsreichen Leben forcieren die klassischen Haltungsschwächen Hohlkreuz und Rundrücken. Doch auch Jugendliche und Erwachsene sind nicht davor gefeit, dass ihre Muskeln aus dem Gleichgewicht geraten. Entweder tragen sie das Ungleichgewicht aus dem Kindesalter bis in das Erwachsenenalter hinein, oder erst später auftretende dauerhafte Fehlbelastungen in Beruf und Freizeit lassen Dysbalancen entstehen. Dazu zählen auch immer wiederkehrende einseitige sportliche Belastungen, wie sie etwa beim Tennisspielen oder Golfen auftreten. Die häufigste Folge einer unausgewogen entwickelten Muskulatur sind Rückenschmerzen.

Wer alle seine Muskeln vielfältig und gleichmäßig fordert, erhält als Ergebnis ein ausgewogenes Kräfteverhältnis aller Muskelgruppen untereinander und somit eine solide Basis auf dem Weg zum persönlichen Trainingsziel!

Das Muskelgewebe

Unter der Rubrik »Muskeln« versteht man allgemein diejenigen Muskeln, die wir benötigen, um Bewegungen auszuführen, und mit gezieltem Krafttraining zu neuen Leistungen herausfordern. Diese Art Muskeln nennt man korrekt eigentlich »quer gestreifte Skelettmuskulatur«. Sie ist über Sehnen am Skelett angeheftet, umgurtet dieses sozusagen äußerst komplex und setzt uns letztendlich bei willentlicher Kontraktion in Bewegung. Muskeln und Sehnen werden deshalb auch als *aktiver Bewegungsapparat* bezeichnet. Neben der von uns steuerbaren Skelettmuskulatur, die in diesem Buch der Einfachheit halber häufig nur »Muskulatur« genannt wird, existieren noch zwei autonom arbeitende Arten von Muskelgewebe, nämlich

1. die *Herzmuskulatur* und
2. das *glatte Muskelgewebe* der inneren Organe.

Für das Hanteltraining interessiert uns natürlich nur die Art von Muskeln, die wir bewusst steuern und trainieren können – die quer gestreifte Skelettmuskulatur.

Aufbau des Muskels

Unabhängig von Form oder Länge hat jeder Muskel einen identischen strukturellen Aufbau (siehe Grafik S. 21). Zunächst einmal setzt er sich zu 70 bis 80 Prozent aus Wasser, zu 15 bis 20 Prozent aus Proteinen und zu etwa 3 bis 5 Prozent aus Elektrolyten zusammen, wobei sich diese Relation je nach Trainingszustand und/oder Ernährungsverhalten verändern kann. Der feinstrukturelle Aufbau beruht wie bei jedem unserer Organe auf einer bestimmten Anordnung von Zellen, den *Muskelfasern*, die durch Bindegewebe zu *Muskelfaserbündeln* zusammengefasst sind. Mehrere solcher Bündel ergeben einen *Muskelstrang*, mehrere Stränge den ganzen Muskel. Eine einzige faserartige Muskelzelle besteht aus mehreren 1000 parallel verlaufenden *Myofibrillen*. Sie sind die entscheidenden Bestandteile der Muskulatur, da diese sich wiederum aus kontraktionsfähigen *Myofila-*

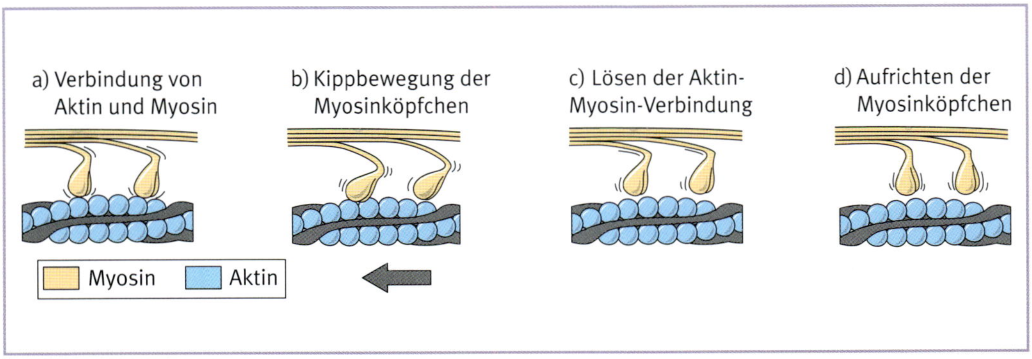

Ruderbewegungen der Myosinköpfchen bei einer Muskelkontraktion

menten zusammensetzen, dem *Myosin* und dem *Aktin*. Diese zwei Filamente schieben sich bei willentlich gesteuerter Kontraktion ineinander, sodass sich die *Z-Scheiben*, auch Z-Linien genannt, einander nähern und in der Gesamtheit den Muskel verkürzen.

Die Muskelkontraktion

Die unglaublich dünnen Filamente (Aktin und Myosin) gehen also, sofern wir dies »befehlen« (bewusst und willentlich steuern), eine besondere Beziehung ein. Im völlig entspannten Zustand der Muskulatur liegen sie ruhig nebeneinander. Bei einer Kontraktion dagegen gleiten die Filamente ineinander und bewirken so die Verkürzung des von uns angesteuerten Muskels – es wird eine Bewegung eingeleitet. Dieses Ineinandergleiten geschieht dabei keineswegs sehr fließend. Es sind vielmehr zahlreiche kleine Verkürzungen, die erst in ihrer Summe Bewegung verursachen. Eine einzige kleine Verkürzung nennt man auch *Ruderbewegung*. Es ist ähnlich wie beim elektrischen Strom, der eigentlich auch nicht kontinuierlich, sondern impulsartig fließt. Die Strecke, die die Filamente bei einer einzigen Ruderbewegung zurücklegen, ist so minimal, dass erst die Summe aller Filamentbewegungen eines Muskels eine sichtbare und gleichmäßige Bewegung möglich macht. Eine solche Ruderbewegung wiederholt sich bis zu 50-mal pro Sekunde und so schnell, dass die Bewegung fließend erscheint. Auch der Stromimpuls ist so schnell, dass eine Glühbirne für unser Auge permanent und gleichmäßig leuchtet und nicht flackert. Für die Ruderbewegung innerhalb des Muskels sind die *Myosinköpfchen* verantwortlich, die sich am Aktin in hoher Geschwindigkeit anheften, dadurch das Myosinfilament nach vorne ziehen, wieder lösen, anheften, ziehen usw. Diese Mechanik trägt auch die Bezeichnung *Filament-Gleittheorie*.
Innerhalb eines Muskels ziehen sich bei Kraftanstrengung nicht immer die gleichen Muskelzellen zusammen. Es findet vielmehr ein fliegender Wechsel statt. Ermüdete Muskelzellen werden ständig von bis dahin ruhenden abgelöst (Bild oben).
Dadurch können sich die Muskelzellen im beanspruchten Muskel zwischendurch wieder erholen. Spätestens dann, wenn sämtliche kontraktionsfähigen Muskelzellen erschöpft sind, müssen wir die Arbeit (den Satz einer Übung) beenden.

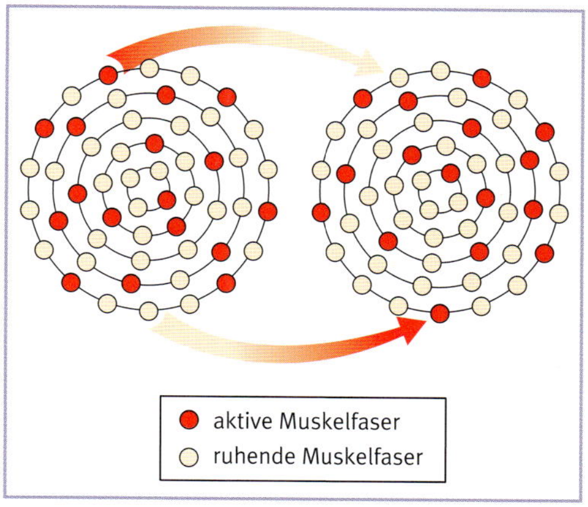

Muskelzellen wechseln sich in ihrer Aktivität ständig ab.

Die Muskeltypen

Sicher haben Sie schon einmal gehört, wenn ein Trainer über seinen Schützling behauptet: »Er ist ein wahres Naturtalent«. Ob im Boxen, Skilauf oder in der Leichtathletik – alle Sportarten haben eins gemein: Große Erfolge erzielt ein Athlet nicht nur durch seinen immensen Trainingsehrgeiz, die Professionalität seines Trainers oder die Fürsorge durch seine Physiotherapeuten. Viel wichtiger ist tatsächlich das Talent, genau genommen das »biologische Talent« eines Sportlers.
Neben der Mentalität bzw. der geistigen Einstellung zum Training spielt die Zusammensetzung der Muskulatur eine äußerst wichtige Rolle. Es liegt also in der Biologie des Menschen, ob er eher ein »geborener Sprinter« oder ein erfolgreicher Triathlet werden kann. Hierfür verantwortlich sind vor allem die zwei unterschiedlichen Arten von Muskelfasern, nämlich die *schnellen* und die *langsamen*.

Die »Power-« bzw. »Sprinter-Fasern«

Sie werden in der fachspezifischen Terminologie auch als *schnelle Fasern, schnell zuckende Fasern, weiße Fasern, fast-twitch-fibres (FT-Fasern)* oder *Typ-II-Fasern* genannt. Sie ermöglichen schnelle und starke Kontraktionen und sind bezüglich der Maximalkraft bzw. Hypertrophie wesentlich besser trainierbar als die zweite Faserart.

Die »Marathon-Fasern«

Sie werden korrekt als *langsame Fasern, langsam zuckende Fasern, rote Fasern, slow-twitch-fibres (ST-Fasern)* oder *Typ-I-Fasern* bezeichnet. Sie haben einen hohen Gehalt an (rotem) Myoglobin, das die Fähigkeit hat, Sauerstoff zu binden. Und viel Sauerstoff ist bekannterweise notwendig, um lang anhaltenden Belastungen bzw. Kontraktionswiederholungen zu widerstehen. Sie sind nicht für maximale Kraftleistungen geeignet, entsprechend weniger gut reagieren sie auf das Hypertrophietraining.

Für Ihre Erfolge im Hanteltraining kommt es nun darauf an, wie Ihre Muskulatur zusammengesetzt ist. Die Anteile von schnellen und langsamen Muskelfasern sind in jedem von uns genetisch festgelegt. Der eine hat mehr Potenzial zum Muskelaufbau, ein anderer etwas weniger. Vielleicht wissen Sie nun, warum Ihr Trainingspartner bei gleichen Voraussetzungen irgendwie besser auf das gemeinsame Training reagiert als Sie selbst. Es stellt sich deshalb die Frage, ob mit einem speziellen Training die Muskulatur so getrimmt werden kann, dass sich die langsamen in schnelle Fasern (oder umgekehrt) umwandeln und wir eben dadurch einen besseren Muskelaufbau verzeichnen können. Leider kann dies mit dem heutigen Stand der Wissenschaft nicht vollends beantwortet werden. Man geht aber davon aus, dass eine Transformation der schnellkräftigen Typ-II-Fasern in die langsamen Typ-I-Fasern durch ein intensives Ausdauertraining leichter zu erreichen ist als umgekehrt eine Umwandlung der langsamen in schnelle Fasern mittels eines intensiven Krafttrainings.

Die verschiedenen Körpertypen

Die Genetik, die in uns steckt, hat auch Einfluss auf unseren Körperbau. Ein Sprintertyp wird von Grund auf etwas sportlicher gebaut sein als der Marathontyp. Aber nicht nur die Muskelzusammensetzung spielt bei der international verbreiteten Körpertypenlehre von Kretschmer eine Rolle. Auch Knochenbau und z. B. Fettverteilung nehmen Einfluss auf unsere Gesamterscheinung (Konstitution). Aufgrund der verschiedenen körperlichen Merkmale werden drei grundlegende Körperbautypen unterschieden, nämlich

1. der leptosome Typ,
2. der pyknische Typ und
3. der athletische Typ.

Leptosomer Typ

Der leptosome Typ, auch *ektomorpher Typ* genannt, zeichnet sich vor allem durch einen grazilen Körperbau aus. Die Gliedmaßen sind lang, er hat lange Muskelsehnen und dafür kürzere Muskelbäuche und seine schmalen Knochen und Gelenke lassen ihn eher dünn erscheinen. Durch die hohe Verwertungsrate der aufgenommenen Nahrung besitzt der Körper verhältnismäßig wenig Fett, jedoch auch schwach ausgeprägte Muskeln. Der Ektomorphe muss aufgrund seiner hohen Stoffwechselgeschwindigkeit um jedes Kilogramm Gewichtszunahme kämpfen, dies gilt insbesondere auch bezüglich des Muskelzuwachses. Für eine gezielte Erhöhung seines Gewichtes muss er viel und ausgewogen essen; besonders Proteine sollten auf seinem Speiseplan stehen. Die Kalorienzufuhr muss auch höher sein als die Menge, die er im Alltag und durch sein zusätzliches Training verbraucht.

Aufgrund der relativ raschen Regenerationsfähigkeit kann er ein intensives und mehrmaliges Training in der Woche absolvieren. Trotzdem wird es etwas länger dauern, bis zufriedenstellende Resultate erreicht werden können. Am besten trainiert er mit etwas höheren Gewichten und bewusst langsamer Bewegungsausführung. Die Satzpausen richten sich nach der Intensität.

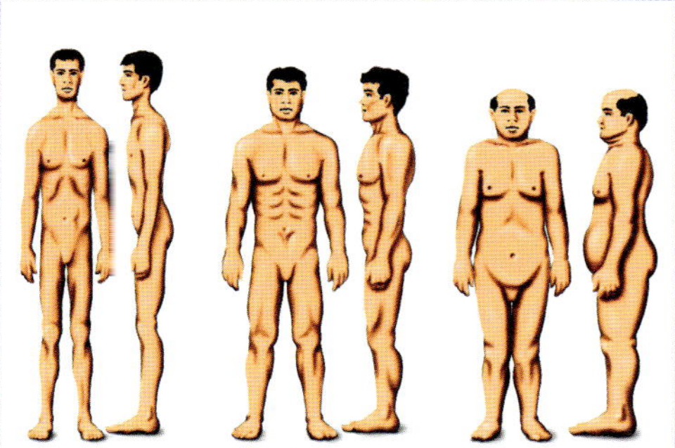

Darstellung der verschiedenen Körpertypen

Pyknischer Typ

Der pyknische Typ, auch *endomorpher Typ* genannt, ist häufig kleiner als die beiden anderen Typen und wirkt durch seine Anatomie eher gedrungen. Durch seinen verlangsamten Stoffwechsel neigt er leicht zum Fettansatz. Er hat daher oft rundliche Formen. Seine Muskeln wirken durch das darüber liegende Unterhautfettgewebe sehr weich und schlabberig. Er muss stets aufpassen, dass er nicht zunimmt. Seine Neigung zur Fettspeicherung muss bezüglich der Nahrungsauswahl und -aufnahme immer kontrolliert geschehen. Um in Form zu kommen, muss das Training mit einer konsequenten Ernährungsplanung in Einklang gebracht werden. Ratsam ist eine sanfte Ernährungsanpassung, bei der mittelfristig eine niedrigere Kalorienzufuhr gegenüber dem Kalorienverbrauch anzustreben ist. Das Krafttraining sollte zu Beginn mit vielen Wiederholungen und weniger Gewicht gestaltet werden. Ein Zirkeltraining, bei dem überwiegend die großen Muskelgruppen belastet werden, scheint deshalb für Einsteiger die beste Wahl zu sein. Auch wird empfohlen, besser häufiger und kürzer als weniger und länger zu trainieren. Optimal ist die Verbindung mit einem kalorienverbrennenden Ausdauertraining.

Athletischer Typ

Der athletische Typ, auch *mesomorpher Typ* genannt, ist durch einen kraftvollen Körperbau gekennzeichnet, wobei die Muskulatur, der Knochenbau und die Gelenkstrukturen gut entwickelt sind. Er hat häufig breite Schultern und eine breite Brust. In Verbindung mit seinen schmalen Hüften verleiht ihm das von Grund auf schon eine athletische Statur. Genetisch betrachtet, bringt er die günstigsten Voraussetzungen für das Krafttraining mit. Einzige Schwachstelle ist die typgebundene geringe Dehnfähigkeit seiner Muskeln. Da er schneller als die anderen auf Training reagiert, kann er die Intensitäten etwas zügiger erhöhen. Trotzdem sollte er sich in seiner Leistungsfähigkeit nicht überschätzen und nötige Regenerationszeiten strikt einhalten.

Mischtypen

Bei der **Einteilung** dieser drei Typen muss man bemerken, dass es vermutlich niemanden unter uns gibt, der sich eindeutig zuordnen lässt. In der Realität sind »Mischtypen« am häufigsten, wobei ein oder zwei typische Charakteristika überwiegen. Die Körperbaulehre dient demnach lediglich als Anregung, damit man am besten zu Beginn der Aufnahme des Hanteltrainings seine Ausgangslage besser einschätzen, daraus die Trainingsziele ableiten und den Trainingsprozess gestalten kann. Obwohl genetisch festgelegte Faktoren unseren Körperbau von Geburt an prägen, kann man bei Bedarf seine Gesamterscheinung dennoch optimieren. Es gilt eben typgerecht zu trainieren. Ideal ist es, wenn Sie Ihre individuellen Fähigkeiten und Ihr mögliches Entwicklungspotenzial voll ausnutzen. Mit dem richtigen Training macht jeder eine gute Figur!

Training und Trainierbarkeit

Der Begriff *Training* lässt sich in vielerlei Hinsicht verwenden. Im sportlichen Sinne versteht man darunter »einen geplanten Übungsprozess, der ein gewisses Maß an Verbesserung im jeweiligen und vorher festgelegten Zielbereich anstrebt«. Anders ausgedrückt, ist Training ein Prozess, der einen momentan vorherrschenden Zustand verändern (verbessern) soll, und zwar den gesamten Körper oder Teile von ihm (zum Beispiel Leistungsfähigkeit der Muskulatur oder des Herz-Kreislauf-Systems), wie auch den Geist und die Seele (zum Beispiel Denkweise, Handlungsweise, Entspannungsfähigkeit). Jeder Trainierende hat demnach unterschiedliche Ziele. Der Gesundheitssportler zielt beispielsweise auf eine Verbesserung der allgemeinen körperlichen Leistungsfähigkeit hin, während sich ein Leistungs- oder Hochleistungssportler das Erreichen seiner individuellen Höchstleistung zum Ziel gesetzt hat. Beide müssen ihr Training langfristig und nach bestimmten Gesetzmäßigkeiten steuern, planen und organisieren, denn keiner kann nach den gleichen »Formeln« trainieren.

Trainingsfaktoren

Die tatsächliche *Trainierbarkeit*, also der Grad oder die Möglichkeit der Anpassung an Trainingsbelastungen, bestimmt den gesamten Trainingsprozess. Jugendliche oder junge Erwachsene haben beispielsweise eine andere Adaptationsfähigkeit als ältere Menschen. Ein geübter Kraftsportler benötigt gegenüber dem Einsteiger ausgefeiltere oder differenziertere Belastungsmethoden. Frauen reagieren auf Muskeltraining anders als Männer. Diese Aufzählung könnte man noch eine Weile fortführen. Deutlicher wird der Begriff Trainierbarkeit, wenn man behauptet, dass sie von einer Reihe *endogener* und *exogener Faktoren* abhängig ist. Nachstehende Tabelle zeigt einen Überblick. All diese Faktoren sollten Sie in Ihrem Training berücksichtigen.

Faktoren, die den Grad der Anpassung an Trainingsbelastungen beeinflussen

Endogene Faktoren sind Faktoren, die von »innen« heraus entstehen bzw. entstanden sind.	Geschlecht, Alter, Körperbautyp, Veranlagung (Gene), Gesundheits- und Trainingszustand u. a.
Exogene Faktoren sind Faktoren, die von »außen« verursacht werden bzw. kommen.	Ernährung, Umweltbedingungen, Jahreszeit, Trainingsmittel, Trainingsmethoden, Qualität und Quantität der Belastung, Motivation und Einsatzbereitschaft u. a.

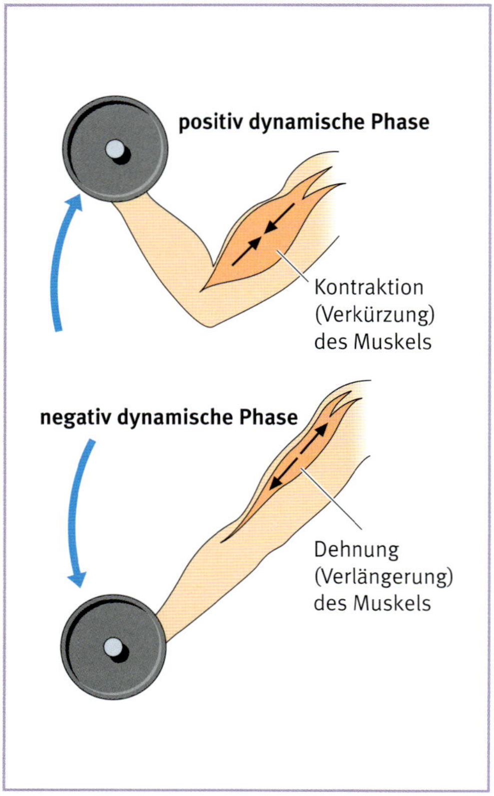

Schematische Darstellung der dynamischen Arbeitsweise der Muskulatur

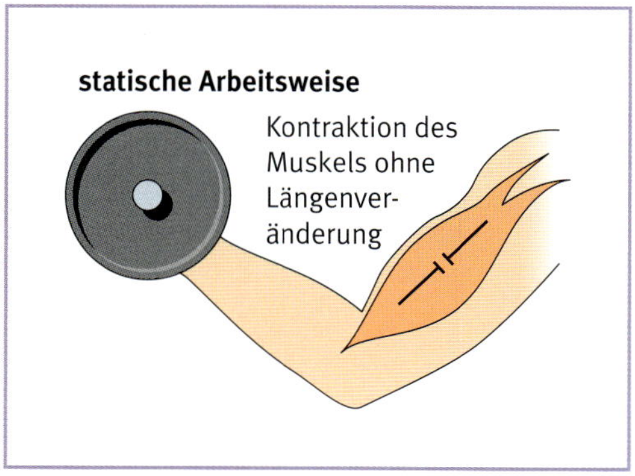

Schematische Darstellung der statischen Muskelarbeit

Arten der Muskelarbeit

Krafttraining funktioniert generell stets nach dem gleichen Prinzip, nämlich durch muskuläres Entgegenwirken von Widerständen. Dabei unterscheiden wir zunächst zwei unterschiedliche Arbeitsweisen.

1. Dynamische Kontraktion = bewegt/mit Bewegung
2. Statische Kontraktion = haltend/ohne Bewegung

Die dynamische Kontraktion wird nochmals eingeteilt in *positiv dynamisch* und *negativ dynamisch*.

1. Positiv dynamisch = überwindend, konzentrisch
2. Negativ dynamisch = nachlassend, exzentrisch

Bei der konzentrischen Arbeitsweise muss ein Widerstand überwunden werden. Beim »Armcurl« wäre dies die Phase des Armbeugens nach oben. Im Gegensatz dazu gibt es die exzentrische Phase, also das Senken des Gewichtes nach unten.
Der dynamischen Arbeitsweise gegenüber steht die *statische*. Der Muskel spannt sich also an, ohne dass er dabei seine Länge verändert.
Das Hanteltraining ist meist durch eine Kombination aus dynamischer und statischer Arbeitsweise gekennzeichnet, wenn man bedenkt, dass das Gewicht bei einem »Curl« nach oben und unten bewegt und an den jeweiligen Umkehrpunkten kurz gehalten wird.

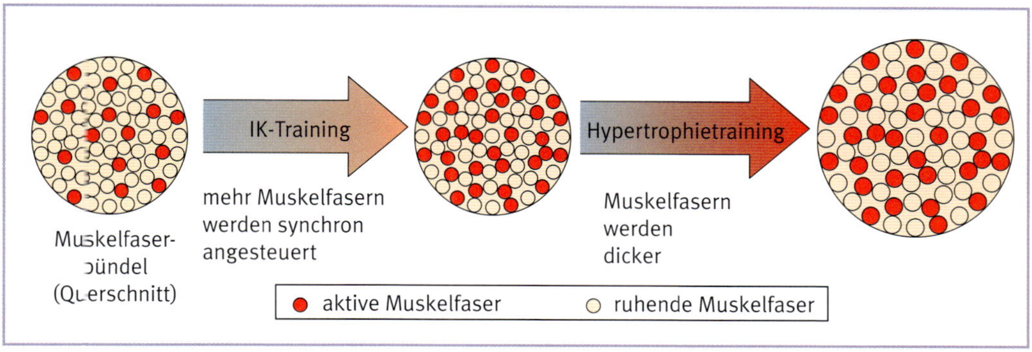

Schematische Darstellung der unterschiedlichen Effekte beim Maximalkrafttraining

Arten des Krafttrainings

Krafttraining wird generell als eine Trainingsart zur Verbesserung der *Maximalkraft*, der *Schnellkraft* und der *Kraftausdauer* definiert. Unabhängig von dieser Einteilung unterscheidet man noch das *allgemeine*, das *lokale* und das *spezifische* Krafttraining. Je nach Zielsetzung werden diese Arten des Trainings untereinander kombiniert. Mit den nachfolgenden Definitionen erfahren Sie Näheres.

Maximalkrafttraining

Das Maximalkrafttraining zielt darauf ab, die höchstmögliche Kraft, die wir im Stande sind aufzubringen, zu verbessern bzw. zu erhöhen. Dabei hat jeder von uns bereits seinen persönlichen Faktor, nämlich 100 Prozent seiner individuellen Maximalkraft (= 100 % F_{max}), unabhängig davon wie hoch dieser Wert in Kilogramm ausgedrückt letztlich ist. Es ist also egal, wie »stark« oder »schwach« wir sind – jeder hat sein persönliches absolutes Kraftniveau. Um seine Muskeln bezüglich ihrer Maximalkraft zu verbessern, werden Intensitäten von 90 bis 100 Prozent und Wiederholungszahlen innerhalb einer Übung von 1 bis 4 empfohlen. Diese Form des Maximalkrafttrainings zielt weniger darauf ab, den Muskel im Querschnitt wachsen zu lassen (Muskelhypertrophie, Muskelwachstum), sondern eher die Kontraktionsqualität eines Muskels zu optimieren. Der einzelne Muskel lernt quasi, so viele Muskelfasern wie möglich synchron zu aktivieren und demnach auch, die bisher schlafenden bzw. nicht benötigten zu »wecken«. Man nennt dies auch intramuskuläre Koordination (IK) und das entsprechende Training mit hohen und höchsten Gewichten und wenigen Wiederholungen deshalb *IK-Training*. Wer mit dem gezielten Maximalkrafttraining die Qualität seiner Muskeln verbessert, wird auch mehr Kraft für das *Hypertrophietraining* haben. Das Hypertrophietraining ist die zweite Form des Maximalkrafttrainings. Es hat zum

> ### Interessant!
> Beim Krafttraining egal mit welchen Intensitäten (Gewichten) folgt jede einzelne Muskelfaser stets dem »Alles-oder-Nichts-Prinzip«. Dies bedeutet, dass, wenn eine Muskelfaser aktiviert wird, sich diese entweder zu 100 Prozent zusammenzieht oder eben gar nicht. Mit dem IK-Training können wir unseren Muskeln beibringen, immer mehr Fasern gleichzeitig zu kontrahieren, also die Kontraktionsqualität der Muskulatur verbessern.

Ziel den Muskel bezüglich seines Querschnittes (Dicke) zu verbessern. Hierbei wird empfohlen, mit einer Intensität, die zwischen 60 bis 85 Prozent seiner maximalen Kraftfähigkeit liegt und 8 bis 12 Wiederholungen pro Übung zu trainieren.

Schnellkrafttraining

Das Schnellkrafttraining verbessert die Fähigkeit des Nerv-Muskel-Systems, Teile des Körpers (zum Beispiel die Arme) oder Gegenstände (etwa einen Ball) mit höchstmöglicher Geschwindigkeit zu bewegen. Sie spielt für den Hantelsportler üblicherweise eine untergeordnete Rolle und wird deshalb nicht näher beschrieben.

Kraftausdauertraining

Das Kraftausdauertraining verbessert die Ermüdungswiderstandsfähigkeit des Muskelsystems gegen lang anhaltende bzw. sich häufig wiederholende Kraftleistungen. Aus gesundheitlicher Sicht hat diese Fähigkeit neben der Maximalkraft eine ebenso große Bedeutung. Gewöhnlich trainiert man mit geringerer Intensität (etwa 30 bis 55 Prozent F_{max}) und Wiederholungszahlen zwischen 15 und 30. Besonders Einsteigern ist diese Form des Trainings zu empfehlen, da die Belastungen auf den Bewegungsapparat geringer sind als beim Maximalkrafttraining.
Für Fortgeschrittene stellt das Kraftausdauertraining auch eine Art des äußerst wichtigen Regenerations- und Kompensationstrainings dar (REKOM-Training).

Allgemeines Krafttraining

Das allgemeine Krafttraining, häufig auch komplexes Krafttraining genannt, dient der umfassenden Kräftigung aller Muskeln des Körpers, unabhängig davon, ob und welche Muskeln für eine bestimmte Sportart leistungsbestimmend sind (siehe *spezifisches Krafttraining*).

Lokales Krafttraining

Das lokale Krafttraining könnte man als Gegenteil zum allgemeinen beschreiben, da es zielgerichtet nur einzelne Muskeln bzw. Muskelgruppen und nicht den kompletten Muskelapparat des Körpers beansprucht.

Spezifisches Krafttraining

Das spezifische Krafttraining, auch spezielles Krafttraining genannt, ist ganz gezielt auf eine sportliche Disziplin hin ausgerichtet, zum Beispiel auf Fußball.

Belastung und Überlastung

Beim Krafttraining mit Hanteln, bei dem wir vorwiegend die Leistung der Muskeln verbessern wollen, müssen wir dafür sorgen, dass im Training Belastungen auf uns einwirken, die höher sind, als die des gewöhnlichen Alltages. Diese notwendigen Belastungen kann man mittels verschiedener Kriterien steuern. Infolgedessen nennt man sie auch *Belastungskriterien*. Andere Ausdrücke, die in der Literatur ebenfalls weit verbreitet sind, lauten *Belastungsnormative, -faktoren, -komponenten* und *-parameter*. Durch die auf uns zugeschnittene Mischung der verschiedenen Komponenten gestalten wir unser Training mit Erfolg. Mittels einer optimalen Anwendung der Belastungskriterien im und in Verbindung mit dem Erholungsprozess nach dem Training passiert Folgendes nach feststehender Reihenfolge:

1. **Trainingsbelastung,**
2. **Störung unseres biologischen Gleichgewichts,**
3. **Erholung des Körpers und**
4. **Anpassung an die vorher eingewirkte Trainingsbelastung,**
5. **dadurch erhöhte Leistungsfähigkeit.**

Diese Kette lässt sich in ihren einzelnen Folgepunkten weder umstellen noch in irgendeiner Art und Weise verändern. Die Gestaltung der Trainingsbelastung setzt sich zusammen aus den einzelnen Übungen, dem Trainingsplan, der Trainingseinheit, der Trainingswoche bis zum Trainingsjahr und natürlich der Form und Art, wie wir die Übungen in Folge absolvieren. Über die Belastungskriterien legen wir demnach fest wie intensiv, wie lange oder wie oft wir

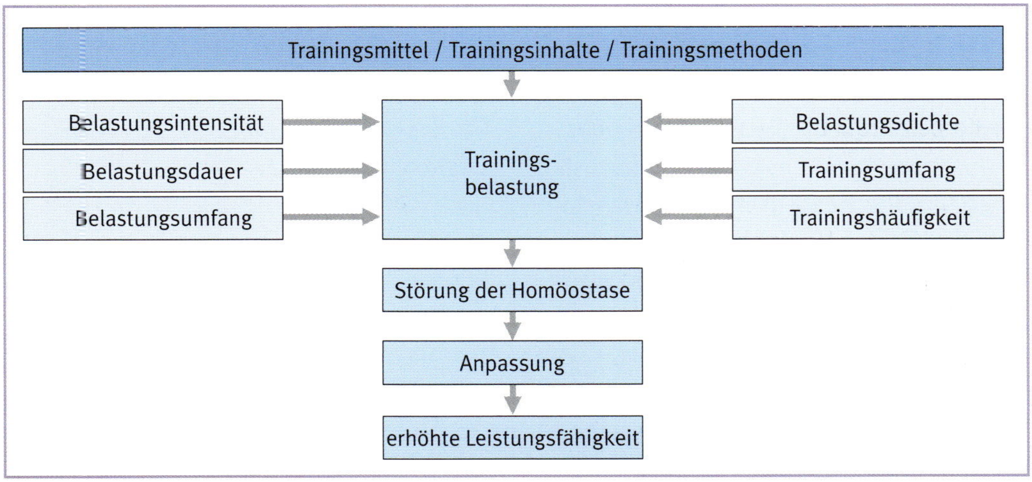

Die optimale Konstellation der verschiedenen Belastungskomponenten im Trainingsprozess bestimmt über Erfolg oder Nichterfolg im Krafttraining.

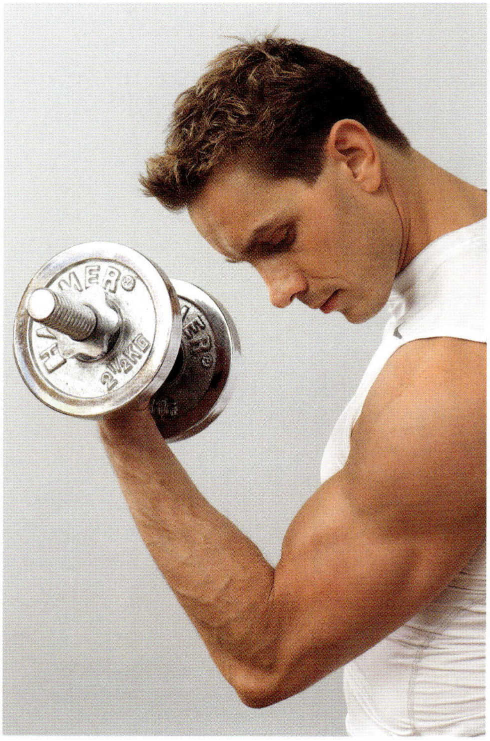

Optimal gestaltete Belastungskriterien garantieren hohen Trainingserfolg.

uns mit Gewichten beladen. In ihrer Gesamtheit ergeben sie die Beanspruchung der einzelnen Funktionssysteme eines Sportlers. Folgende aufgelistete Parameter sind diesbezüglich im Hanteltraining von Bedeutung.

Die Belastungsintensität

Die Belastungsintensität (Reizintensität) wird durch den Anstrengungsgrad einer Übung bestimmt. Als Beschreibungsgröße wird in der Regel die Last, gemessen in Kilogramm (mit wie viel Gewicht führen wir die Übung aus?) oder in Prozent der Maximalkraft (% F_{max}), verwendet.

Dabei gilt:

maximale Intensität = 90–100 Prozent F_{max}
submaximale Intensität = 80–90 Prozent F_{max}
mittlere Intensität = 70–80 Prozent F_{max}
leichte Intensität = 50–70 Prozent F_{max}
geringe Intensität = 30–50 Prozent F_{max}

Die maximale Kraftfähigkeit eines jeden von uns beträgt immer 100 Prozent. Wird eine beliebige Übung demnach mit 100 Prozent F_{max} durchgeführt, bedeutet dies die maximal höchste Intensität (= »Mehr geht nicht!«). Wenn wir den Wert 100 Prozent F_{max} in Kilogramm ausdrücken wollen (zum Beispiel beim Bankdrücken 95 kg), kann dieses Gewicht für eine andere Person lediglich 70 Prozent F_{max} darstellen. Sie würde also noch ein paar Kilogramm auflegen können. Zur Bestimmung Ihrer eigenen Maximalkraft lesen Sie den Abschnitt »Trainingskontrollen« ab Seite 150.

Die Belastungsdauer

Die Belastungsdauer (Reizdauer) gibt an, wie lange eine bestimmte Kraftübung auf die entsprechende Muskulatur einwirkt. Gewöhnlich gilt hier die Angabe über die Wiederholungszahl (WH).

Der Belastungsumfang

Der Belastungsumfang (Reizumfang) stellt die Gesamtmenge an Belastungsreizen einer einzelnen Übung dar, also der bewältigten Last in Kilogramm. Werden beispielsweise bei der Übung »Kniebeugen« 3 Sätze mit je

10 Wiederholungen und einem konstanten Gewicht von 80 kg durchgeführt, ergibt dies einen Belastungsumfang von 2400 kg. Als Formel ausgedrückt: 3 × 10 × 80 kg = 2400 kg

Die Belastungsdichte

Die Belastungsdichte (Reizdichte) ergibt sich aus dem zeitlichen Verhältnis von Belastungssätzen und Satzpausen. Wenn Sie zum Beispiel nur kurze Pausen einlegen, ist die Belastungsdichte höher als bei längeren Satzpausen.

Der Trainingsumfang

Der Trainingsumfang ergibt sich aus der Satzzahl, der Wiederholungszahl und der Belastungsintensität aller Übungen innerhalb einer Trainingseinheit.

Die Trainingshäufigkeit

Die Trainingshäufigkeit gibt die Anzahl der wöchentlichen Trainingseinheiten an. Sie richtet sich nach der Zielsetzung, der Wertigkeit (Stellenwert) des Trainings für den Einzelnen und dem Leistungsniveau.

Überlastung im Training

Wir wissen bereits, dass die Belastung im Training durch die verschiedenen Belastungskriterien gesteuert wird. Je nach individuellen Leistungsvoraussetzungen können diese sehr unterschiedlich ausfallen. Die reine Definition sagt demnach nichts über deren Größenverhältnisse aus, sie müssen stets individuell angepasst werden. Wenn man sich hierbei grob verschätzt, können zwei Dinge passieren. Entweder ist die Trainingsbelastung zu gering, dann sind die Effekte ebenso gering oder treten erst gar nicht in Erscheinung. Oder die Trainingsbelastung ist zu hoch, was auf Dauer eine negative Leistungsentwicklung nach sich zieht. Dies ist jedoch noch weniger wünschenswert als gar keine Anpassung. Natürlich muss die Trainingsbelastung einen gewissen Schwellenwert überschreiten (siehe »Prinzip des wirksamen Reizes« S. 141) – man nennt dies auch Kurzzeitüberlastung –, damit sich der Körper in der Folge daran orientieren kann, jedoch muss zwischen optimaler Belastung und Überlastung ein dicker Trennstrich gezogen werden, auch wenn diese Grenze leicht zu durchbrechen ist.

Mein Tipp

Vermeiden Sie eine Überlastung Ihres Körpers durch eine attraktive Mischung aus schweren, harten und leichteren Trainingseinheiten. Vermeiden Sie auch intensive Belastungen im Hungerzustand und optimieren Sie Ihr Ernährungsverhalten im Allgemeinen bzw. passen Sie es Ihrem Trainingsverhalten sinnvoll an. Weiterhin wichtig: Regenerationsphasen einhalten, regelmäßige Leistungstests, langfristig und individuell planen! Und nicht vergessen: Qualität ist immer vernünftiger als Quantität!

Trainingsausrüstung

»Hantel« oder »Maschine«? – diese Frage bewegt Ihr Gemüt sicher nicht mehr. Entscheidend ist nun, welche Ausrüstung für das Training sinnvoll ist. Die Auswahl an Home-Fitness-Equipment ist mittlerweile recht unübersichtlich geworden. Auch bei den »freien Gewichten« fällt die Auswahl schwer. Sollen die Scheiben schön glänzen oder besser mit Gummi überzogen sein, um den heimischen Holzboden zu schonen? Und ist jede Trainingsbank gleich? Wer sich bisher schon näher mit dem Thema Hanteltraining beschäftigt hat, findet diese Fragen sicherlich trivial, doch vielleicht lernen auch Profis hier noch etwas dazu.

Wenn Sie sich für den Hantelsport begeistern und in einer Fitnessanlage trainieren, müssen Sie sich über das Trainingsequipment wenig Sorgen machen. Obwohl einige Studios den Freihantelbereich in den letzten Jahren drastisch reduziert haben, erkennt man dort, wo tatsächlich »Fitness« angeboten wird, langsam wieder ein Umdenken. Freie Gewichte sind wieder stark im Kommen! Sollten Sie sich eine eigene Ausrüstung anschaffen wollen, gilt es jedoch das Richtige zu finden.

Die Trainingsbank

Wenn Sie gerade erst mit dem Hanteltraining beginnen, ist es keine Pflicht, sich umgehend eine Trainingsbank anzuschaffen. Ein kleines Sortiment an Hanteln reicht zunächst völlig aus. Wer jedoch schon länger »Eisen frisst« und sein Training noch abwechslungsreicher gestalten will, kommt um diese Anschaffung nicht herum. Der professionelle Einzelhandel hält einige Modelle bereit, die Preisspanne liegt derzeit bei etwa 150 bis 750 Euro. Bedenken Sie, dass die teuersten nicht immer die besten sein müssen. Mit den folgenden Hinweisen sollen die grundsätzlichen Unterschiede aufgezeigt werden und Sie bei Ihrer Wahl unterstützen.

Liegefläche

Grob betrachtet, haben alle Trainingsbänke die gleichen Ausmaße. Beim genaueren Hinsehen oder gar Probeliegen erkennt man jedoch feine Unterschiede in puncto Liegekomfort, Länge und Breite der Liegefläche oder Ergonomie.
Die Liegefläche darf auf keinen Fall breiter sein als die Querstreben des Fußgestells, da die Bank sonst sehr leicht seitlich kippen kann. Üblich ist ein Bezug aus pflegeleichtem Kunstleder. Sehen Sie sich diesbezüglich auch die Verarbeitung an. Ist der Bezug sauber befestigt, oder erkennt man bereits am Ausstellungsstück eine mangelhafte Verarbeitung? Allgemein darf die Liegefläche nicht zu weich sein, da man bei einigen liegend ausgeführten Übungen die Balance sonst schwerer halten kann. Härter ist hier also tatsächlich auch besser. Das Kopfteil ist bei manchen Bänken schmal

zulaufend, was anscheinend die Bewegungsfreiheit der Schultergelenke bei entsprechenden Übungen verbessern soll. Allerdings bedeutet dies auch, dass die Auflagefläche des Schultergürtels geringer wird. Die Rückenlehnen sind meistens flach bzw. gerade konstruiert. Kürzlich sah ich aber in einem Geschäft ein Modell mit ergonomisch geformter Lehne, bei der im Lendenwirbelbereich – wie bei einem sportlichen Autositz – eine konvexe Wölbung eingearbeitet wurde. Ob dies allerdings bei flach liegenden Positionen angenehm ist, bleibt dahingestellt.
Liegen Sie am besten Probe und deuten Sie einige Ihrer Übungen in den Bewegungen an, dann werden Sie besser herausfinden, ob eine Bank zu Ihnen passt.

Gestell

Das Material des Gestells hat die größten Auswirkungen auf das Gewicht einer Trainingsbank. Insgesamt wiegen sie zwischen 20 und 40 kg. Bedenken Sie – wenn Sie zu Hause trainieren – dass dieses Gewicht eventuell vor und nach jedem Training verschoben oder beiseitegetragen werden muss. Einige Hersteller berücksichtigen dieses Problem und versehen eine Querstrebe des Gestells mit zwei kleinen Rollen. Der Transport einer schweren bzw. unhandlichen Trainingsbank von einer Ecke in die andere wird hierdurch zum Kinderspiel. Je dicker die Rohre sind, desto besser ist zwar die Stabilität, aber desto mehr wiegt eine Trainingsbank auch. Die Schweißnähte sollten durchgehend sauber verlaufen.

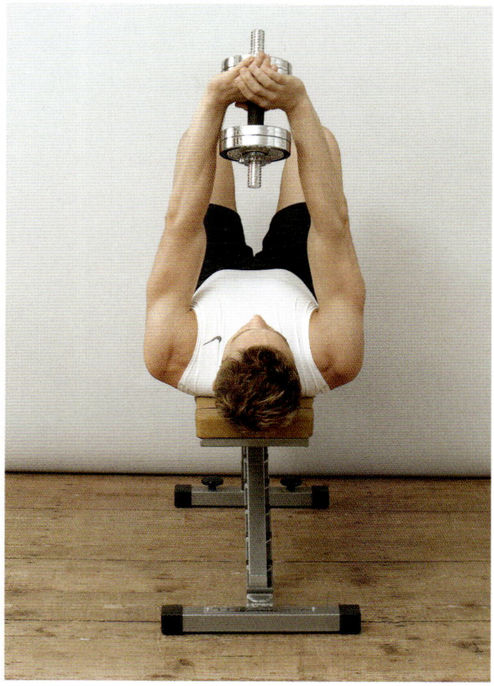

Eine stabile Trainingsbank garantiert Sicherheit in allen Übungspositionen.

Auch in der Höhe gibt es Unterschiede. Ich persönlich kenne Modelle zwischen 42 und 56 cm. Wenn Sie sehr groß gewachsen sind, ist eine höhere Sitzfläche sicher angenehmer als eine zu tiefe.
Probieren Sie einfach aus. Wenn Sie darauf sitzen, sollten Ihre Beine etwa 90 Grad im Kniegelenk gebeugt sein und die Füße fest auf dem Boden stehen.

Verstellbarkeit

Wenn Sie in eine Trainingsbank investieren, dann am besten gleich in eine verstellbare. Solche sind zwar meistens teurer als reine Flachbänke, ermöglichen aber ein noch facettenreicheres und teilweise gesünderes Training. Der Verstellmechanismus sollte schnell und einfach zu bedienen sein. Durch ein paar Handgriffe Ihrerseits werden Sie dies herausfinden. Alte Versionen, bei denen man umständlich Stifte bzw. Bolzen in Führungslöcher stecken muss, sind nicht sonderlich praktisch und können sich bei unsachgemäßer Handhabung lösen. Die Rückenlehne soll möglichst in mehreren Stufen (zwischen 6 und 9 Raster) bis 90 Grad aufrecht zu stellen sein. So können Sie sämtliche Schrägbankpositionen bis hin zum absolut aufrechten Sitz einstellen und viele Übungen absolvieren. Zusätzlich zur Rückenlehne ermöglichen es einige Modelle, auch die Sitzfläche separat zu verstellen.

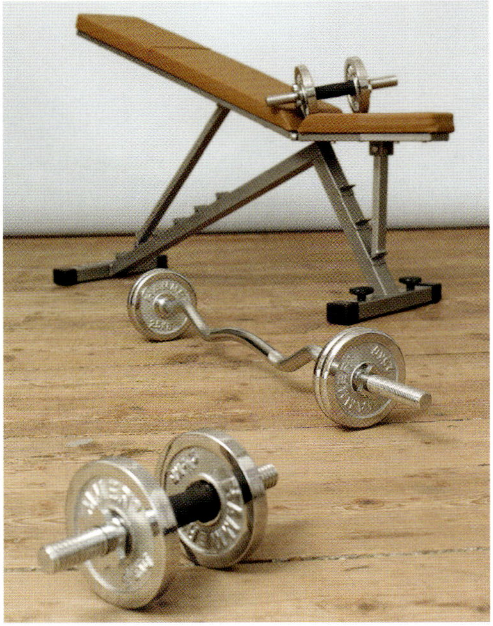

Die passende Ausrüstung kann ein komplettes Fitness-Studio ersetzen.

Gerade bei Übungen, die man gerne mit einer ca. 45 Grad geneigten Lehne durchführt, hat man dann einen besseren Halt des Beckens, das nicht nach unten wegrutschen kann.

Langhantelablage

Eine Langhantelablage, die es einzeln zum Beistellen gibt oder die fest mit der Trainingsbank verschweißt ist, ist besonders dann zu empfehlen, wenn das »Bankdrücken« zu Ihren Lieblingsübungen zählt. Diese Ablage ermöglicht ein sicheres Training, vor allem in der Start- (Annehmen der Hantel) und Endphase (Ablegen der Hantel) der Übung. Alternativ kann man sich die Hantel auch von einem Trainingspartner angeben lassen.

Die Hanteln

Hier scheint die Auswahl wesentlich umfangreicher zu sein als bei den Trainingsbänken. Sicher könnte man denken: Gewicht ist gleich Gewicht. Doch die kleinen Unterschiede machen sich spätestens in der Trainingspraxis bemerkbar. Grundsätzlich unterscheidet man **Kurz-** und **Langhanteln.**

Kurzhanteln

Bei Kurzhanteln haben, wie der Name schon sagt, die eigentlichen Gewichte bzw. Gewichtsscheiben einen »kurzen« Abstand zueinander. Man fasst sie gewöhnlich nur mit einer Hand. Dabei besteht die Wahl zwi-

schen den sogenannten **Knochen** und den **Scheibenhanteln**. Die Knochen haben ab Werk ein feststehendes Gewicht. Sie sind aus einem Guss und oft mit Kunststoff oder einem saugfähigem Softmaterial (z. B. Neopren) ummantelt. Die Scheibenhanteln unterscheiden sich zuerst einmal dadurch, dass sie entweder mit Scheiben bestückt sind, die man nicht auswechseln kann – dieser Typ nennt sich auch »Festhantel« –, oder man die Möglichkeit hat, die Kurzhantelstange mit unterschiedlichen Scheibengewichten zu bestücken. Festhanteln findet man meist in Fitness-Studios, sie sind für den Heimgebrauch weniger geeignet, da man für ein umfassendes Training ein ziemlich großes Sortiment bräuchte. Besser sind hier die Modelle, bei denen man mit wenigen Handgriffen die Gewichte wechseln kann. Mit einem Paar Kurzhantelstangen und Scheiben unterschiedlicher Schwere ist man am besten beraten. Wenn Sie sich bezüglich einer eigenen Ausrüstung umsehen, dann nehmen Sie die Hanteln unbedingt in die Hand. Liegt der Griff gut in der Hand und ist das Profil der Stange angenehm?
Bei den Scheiben hat man die Wahl zwischen »blank«, »verchromt« und »kunststoffummantelt«. Wer im privaten Trainingsbereich einen empfindlichen Holzboden hat, sollte auf Kunststoff zurückgreifen. Diese sind meistens günstiger als Chromhanteln und auch vor Rost besser geschützt. Wenn Sie schon dabei sind, die Hanteln auf Ihre Grifftauglichkeit zu testen, dann rütteln Sie sie ruhig einmal richtig durch, womit wir beim nächsten wichtigen Kriterium wären –

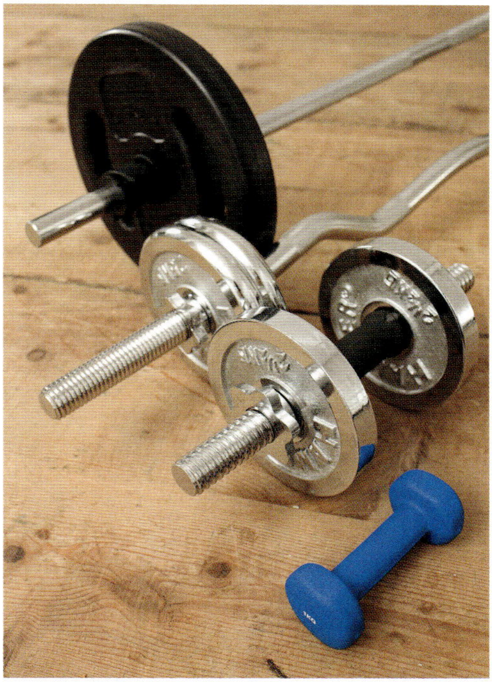

Kurz- und Langhanteln gibt es in etlichen Ausführungen.

der Scheibenbefestigung. Neben den arretierten Verschlüssen der Festhanteln existieren unterschiedliche Patente zur Scheibenfixierung. Für zu Hause ist der Verschluss mittels einer großen Mutter (Stellring mit Sterngriff) am besten geeignet. Er sorgt für absolute Sicherheit und einen schnellen Wechsel der Scheiben. Daneben gibt es noch die Inbusklemmung (mit extra Inbusschlüssel oder einem kleinen integrierten Hebel zu bedienen) und die Befestigung mithilfe einer Klemmfeder (Schnellspanner). Klemmfedern sind für Kurzhanteln absolut nicht geeignet, da mit der Materialermüdung der Feder die Gefahr des Abrutschens der

Scheiben zu hoch ist. Wählen Sie deshalb irgendeine Art von robusten Schraubverschlüssen, um die Gewichte sicher und fest auf der Stange zu montieren.

Langhanteln

Die klassische Langhantel besteht aus einer langen Stange, an deren Enden die Gewichtsscheiben aufgelegt werden. Auch bei ihnen gibt es wesentliche Unterschiede. So sind die professionellen Langhanteln für die Übungen »Bankdrücken« oder »Kniebeugen« wesentlich länger als etwa jene für die Übung »Armcurl«. Man nennt sie »Olympiahanteln«, deren besonderes Kennzeichen auch die großen Bohrungen der passenden Scheiben sind. Solch teures Gerät ist jedoch für das Heimtraining nicht unbedingt notwendig. Mit einer normalen langen Hantelstange und einigen Gewichten ist man für zu Hause bestens gerüstet. Testen Sie im Geschäft! Ist die Stange lang genug bzw. sind die Scheiben weit genug auseinander für die Übung »Bankdrücken« oder »Nacken- oder Schulterdrücken«? Bei zu kurzen Stangen kann man nämlich nicht weit genug greifen und man stößt mit den Unterarmen an die Scheiben. Das Üben macht dann keinen besonderen Spaß mehr. Achten Sie auf das Material der Stange an sich. Es sollte massiv sein. Meiden Sie hohle Stangen oder fragliche Billigangebote. Auch die Befestigung der Scheiben ist ein Kriterium. Im Gegensatz zu den Kurzhanteln eignen sich hier auch Klemmfedern, da eine Langhantel meist in waagrechter Position bewegt wird, ein fester Schraubverschluss erhöht die Trainingssicherheit jedoch wesentlich. Spezielle Schraubklemmen gibt es beim autorisierten Fachhändler einzeln zu kaufen. Sie ermöglichen einen schnellen Wechsel der Gewichte und erhöhen somit den Trainingskomfort.

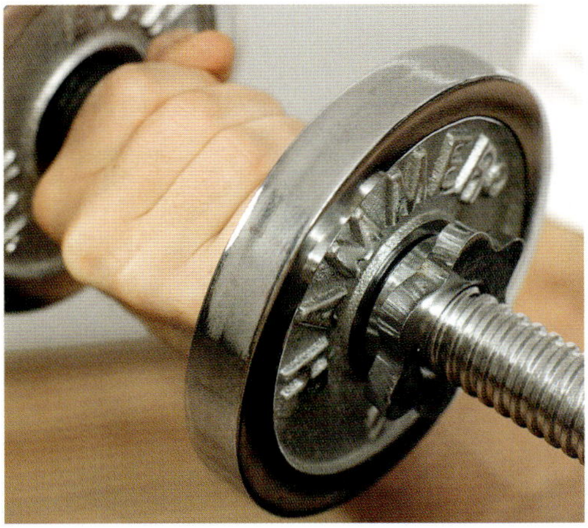

Sichere Fixierung der Hantelscheiben mittels Schraubverschluss

Sonderformen

Besondere Formen der Hantelstange sollen den Trainingsalltag bereichern und den Funktionen der einzelnen Muskeln und Gelenke entgegenkommen. Manche diese »Sonderlinge« haben durchaus Sinn. Abgesehen von einigen exotischen Varianten, hat sich die sogenannte SZ-Stange vollends durchgesetzt und wird schon seit etlichen Jahren von allen Hantelsportlern akzeptiert und im Training eingesetzt. Sie ermöglicht ein für die Handgelenke sehr angenehmes Training in meist zwei unterschiedlichen Griffweiten.

Hinweise für die eigene Ausrüstung

Sicher haben Sie erkannt, dass sich ziemlich große Unterschiede bei den Freihanteln offenbaren. Sie sind eben doch nicht nur »eine Stange mit ein paar Scheiben dran«. Studieren Sie deshalb das Angebot sorgfältig und treffen Sie Ihre Kaufentscheidung entsprechend dem geplanten Einsatz und unter Berücksichtigung der Qualität und natürlich Ihres Geldbeutels. Wenn Sie gerade mit dem Hantelsport beginnen, dann fangen Sie erst klein an. Es muss nicht sofort das ganze Sortiment sein. Wachsen Sie hinein und lassen Sie sich Zeit mit dem Ausbau Ihres privaten Fitness-Studios. Grundsätzlich ist es nie falsch, auch auf das TÜV-Siegel (GS, Geprüfte Sicherheit) ein Auge zu werfen. Diese Modelle wurden bezüglich ihrer Handhabung und Trainingssicherheit von zertifizierter Stelle geprüft und – sofern sie bestimmten Kriterien entsprachen – mit dem begehrten GS-Zeichen versehen.

Basis-Equipment

- Ein Paar Kurzhanteln mit großer Gewindemutter und mindestens zwei unterschiedlichen Gewichtsscheiben,
- bei Bedarf Trainingshandschuhe.

Aufbau-Equipment

- Ein Paar Kurzhanteln mit 3 bis 4 unterschiedlichen Gewichtsscheiben,
- eine normale gerade Langhantel mit unterschiedlichen Gewichtsscheiben,
- Trainingshandschuhe,
- verstellbare Trainingsbank.

Profi-Equipment

- Zwei bis drei Paar Kurzhanteln mit unterschiedlichen Gewichtsscheiben,
- mindestens eine normale Langhantel und eine SZ-Hantel mit unterschiedlichen Gewichtsscheiben,
- verstellbare Trainingsbank,
- Langhantelablage für die Übungen »Bankdrücken« und »Kniebeugen« (evtl. mit Olympiahantelstange und passenden Scheiben mit größerer Bohrung),
- Trainingshandschuhe.

Mein Tipp

Wenn Sie als Wiedereinsteiger noch älteres Equipment im Keller liegen haben, können Sie dies natürlich wieder verwenden. Viele der alten Scheibenhanteln sind mit den neuen Modellen am Markt kompatibel. Wenn Sie Ihr bereits bestehendes Sortiment erweitern wollen, achten Sie bei den Scheiben bezüglich der Lochbohrung darauf, dass diese auf Ihre alten Hantelstangen passen. Am besten, Sie nehmen eine kleine Scheibe mit in das Fachgeschäft und vergleichen den Durchmesser des Loches mit den neuen Gewichten. Es ist von Vorteil, wenn die Scheiben sowohl auf die Kurzhantelstangen als auch auf die Langhantelstangen passen.

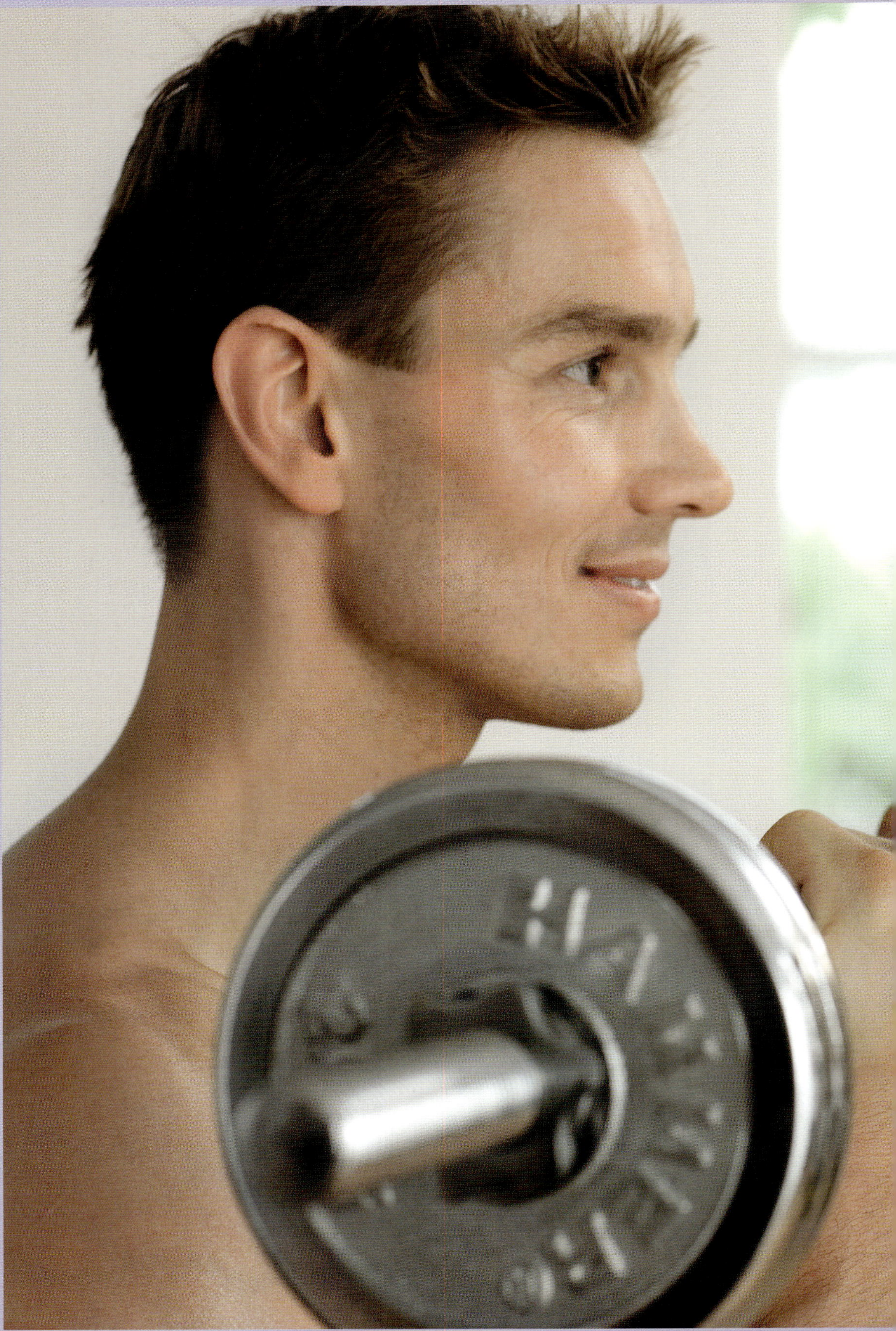

Übungskatalog

Beim Training mit freien Gewichten werden zweifelsohne höhere Anforderungen an die Koordinationsfähigkeit des Körpers gestellt als beim Training an Maschinen. Es wird auch immer noch diskutiert, ob denn Hanteltraining grundsätzlich nur für fortgeschrittene Kraftsportler geeignet sei. Die schier unendliche Trainingsvielfalt und die etlichen Variationen öffnen das Hanteltraining jedoch für sämtliche Zielgruppen. Deshalb gilt: Ob Einsteiger oder Profi – die Auswahl und die Durchführungsqualität der einzelnen Übungen ist entscheidend. Sie haben die Wahl!

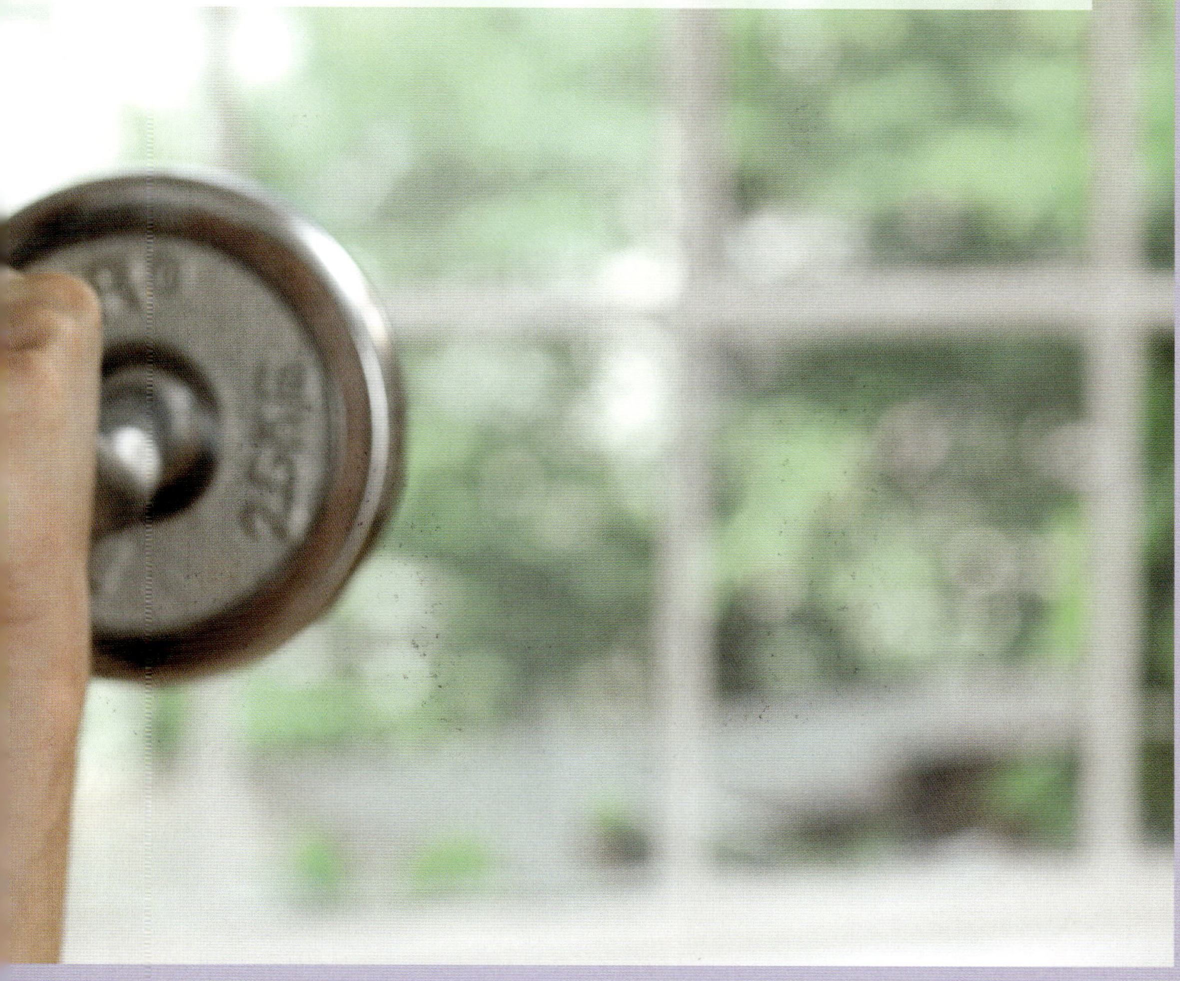

Einführung

Freie Gewichte sind wesentlich vielseitiger verwendbar als die großen Trainingsmaschinen in den Studios. Während mit einem Gerät nur eine einzige Übung bzw. nur ein einziger Bewegungsablauf durchführbar ist, bieten uns Hanteln unzählige Möglichkeiten für das Muskeltraining. Gerade Fortgeschrittene Fitness-Sportler können sich hierfür begeistern. Einsteigern wird vielerorts immer noch weisgemacht, dass das Training mit freien Gewichten zu viele Risiken berge. Doch im Vergleich zu Maschinen sind sie nicht zwingend »gefährlicher«, nur weil die Bewegungskurven von uns selbst gesteuert werden müssen. Auch Fortgeschrittene könnten sich bei unsachgemäßer Handhabung eine Zerrung oder Ähnliches zuziehen. Genauso gut kann es passieren, dass sich Einsteiger beim Training an Maschinen verletzen. Es ist demnach alles eine Frage der richtigen Trainingstechnik und der passenden Übungsauswahl. Und übrigens: Sogar die Physiotherapie oder medizinische Reha-Zentren arbeiten mit ihren Patienten an den freien Gewichten. Wieso soll dies dann nichts für Einsteiger sein? Wie gesagt – die

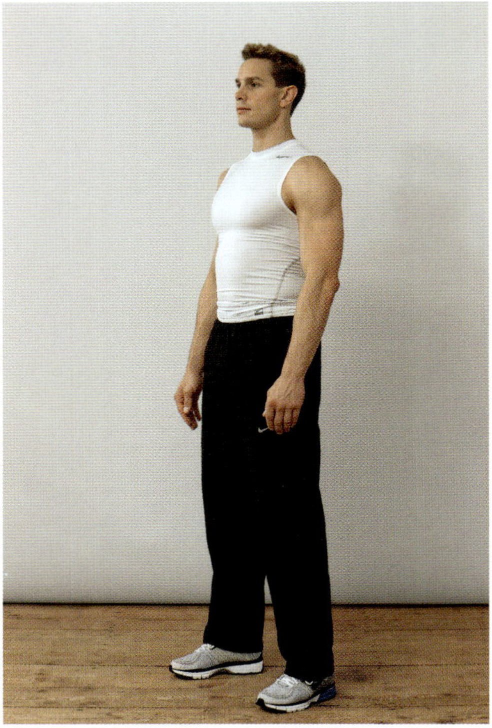

Die Grundstellung

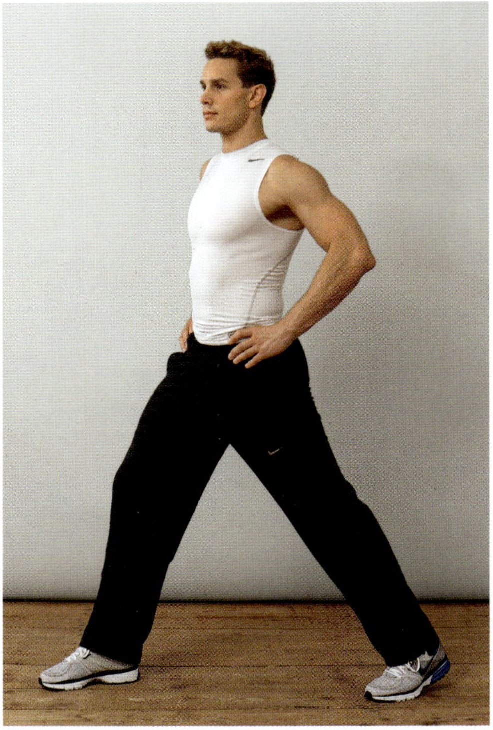

Die Schrittstellung

Qualität des Trainings ist der entscheidende Faktor für die Verträglichkeit und infolgedessen auch für die Effektivität.

Die richtige Technik

Unabhängig von der Eignung der einzelnen Übungen gibt es im Hantelsport einige feststehende Begriffe, die Sie zum Teil bereits im vorherigen Kapitel »Trainingsausrüstung« erfahren haben. Dies war allerdings die Hardware. Jetzt ist die Software an der Reihe. Sie benötigen diese für das komplette Programm »Hanteltraining«. Übungen mit freien Gewichten können in vielen körperlichen Stellungen durchgeführt werden, wie beispielsweise im Stehen, Sitzen oder Liegen. Eine korrekte Körperhaltung trägt hier zum verletzungsfreien und gesunden Training bei.

Grundstellung

In der Grundstellung sind die Beine hüft- bis schulterbreit geöffnet, die Kniegelenke leicht gebeugt. Der Oberkörper kann aufrecht oder bei manchen Übungen auch nach vorne geneigt sein. Wichtig hierbei: Der Rücken ist stets gerade (kein Rundrücken oder Hohlkreuz!).

Schrittstellung

In der Schrittstellung ist im Vergleich zur Grundstellung lediglich die Beinposition verändert. Der Schritt kann hierbei je nach Stabilität etwas größer oder kleiner ausfallen. Der vordere Fuß steht fest auf dem Boden. Beim hinteren kann die Ferse leicht angehoben werden. Der Rumpf ist stabil. Alle Standpositionen verlangen insbesondere Stabilität im Beckenbereich. Es sollte stets in Neutralposition gehalten werden und nicht nach vorne oder hinten kippen. Spannen Sie hierfür Ihre Beckenbodenmuskulatur an. Die Wirbelsäule sollte ihre physiologisch normale Doppel-S-Krümmung beibehalten. Heben Sie auch den Brustkorb leicht an. Wenn Sie nämlich die Schultern hängen lassen, entsteht sehr schnell ein Rundrücken und die Atmung fällt wesentlich schwerer.

Sitzende Positionen

Beim Trainieren mit einer Trainingsbank dient eine hochgestellte Lehne zwar der besseren Stütze des Oberkörpers, jedoch sollte die Rumpfmuskulatur (insbesondere Bauch und unterer Rücken) niemals an eigener Spannung verlieren. Verwechseln Sie eine Trainingsbank deshalb niemals mit Ihrer heimischen Couch im Wohnzimmer. Vermeiden Sie gerade bei Überkopfbewegungen die Bildung eines Hohlkreuzes!

Liegende Positionen

Übungen, die im Liegen durchgeführt werden, ermöglichen in den meisten Fällen keine Kontrolle der Haltung und Bewegungsausführung über einen Spiegel. Hier kann jedoch ein Trainer oder erfahrener Trainingskollege gute Dienste leisten, indem er Ihnen bei den ersten Übungen als Kontrollperson zur Seite steht. In Rückenlage ist es generell zu vermeiden, dass man

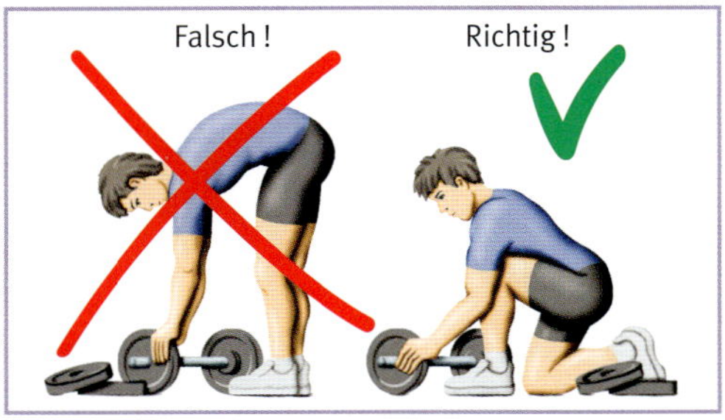

Eine gute Bewegungstechnik auch »außerhalb« der Übungen schont Rücken, Bandscheiben und Gelenke.

im unteren Rücken ein zu starkes Hohlkreuz bildet. Genügend Stabilität in der Rumpfmuskulatur ist deshalb auch hier angesagt. Am Anfang fällt es bestimmt etwas schwer, das Gleichgewicht auf einer Trainingsbank zu halten. Ungeübte können sich deshalb erst einmal auf eine Bodenmatte legen und die Übungen auf diese Weise, wenn manchmal auch mit geringerem Bewegungsumfang, sicherer durchführen. Wenn Sie auf einer flachen Trainingsbank liegen, gilt es zu entscheiden, in welche Position die Beine gebracht werden. Man kann

- sie auf dem Boden abstellen (bessere Stabilität des Rumpfes, jedoch vermehrte Gefahr der Hohlkreuzbildung),
- die Füße am Fußende der Bank abstellen (oft einengendes Gefühl, Gefahr des Abrutschens der Füße, wenn Trainingsbank zu kurz),
- angewinkelt über dem Rumpf halten (geringe Stabilität des Rumpfes, hohe Anforderung an die Balance, jedoch beste Möglichkeit in Bezug auf den Rücken).

Heben der Gewichte

Das Anheben der Hanteln oder Wechseln der Gewichtsscheiben erfordert eine gute Bewegungstechnik. Ein oder zwei Mal »schlecht bewegt« ist natürlich kein Beinbruch, bedenken Sie aber, dass Sie dies im Laufe Ihrer Hantelkarriere hunderte, wenn nicht sogar tausende Male machen werden. Eine gute Technik, die Sie von Beginn an durchführen, schont Ihren Rücken und die Bandscheiben.

- Vermeiden Sie deshalb, diese Tätigkeiten mit einem runden Rücken durchzuführen.
- Beim Anheben der Hanteln vom oder Wechseln der Scheiben am Boden, knien Sie sich am besten hin, sodass Sie nahe am Gewicht arbeiten können.
- Beim Anheben der Gewichte aus Hantelablagen heraus, gehen Sie möglichst nahe an den Hantelständer heran und halten beim Heben den Rücken gerade. Wenn nötig, dabei etwas in die Knie gehen. Dies gilt erst recht, wenn Sie schwere Gewichte vom Boden anheben.
- Schwere Gewichte lassen Sie sich am besten von einem Trainingspartner angeben und nach Übungsdurchführung wieder abnehmen.

Griffpositionen

Im Verlauf des Übungskataloges werden wir immer wieder auf verschiedene Begriffe stoßen, welche die Griffarten benennen. Bei Langhanteln unterscheiden wir je nach Übung einen **weiten** und einen **engen Griff** (s. Fotos rechts). »Schulterbreit« würde be-

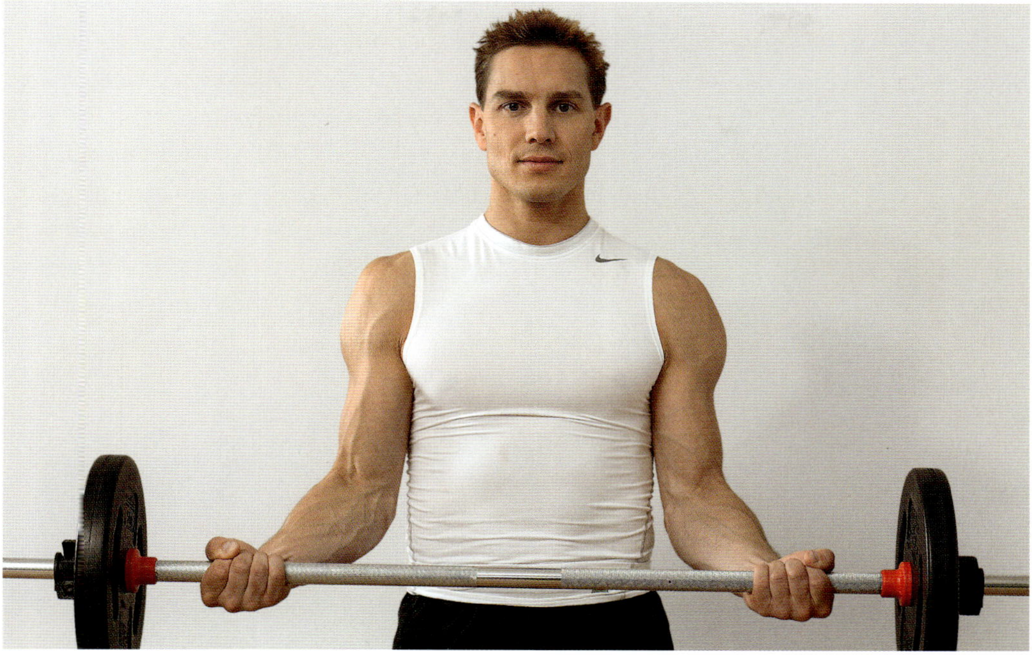

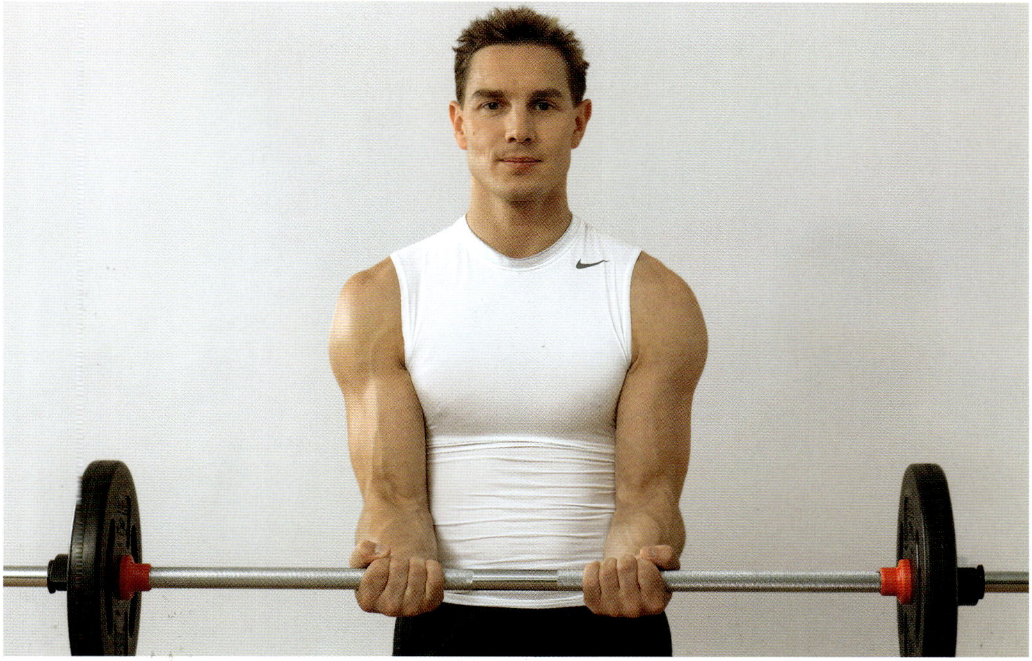

Oben: weite Griffposition, unten: enge Griffposition

deuten, dass die Hände die Hantel greifen so weit, wie Ihre Schultern breit sind.
Neben den Griffweiten existieren noch Begriffe, welche die Position der Hände bezüglich der möglichen Rotation im Unterarm (Pronation und Supination) beschreiben.

- **Neutralgriff:** Er ist nur mit Kurzhanteln möglich. Die Daumen zeigen nach vorne, der Handrücken nach außen. Die Hanteln können seitlich vom Becken, dahinter oder vor dem Becken gehalten werden.
- **Untergriff:** Hier sind die Hände nach außen gedreht (Supination) und die kleinen Finger zeigen zueinander. Die Daumen sind außen. Man nennt den Untergriff auch »Kammgriff«.
- **Obergriff:** Die Hände sind einwärtsgedreht (Pronation). Die Daumen zeigen nach innen bzw. zueinander. Dieser Griff kann mit Kurz- und Langhanteln durchgeführt werden. Der Obergriff wird häufig auch als »Ristgriff« bezeichnet.

Bei sämtlichen Griffpositionen ist darauf zu achten, dass die Handgelenke möglichst in einer stabilen und geraden Verlängerung der Unterarme gehalten werden. Am besten, Sie stellen sich vor, dass Ihre Handgelenke geradlinig eingegipst sind.

Sicherheit beim Training

Die Sicherheit beim Training mit freien Gewichten sollte stets oberste Priorität haben. Neben der Sicherheit durch eine fehlerfreie Bewegungs- und Trainingstechnik betrifft

1 Neutralgriff mit Kurzhanteln vor dem Becken

2 Der Untergriff ist mit Kurzhanteln und mit der Langhantel möglich.

3 Beim Obergriff greift man von oben die Hantelstangen.

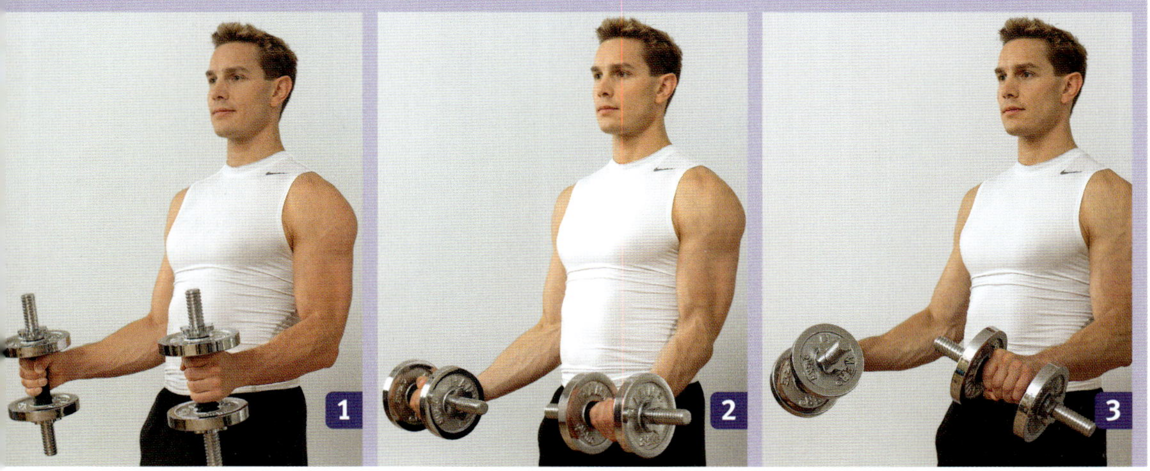

dies auch den allgemeinen Umgang mit dem »schweren Eisen«. Ich möchte Ihnen deshalb einige wichtige Hinweise mit auf Ihren Trainingsweg geben, die teilweise auch der Wiederholung dienen.

- Jede Übung sollte mit einem Check der Klemm- oder Schraubverschlüsse beginnen! Hantelscheiben dürfen niemals von der Stange abrutschen.
- Ordnen Sie die Scheiben stets der Größe nach von innen (groß, schwer) nach außen (klein, leicht) und bestücken Sie die Hantelenden immer mit dem gleichen Gewicht.
- Wählen Sie nur Gewichte, die Sie in jeder Phase der Übung unter Kontrolle halten können!
- Trainieren Sie ohne Schwung! Halten Sie Ihren Rücken stets gerade!
- Achten Sie stets auf genügend Bewegungsspielraum. Ausladende Bewegungen können unachtsame Trainingspartner verletzen.
- Beim Trainieren mit schweren Gewichten bitten Sie einen Partner, Ihnen Hilfestellung zu leisten. Auch er sollte die geplante Übung kennen.
- Kontrollieren Sie Ihre Technik gegebenenfalls mithilfe eines Spiegels. Unbekannte Übungen sollten Sie zunächst ohne Gewichte üben! Lassen Sie sich auch regelmäßig von einem Trainer oder erfahrenen Athleten korrigieren.
- Überprüfen Sie vor jeder Übung die sichere Einstellung der Trainingsbank!
- Übungen, die im Katalog nur für eine Körperseite beschrieben sind, auch für die andere Seite durchführen.
- Die von Ihnen ausgewählten Übungen sollten nicht zu schwierig sein und trotzdem eine Herausforderung darstellen. Fällt Ihnen eine Übung unverhältnismäßig schwer, überprüfen Sie, ob das Gewicht zu hoch ist oder ob Sie eventuell auf einem zu hohen Niveau arbeiten.
- Atmen Sie während des Trainings gleichmäßig. Fortgeschrittene Atemtechniken (zum Beispiel Pressatmung) sind auch nur für fortgeschrittene Athleten geeignet.
- Bei Schmerzen jeglicher Art, Übelkeit oder starker Ermüdung brechen Sie das Training unverzüglich ab. Besprechen Sie sich mit Ihrem Trainer oder besuchen Sie einen Sportarzt.

Mein Tipp

Betrachten Sie einzelne Körperpartien niemals isoliert. Das funktionelle Zusammenspiel aller Muskeln ist entscheidend für ein ausgewogenes Training, das am Ende einen harmonisch entwickelten Körper zutage bringt. Wählen Sie deshalb Übungen, die den ganzen Muskelapparat gleichmäßig intensiv belasten. Nur so können Sie in Zukunft Topleistungen erzielen. Variieren Sie die Übungen entsprechend Ihrem Leistungsniveau, belasten Sie die Muskeln aus verschiedenen Winkeln heraus und lassen Sie Ihrem Körper genügend Zeit zur Entwicklung nach Ihren persönlichen Vorstellungen. Auch Rom wurde nicht an einem Tag erbaut!

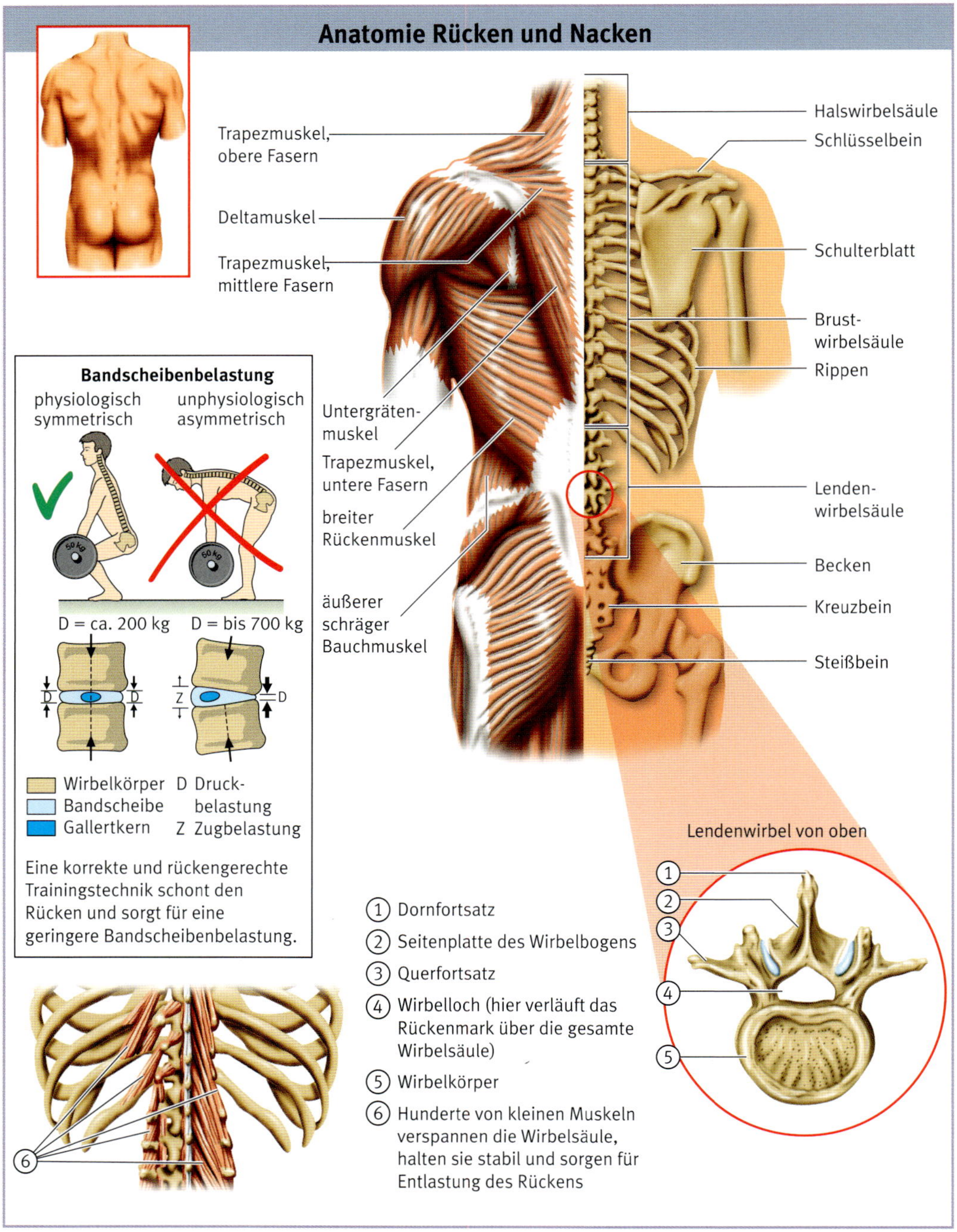

Die grafische Darstellung der Anatomie von Rücken, Nacken und Wirbelsäule

Übungen für Rücken und Nacken

Eine gut trainierte Rückenmuskulatur trägt zu einer physiologisch korrekten und gesunden Haltung bei. Sie formt unser rückwärtiges Abbild und schützt uns vor Beschwerden.

Schulterheben mit Kurzhanteln

Trainierte Muskeln: *Trapezmuskel obere Fasern, Schulterblattheber.*

Ausgangsposition

1 Sie stehen in der Grundposition mit leicht gebeugten Beinen und halten in jeder Hand eine Kurzhantel mit Neutralgriff. Halten Sie Ihren Rücken gerade und richten Sie den Blick geradeaus. Die Schultern sind locker und lassen sich vom Gewicht der Hanteln bewusst nach unten ziehen. Atmen Sie zur Vorbereitung ein.

Übungsausführung

2 Während des Ausatmens ziehen Sie beide Schultern gleichmäßig in einer geraden Linie nach oben zu den Ohren, als wollten Sie sagen: »Ich weiß es nicht.« Während des Nach-oben-Ziehens bleiben die Arme im Ellbogengelenk vollkommen ge-

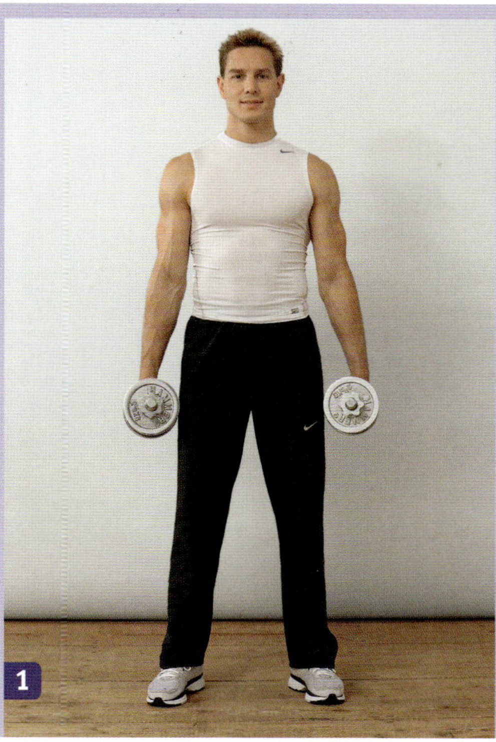

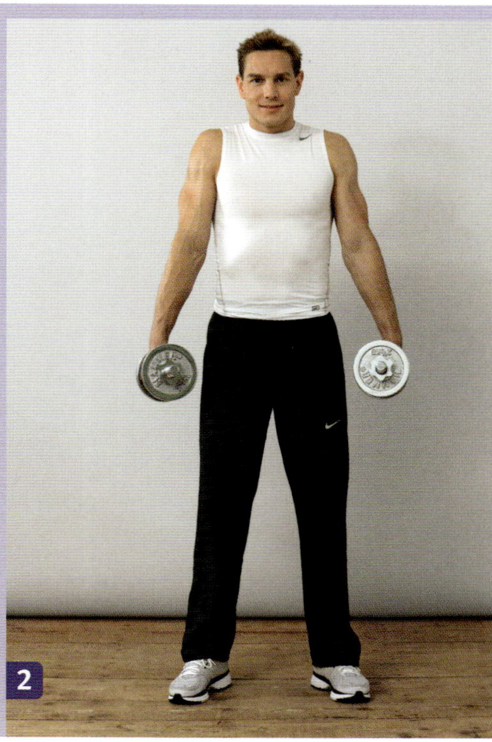

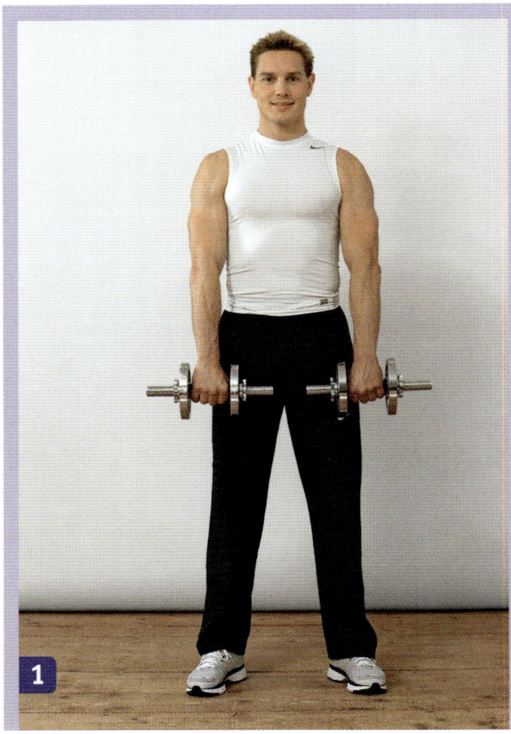

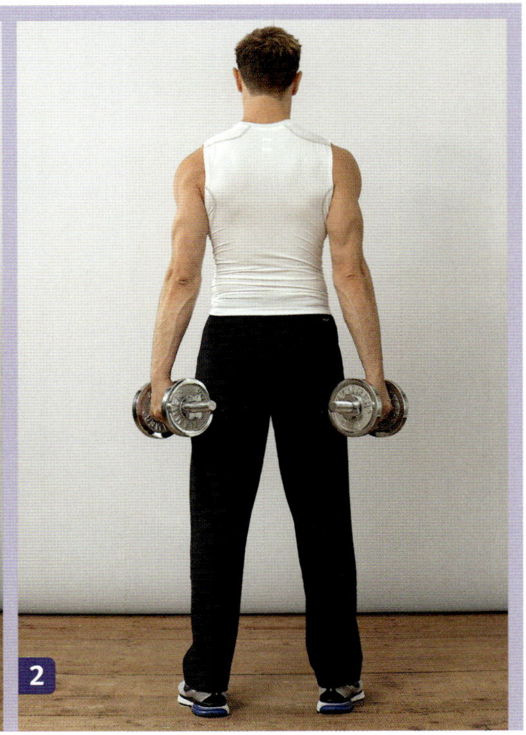

streckt, die Bewegung findet ausschließlich in den Schultergelenken statt. Danach senken Sie die Schultern langsam in die Ausgangsposition zurück und atmen ein.

Tipps und ergänzende Hinweise

- Kommen Sie bei dieser Übung nicht in Versuchung, den Kopf einzuziehen, um ihn näher zu den Schultern zu bewegen. Der Hals bleibt lang und der Kopf in natürlicher Verlängerung der Wirbelsäule.
- Eine Erhöhung der Bewegungskoordination und Trainingsintensität erreicht man durch eine schulterkreisende Bewegung. Hierbei kann man zwischen vorwärts und rückwärts wählen.

1 Die rückwärts kreisende Variante beginnen Sie, indem Sie die Hanteln etwas vor dem Becken mit Obergriff halten. Nach dem Heben der Schultern werden in der höchsten Position die Arme so außenrotiert, die Schultern nach hinten geführt und anschließend wieder gesenkt, dass eine Kreisbewegung in den Schultergelenken entsteht.

2 Die vorwärts kreisende Bewegung beginnt hinter dem Becken und führt die Hanteln von hinten/oben nach vorne/unten. Versuchen Sie bei beiden Varianten den Bewegungsradius, der Ihnen durch Ihre Schultergelenke gegeben ist, voll auszunutzen. Die Arme bleiben vollkommen gestreckt.

Einarmiges Rudern vorgebeugt

***Trainierte Muskeln:** breiter Rückenmuskel, Trapezmuskel, großer Rautenmuskel.*

Ausgangsposition

1 Mit Neutralgriff halten Sie in einer Hand eine Kurzhantel. Stützen Sie sich mit der freien Hand und dem seitengleichen Knie auf einer flach eingestellten Trainingsbank ab. Der Rücken ist gerade, der Kopf in Verlängerung der Wirbelsäule und das Standbein leicht gebeugt. Atmen Sie zur Vorbereitung ein.

Übungsausführung

2 Mit dem Ausatmen ziehen Sie die Hantel seitlich nah am Körper nach oben. Dabei führt der Ellbogen die Bewegung an, indem er nach hinten/oben geführt wird, ohne dass sich der Oberkörper verdreht. Halten Sie den Unterarm des Trainingsarms während der gesamten Bewegung in senkrechter Stellung und den Ellbogen nah am Rumpf. Beim Einatmen und gleichzeitigen Herablassen der Hantel wird der Trainingsarm in der Endposition nicht ganz ausgestreckt, er bleibt leicht gebeugt, um die Spannung im Muskel zu erhalten. Trainieren Sie beide Seiten!

Tipps und ergänzende Hinweise

- Achten Sie auf einen festen Stand, damit Sie während der Übung nicht aus dem Gleichgewicht kommen.
- Die gleiche Übung können Sie auch mit Untergriff (Handinnenfläche zeigt nach vorne) durchführen. Dabei wird allerdings

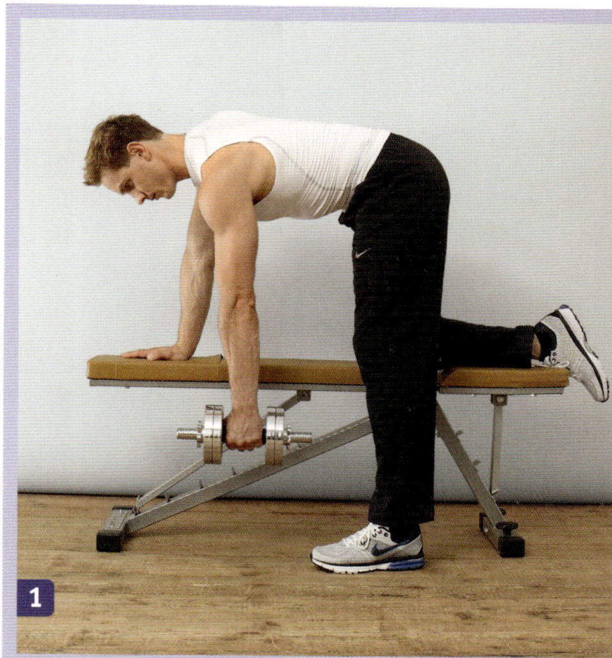

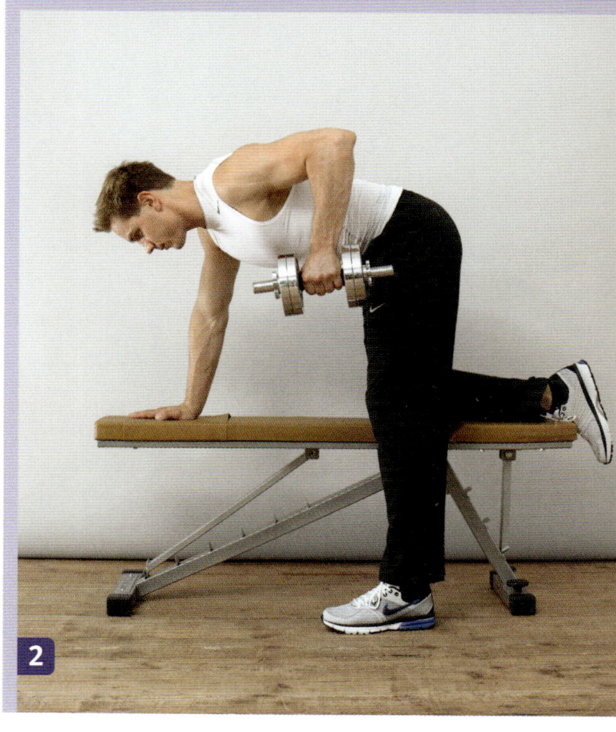

der Bizeps etwas stärker in die Bewegung integriert.

- Halten Sie während der Ausführung genügend Spannung in der Rumpfmuskulatur. Der Oberkörper sollte auf keinen Fall zum Schwungholen dienen, Hohlkreuzbildung vermeiden! Fortgeschrittene können zur maximalen Kontraktion den Oberkörper leicht mitdrehen, wenn sich die Hantel in höchster Position befindet.
- Ziehen Sie die Schultern nicht in Richtung der Ohren.
- Bei Bedarf kann man auch die Lehne der Trainingsbank etwas höher stellen. Manch einer erreicht damit eine bessere Stabilität beim Trainieren mit schwereren Gewichten. Der Oberkörper darf allerdings nicht zu sehr aufgerichtet werden, da man sonst die eigentlich beteiligten Muskeln nicht mehr genügend trainiert.

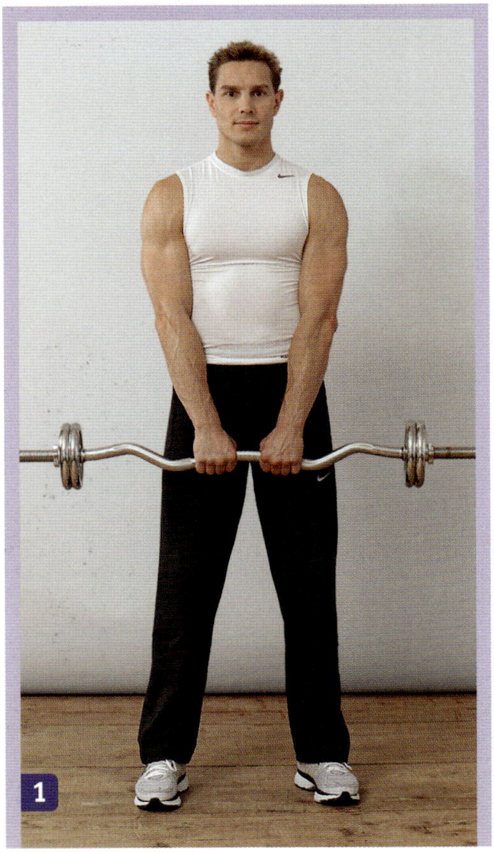

Rudern aufrecht

Trainierte Muskeln: *Trapezmuskel, besonders obere Fasern, Deltamuskel.*

Ausgangsposition

1 In der stabilen Grundposition halten Sie mit engem Obergriff eine SZ-Hantel vor dem Becken. Die Arme sind leicht gebeugt, die Schultern in Neutralposition (nicht nach vorne fallen lassen!) und tief, also weit weg von den Ohren. Halten Sie Ihren Rücken gerade und achten Sie darauf, dass Sie den Brustkorb nicht einsinken lassen. Atmen Sie zur Vorbereitung ein.

Übungsausführung

2 Ziehen Sie mit dem nächsten Ausatmen die Hantel dicht am Körper entlang – jedoch ohne ihn dabei zu berühren – und geradlinig nach oben in Richtung Kinn. Lassen Sie diese Bewegung von den Ellbogen anführen und ziehen Sie sie nach außen/oben. In der Endposition befindet sich die Stange der Hantel auf Brustbeinhöhe. Beim Einatmen lassen Sie die Hantel in die Ausgangsposition herab. Senken Sie dabei entsprechend in umgekehrter Reihenfolge die Ellbogen als Letztes.

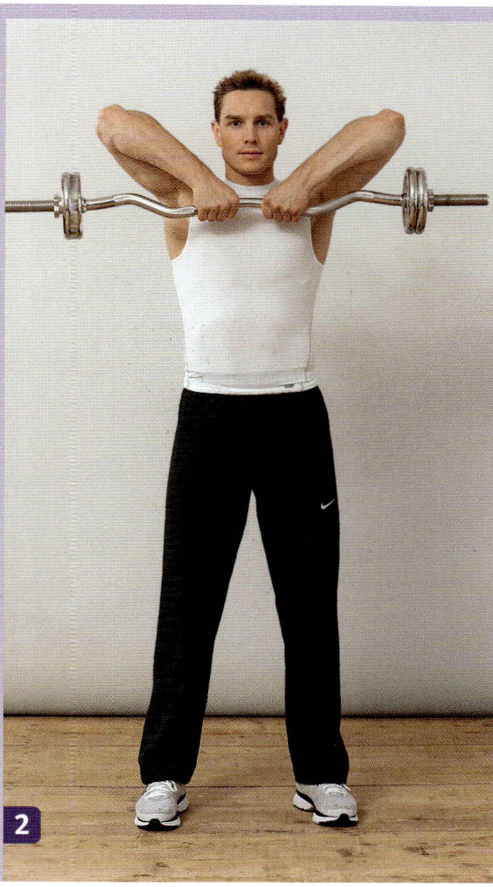

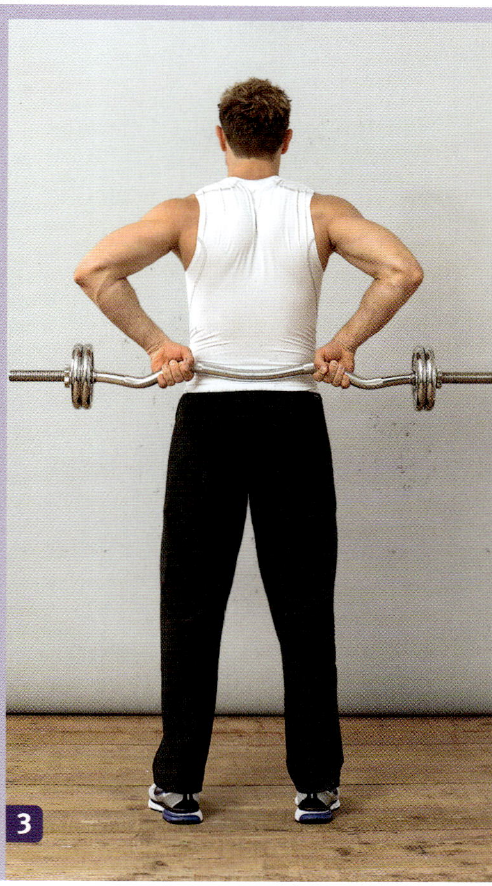

Tipps und ergänzende Hinweise

- Je breiter Sie die Hantel halten, desto intensiver sind Ihre Deltamuskeln an der Bewegung beteiligt. Variieren Sie daher die Griffweite in regelmäßigen Abständen, damit die beteiligten Muskeln jeweils aus unterschiedlichen Winkeln trainiert werden.
- Natürlich können Sie auch eine gerade Langhantel verwenden. Die SZ-Hantel gewährt durch ihre spezielle Biegung allerdings eine angenehmere Handgelenkstellung.
- Halten Sie Ihren Rumpf stabil und verwenden Sie ihn nicht zum Schwungholen. Beugen Sie den Oberkörper nicht nach hinten.
- Wenn Sie die Ellbogen in ihrer höchsten Position zusätzlich nach hinten/oben ziehen, erreichen Sie eine besonders intensive Spannung der Schulter- und Nackenmuskulatur.

3 Als Variation können Sie die Übung auch hinter dem Becken ausführen.

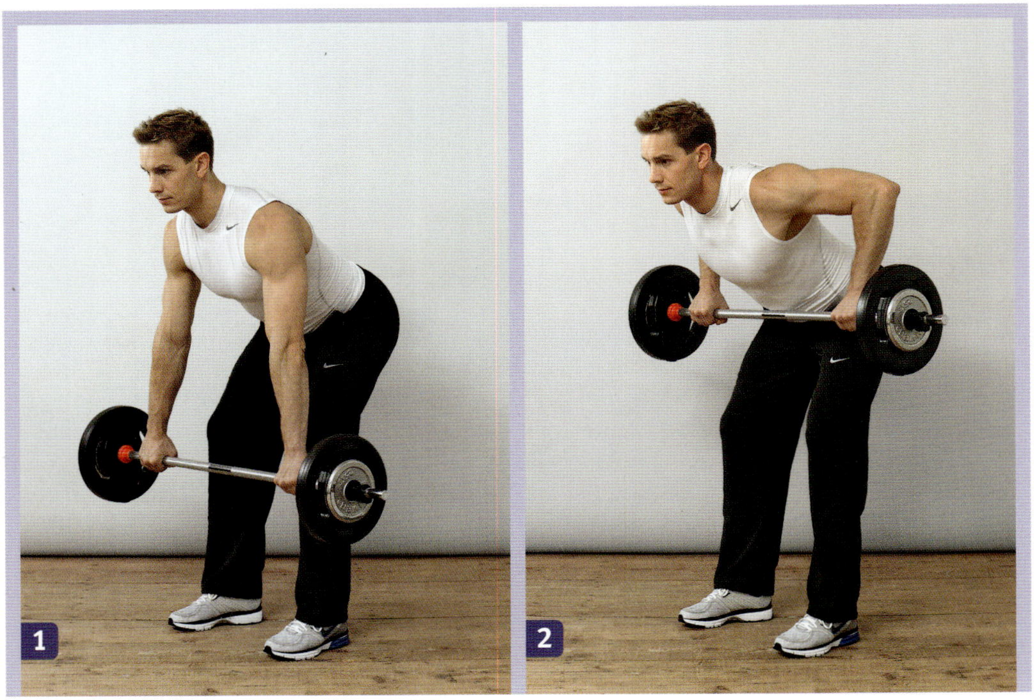

Rudern vorgebeugt

Trainierte Muskeln: *breiter Rückenmuskel, Trapezmuskel, Deltamuskel, hintere Fasern, großer Rautenmuskel.*

Anfangsposition

1 Stehen Sie vorerst aufrecht. Halten Sie eine gerade Langhantel etwas mehr als schulterbreit vor dem Körper mit Obergriff. Aus der stabilen Grundstellung heraus beugen Sie die Knie und neigen den Oberkörper mit geradem Rücken etwa 90 Grad nach vorne. Halten Sie den Kopf in natürlicher Verlängerung der Wirbelsäule und richten Sie den Blick zum Boden. Zur Vorbereitung einatmen.

Übungsausführung

2 Ziehen Sie mit dem Ausatmen die Hantel geradlinig nach oben in Richtung der untersten Rippen, wobei diese Ruderbewegung von den Ellbogen angeführt wird. Stellen Sie sich hierbei vor, dass die Ellbogen von zwei Ketten senkrecht nach oben gezogen werden. Schwingen Sie dabei auf keinen Fall mit dem Oberkörper mit! Es bewegen sich nur die Arme. In der höchsten Position ziehen Sie dann die Ellbogen weit nach hinten und zusätzlich die Schulterblätter zusammen, um eine möglichst intensive Kontraktion der beteiligten Muskeln zu erreichen. Beim Einatmen senken Sie die Hantel langsam wieder ab.

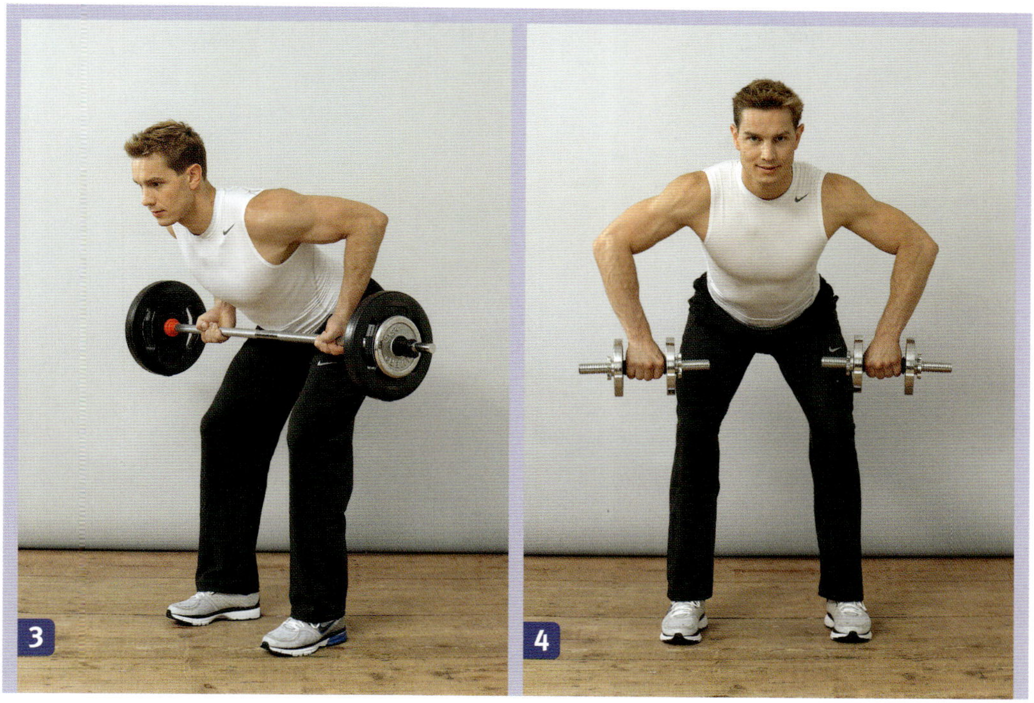

Tipps und ergänzende Hinweise

- Diese Übung setzt einen gesunden und gut trainierten Rücken – vor allem im unteren Bereich – voraus!
- Halten Sie bereits in der Anfangsposition und auch während der Ausführung den Rücken gerade und die Bauchmuskeln zur verbesserten Stabilität leicht angespannt.
- Die Fixierung des Oberkörpers ist bei dieser Übung besonders wichtig! Wird versucht die anfängliche Zugbewegung durch ruckartiges Aufrichten des Oberkörpers einzuleiten, sind Verletzungen vor allem im Lendenbereich nicht auszuschließen.
- Sie können diese Übung variieren, indem Sie eine bewusst breite oder bewusst enge Ellbogenführung wählen.

Je breiter die Ellbogenstellung gewählt wird, desto mehr wird die interskapuläre Muskulatur (= Muskulatur zwischen den Schulterblättern) aktiviert. Gleiten dagegen in der Hebephase die Ellbogen eng am Rumpf entlang, trainieren Sie den breiten Rückenmuskel intensiver.

3 + **4** Weitere Variationen sind die Durchführung mit Untergriff (wie im Bild 3) oder aber auch das Üben mit zwei Kurzhanteln (siehe Bild 4). Integrieren Sie neben der Grundübung regelmäßig auch einige Variationen in Ihren Trainingsplan, um die entsprechende Muskulatur aus unterschiedlichen Winkeln heraus zu belasten.

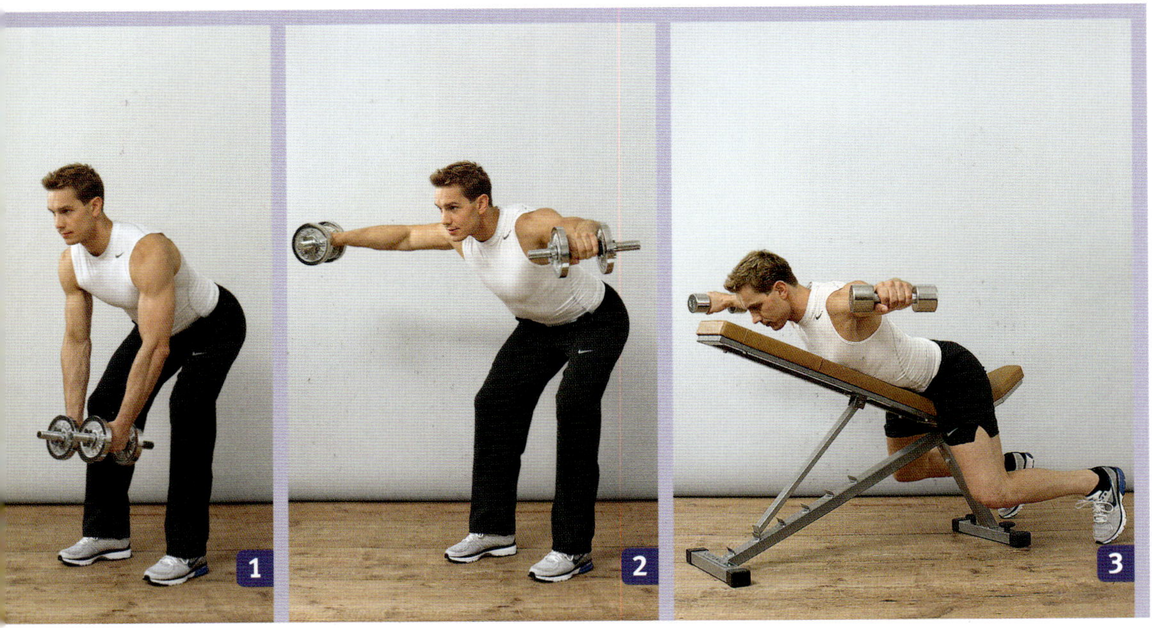

Seitheben vorgebeugt

Trainierte Muskeln: *Deltamuskel, hintere Fasern, Trapezmuskel, Rautenmuskeln bei Bewegungsintegration der Schulterblätter.*

Anfangsposition

1 Diese Übung, die auch Beinamen wie »Backfly« oder »Flying Reverse« trägt, beginnen Sie aus der Grundstellung heraus. Beugen Sie Ihre Kniegelenke und neigen Sie den Oberkörper mit geradem Rücken nach vorne. Die Arme sind senkrecht zum Boden, leicht angewinkelt und im Ellbogengelenk stabil. Halten Sie zwei Kurzhanteln mit Neutralgriff. Der Kopf befindet sich in natürlicher Verlängerung der Wirbelsäule, den Blick richten Sie zum Boden. Atmen Sie zur Vorbereitung ein.

Übungsausführung

2 Heben Sie mit dem Ausatmen die Arme – Ellbogen stabil – so weit wie möglich und ohne Schwung seitlich nach oben, bis sie sich in etwa auf Höhe der Schultern befinden. In der höchsten Position ziehen Sie zusätzlich die Schulterblätter rückwärts zusammen. Dies erhöht die Endkontraktion. Mit dem Einatmen senken Sie die Arme zurück in die Ausgangsposition.

Tipps und ergänzende Hinweise

- Diese Übung setzt einen gesunden Rücken und gut trainierte Rückenstreckermuskeln voraus.
- Die Bewegung findet ausschließlich im Schultergelenk statt. Halten Sie die Ellbogen mit leicht gebeugtem Winkel stabil,

als wären diese in einem Gipsverband eingebettet.

- Vermeiden Sie unbedingt ein Mitschwingen des Oberkörpers in der Hebephase! Halten Sie den Rücken in seiner Position stabil und vor allem gerade!
- Bedenken Sie, dass vor allem die höchste Hebephase die trainingseffektivste ist. Die Übung gelingt technisch meist wesentlich besser, wenn ein niedrigeres Gewicht gewählt wird.

3 Einsteiger oder Personen mit Beschwerden im Lendenbereich des Rückens wählen die Variante mithilfe einer Schrägbank. Die abgestützte Position des Oberkörpers garantiert ein ebenso effektives und dennoch äußerst sicheres Training.

4 Den gleichen Bewegungsablauf in der Grundübung können Sie ebenso im Sitzen auf einer Trainingsbank durchführen. Sie können hierfür die Trainingsbank quer, wie dies in unserem Beispiel dargestellt ist, oder längs stellen. Achten Sie auch bei diesen Variationen darauf, die Bewegung nur aus dem Schultergelenk heraus auszuführen.

- Verwenden Sie anfangs besser leichte als zu schwere Gewichte, damit Sie ohne Schwung oder Mithilfe anderer Muskeln trainieren können.

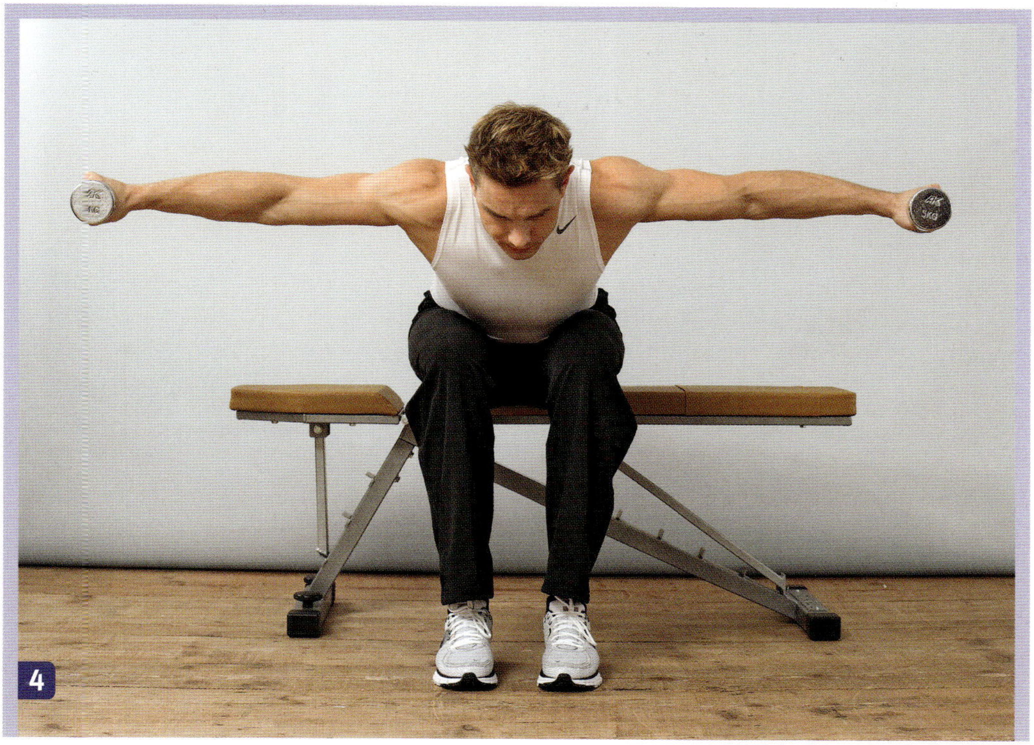

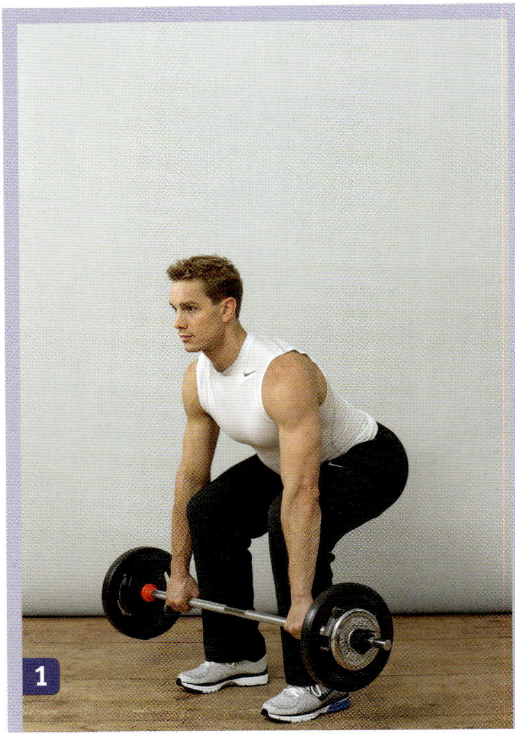

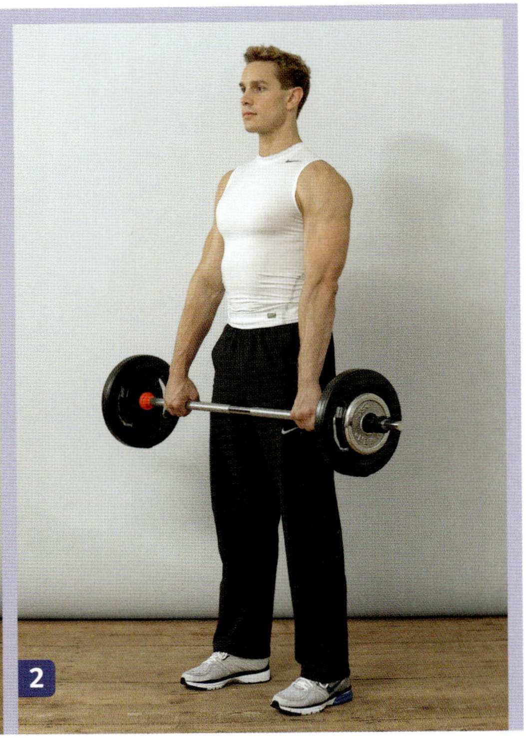

Rumpfaufrichten

Trainierte Muskeln: *gesamte Rückenmuskulatur, insbesondere die Rückenstrecker, großer Gesäßmuskel, Schenkelstrecker.*

Die Übung Rumpfaufrichten ist allgemein auch als »Kreuzheben« in aller Munde. Sie ist eine der wichtigsten Grundübungen für den Aufbau von kompakten Muskeln im gesamten Rücken, aber auch der Beine und des Pos. Es ist dringend anzuraten, den Bewegungsablauf vorerst ohne Gewichte eingehend zu üben! Gerade bei dieser Übung gilt der Grundsatz »Qualität vor Quantität«. Die Trainingstechnik ist also wesentlich wichtiger als das Trainingsgewicht!

Ausgangsposition

1 In der stehenden Grundposition liegt eine Langhantel vor Ihnen auf dem Boden. Beugen Sie nun die Beine bis zu einem Kniegelenkwinkel von etwa 90 Grad und fassen Sie mit gestreckten Armen die Hantel mit etwas mehr als schulterbreitem Obergriff. Ihr Gesäß ist tief und der Rücken gerade. Der Oberkörper sollte etwa 45 Grad nach vorne geneigt, der Blick nach schräg vorne/unten gerichtet sein. Zur Vorbereitung auf die Übung atmen Sie ein.

Übungsausführung

2 Mit dem Ausatmen und kraftvollen Einsatz der Oberschenkel-, Gesäß- und Rückenmuskeln richten Sie sich auf. Während dieses flüssigen Bewegungsablaufes strecken Sie gleichzeitig Ihre Knie- und Hüftgelenke und bringen Ihren Rumpf in eine aufrechte Körperhaltung. Halten Sie gleichzeitig genügend Rumpfspannung durch Aktivierung der Bauchmuskulatur (Bauchpresse). Atmen Sie anschließend ein und senken Sie das Gewicht in die Ausgangsposition ab, ohne dass die Hantel den Boden berührt. Mit dem nächsten Ausatmen beginnt der Bewegungszyklus erneut.

Tipps und ergänzende Hinweise

3 Der volle Bewegungsumfang innerhalb dieser Übung ist nur für fortgeschrittene Sportler geeignet. Einsteiger wählen eine etwas abgeschwächte Variante, bei der der Rumpf nicht so weit nach vorne geneigt und Knie- und Hüftgelenke weniger stark gebeugt werden.

4 Achten Sie unbedingt darauf, dass der Rücken während der gesamten Übungsausführung gerade bleibt!

- Beim Tiefgehen achten Sie darauf, dass die Kniegelenke – axial betrachtet – nicht über die Fußspitzen ragen und dass die Knie nicht nach innen oder außen fallen (X-Beine, O-Beine).

5 Trainieren Sie als Fortgeschrittener mit hohen Gewichten, können Sie statt des Obergriffs den Mischgriff, auch Kreuzgriff genannt, wählen.

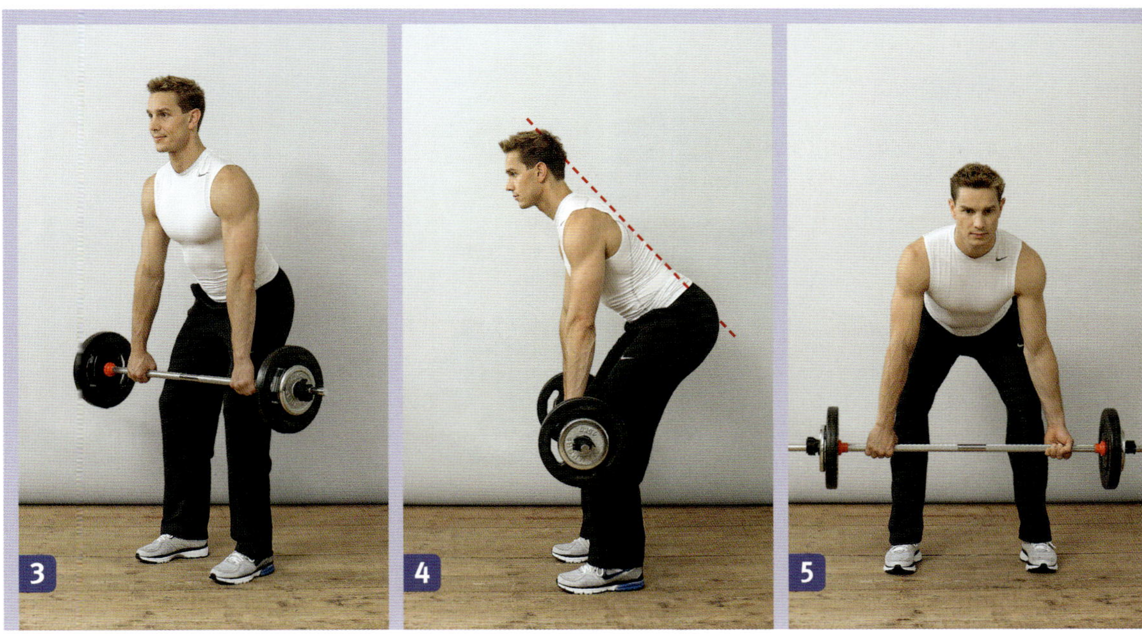

Anatomie Schultern und Arme

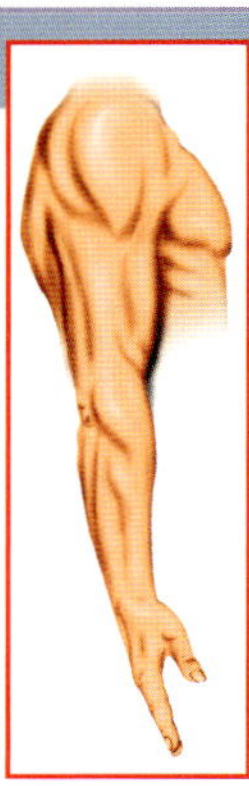

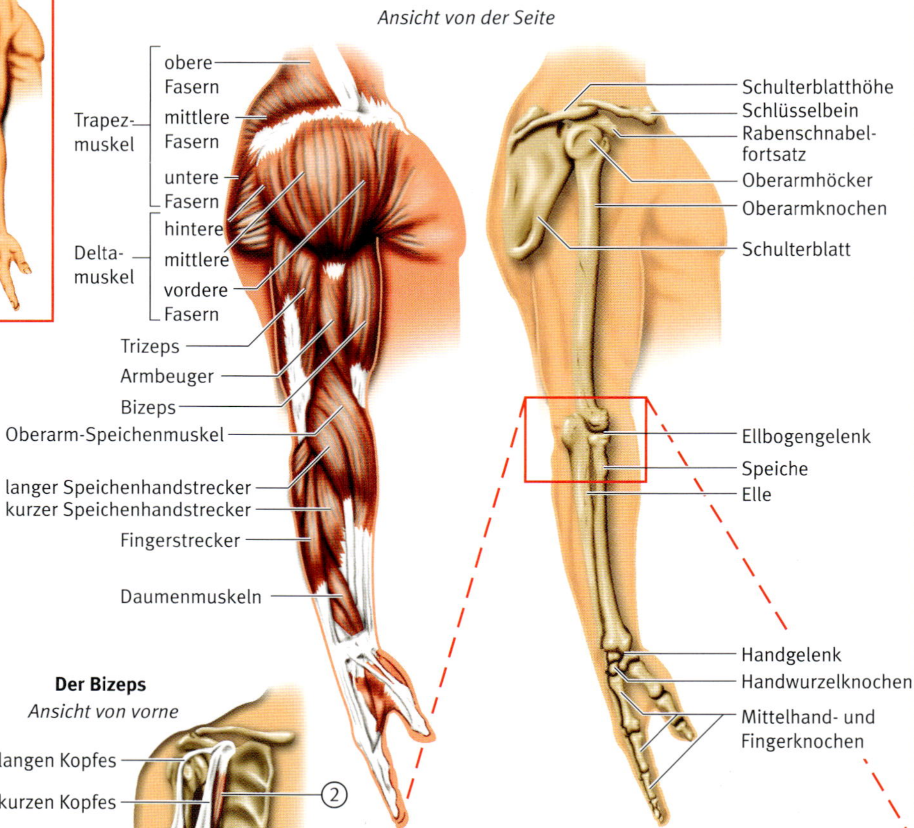

Der Bizeps

Ansicht von vorne

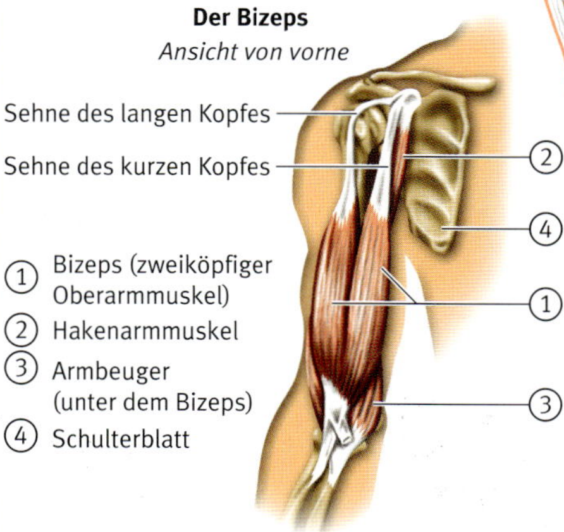

Die Sehne des langen Bizepskopfes stabilisiert das Schultergelenk von außen wesentlich. Beim Training mit schweren Gewichten ist sie jedoch auch anfällig für Entzündungen.

Ansicht von vorne

Die besondere Konstruktion des Ellbogengelenks und die Anordnung der Muskulatur des Ober- und Unterarmes ermöglichen die Ein- und Auswärtsbewegung des Unterarms.

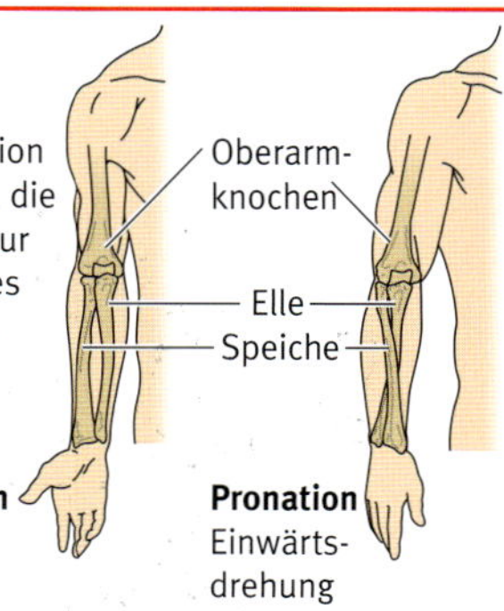

Grafische Darstellung der Anatomie von Schultern und Armen

Übungen für Schultern und Arme

An Schultern und Armen erkennt man meistens als Erstes, ob jemand aktiv Kraftsport betreibt. Denken Sie daran, dass die entsprechenden Muskeln bereits bei vielen anderen Übungen mit trainiert werden.

Schulterdrücken

Trainierte Muskeln: *Deltamuskel, mittlere und vordere Fasern, Trapezmuskel, dreiköpfiger Oberarmmuskel (Trizeps).*

Ausgangsposition

1 Setzen Sie sich auf eine Trainingsbank mit steil gestellter Lehne und halten Sie in jeder Hand eine Kurzhantel. Der Rücken ist gerade, der Kopf in Verlängerung der Wirbelsäule und der Blick geradeaus gerichtet. Atmen Sie zur Vorbereitung ein.

Übungsausführung

2 Mit dem Ausatmen stemmen Sie beide Gewichte gleichmäßig über den Kopf nach oben. Die Bewegungskurve der Hanteln beschreibt einen leichten Bogen von außen nach innen. In höchster Stellung können sich die inneren Hantelenden leicht berühren. Anschließend senken Sie die Gewichte langsam und kontrolliert in die Ausgangsposition zurück. Hierbei wieder einatmen.

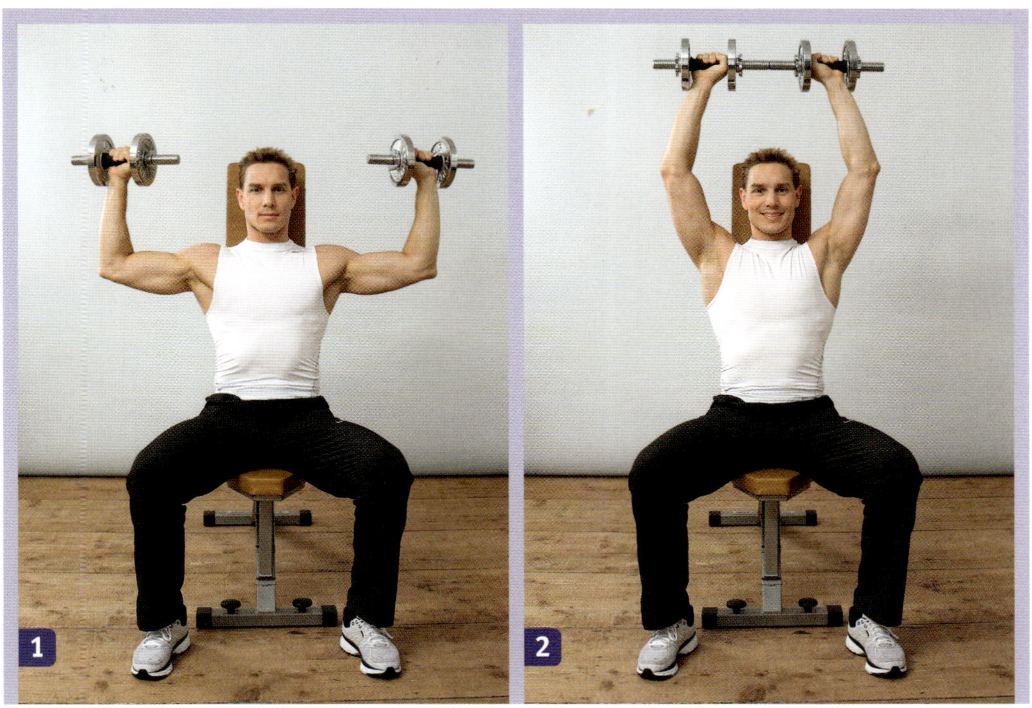

Nackendrücken

Trainierte Muskeln: *Deltamuskel, mittlere und hintere Fasern, Trapezmuskel, dreiköpfiger Oberarmmuskel (Trizeps).*

Ausgangsposition

1 Setzen Sie sich auf eine Trainingsbank mit steil gestellter Lehne. Halten Sie eine Langhantel hinter dem Nacken etwas mehr als schulterhoch mit Obergriff (Handflächen zeigen nach vorne). Die Griffweite ist so zu wählen, dass die Unterarme etwa senkrecht zum Boden stehen. Positionieren Sie Beine und Füße so, dass Sie einen stabilen Sitz halten können. Der Rücken ist gerade, der Kopf in Verlängerung der Wirbelsäule und der Blick geradeaus gerichtet. Durch leichtes Anspannen der Bauchmuskulatur vermeiden Sie die Bildung eines Hohlkreuzes. Atmen Sie zur Vorbereitung ein.

Übungsausführung

2 Mit dem Ausatmen stemmen Sie die Hantel gleichmäßig in einer geraden Linie so weit nach oben, bis die Arme fast vollkommen gestreckt sind. Anschließend senken Sie das Gewicht langsam und ruckfrei in die Ausgangsposition zurück. Atmen Sie hierbei wieder ein. Halten Sie während der gesamten Übungsausführung den Kopf gerade und in natürlicher Verlängerung der Wirbelsäule.

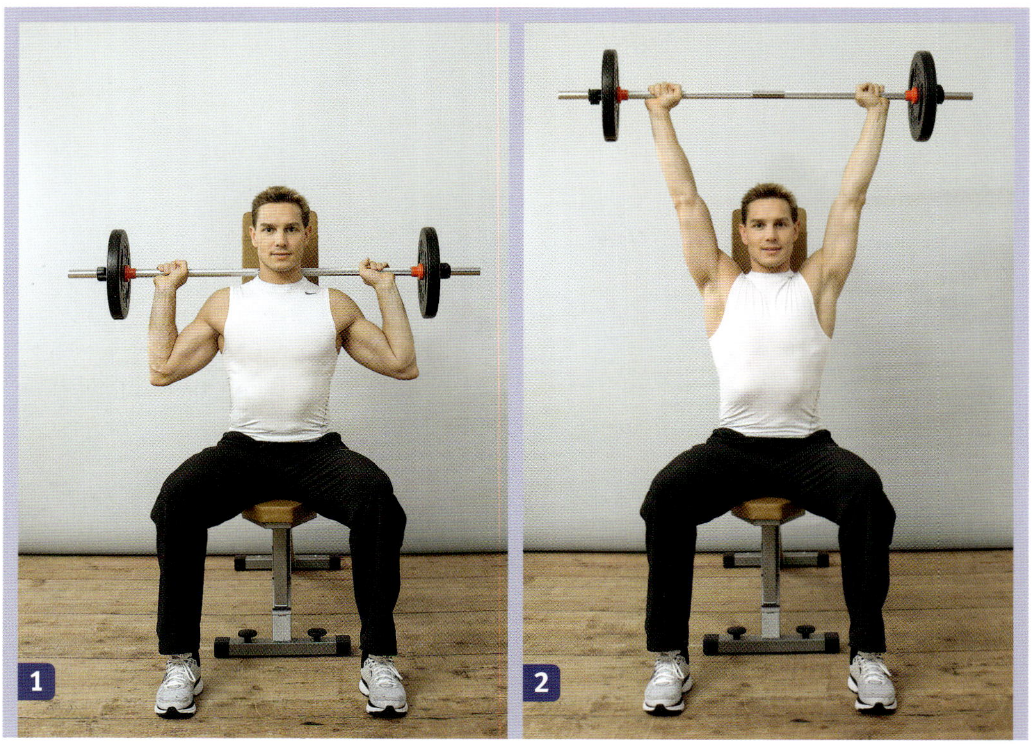

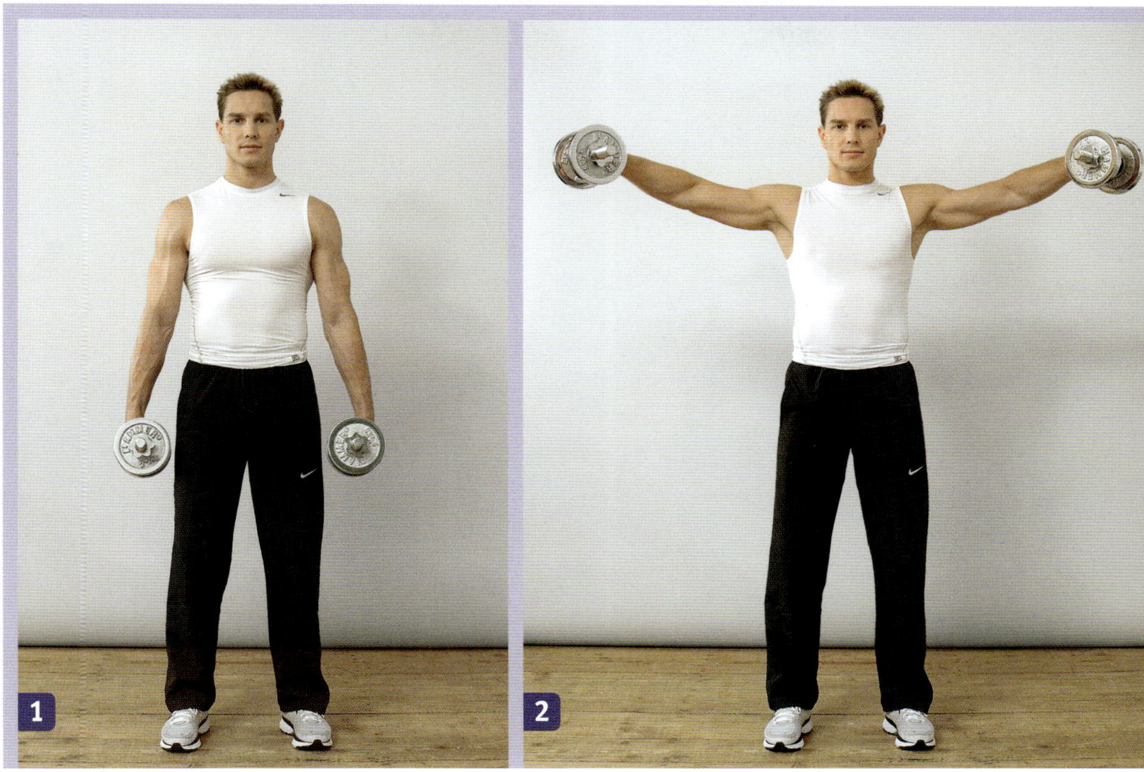

Seitheben

Trainierte Muskeln: *Deltamuskel, Ober- und Untergrätenmuskel, Trapezmuskel, obere Fasern.*

Ausgangsposition

1 In der stehenden Grundposition mit leicht gebeugten Beinen halten Sie zwei Kurzhanteln seitlich am Becken mit Neutralgriff. Der Brustkorb ist leicht angehoben, der Rücken gerade und der Kopf in natürlicher Verlängerung der Wirbelsäule. Beugen Sie die Ellbogengelenke leicht und halten Sie die Handgelenke gerade. Zur Vorbereitung einatmen.

Übungsausführung

2 Heben Sie nun die Arme seitlich in einer Linie mit dem Rumpf nach oben, bis sich die Hanteln in einer Höhe mit den Schultern befinden. Bei dieser Bewegung atmen Sie aus. Arbeiten Sie nicht mit Schwung und halten Sie den Rumpf stabil. Mit dem nächsten Einatmen senken Sie die Gewichte kontrolliert und langsam in die Ausgangsposition zurück.

Tipps und ergänzende Hinweise

- Trainieren Sie nicht mit zu hohen Gewichten, die Sie dazu zwingen, Ihre korrekte Technik zu vernachlässigen.

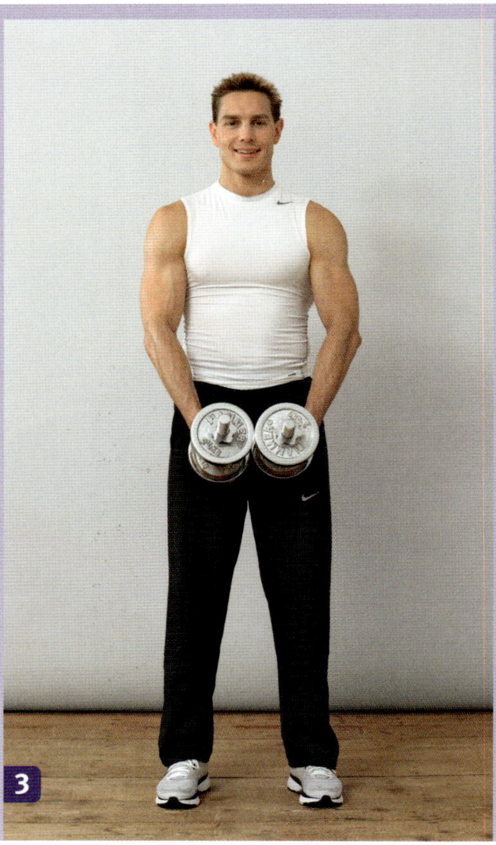

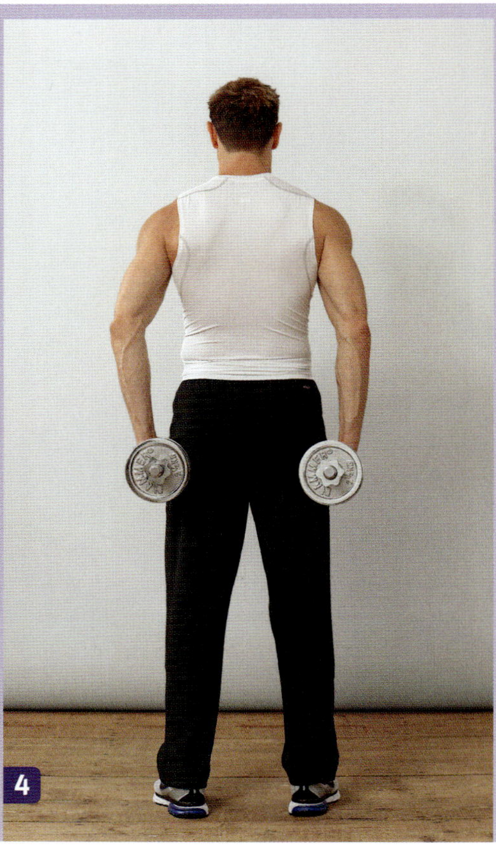

3 + **4** Variieren Sie diese Übung durch die unterschiedlichen Ausgangspositionen vor oder hinter dem Becken. Damit erreichen Sie alle Fasern des Deltamuskels.

- Zur Intensivierung des Trainings kann man die Arme bei jeder Wiederholung ein bis zwei Sekunden lang in isometrischer Kontraktion in der Waagrechten halten.
- Führen Sie die Übung stets ohne Schwung aus, vermeiden Sie ein Abheben der Fersen und ein Nach-hinten-Kippen des Oberkörpers!
- Die Übung kann zur besseren Stabilisierung des Rumpfes auch sitzend durchgeführt werden.
- Werden die Gewichte höher als die Schultern angehoben, trainieren Sie zusätzlich die oberen Fasern des Trapezmuskels.
- Geübte Sportler können die Hände in der konzentrischen Hebephase so drehen, als wolle man eine Tasse Wasser ausgießen. Dies bedeutet dann, dass der kleine Finger in der Endstellung höher ist als der Daumen. Diese Variation verstärkt die Tätigkeit der hinteren Fasern des Deltamuskels.

Frontheben

Trainierte Muskeln: *Deltamuskel, besonders vordere Fasern, Schlüsselbeinfasern des großen Brustmuskels, kurzer Kopf des zweiköpfigen Oberarmmuskels (Bizeps).*

Ausgangsposition

1 In der Grundstellung mit leicht gebeugten Beinen und stabilem Rumpf halten Sie mit Obergriff vor dem Becken in jeder Hand eine Kurzhantel. Der Brustkorb ist leicht angehoben, die Arme sind im Ellbogengelenk leicht angewinkelt, die Handgelenke befinden sich in gerader Verlängerung der Unterarme. Zur Vorbereitung einatmen.

Übungsausführung

2 Mit dem Ausatmen heben Sie zuerst einen Arm vorwärts nach oben, bis sich die Kurzhantel etwa auf Augenhöhe befindet. Mit dem Einatmen senken Sie den Arm in die Ausgangsposition zurück. Wiederholen Sie mit dem nächsten Ausatmen den gleichen Bewegungszyklus mit dem anderen Arm. Beide Arme bleiben während der Übungsausführung in leicht gebeugter Stellung.

Tipps und ergänzende Hinweise

- Halten Sie den Rumpf stabil.
- Variieren Sie diese Übung mit unterschiedlichen Handstellungen. Sie können die Hanteln bereits in der Ausgangsposition mit Neutralstellung seitlich am Becken oder aber auch mit Untergriff vor dem Becken fassen. Außerdem ist eine Rotation der Arme während der Übungsausführung ebenso denkbar.

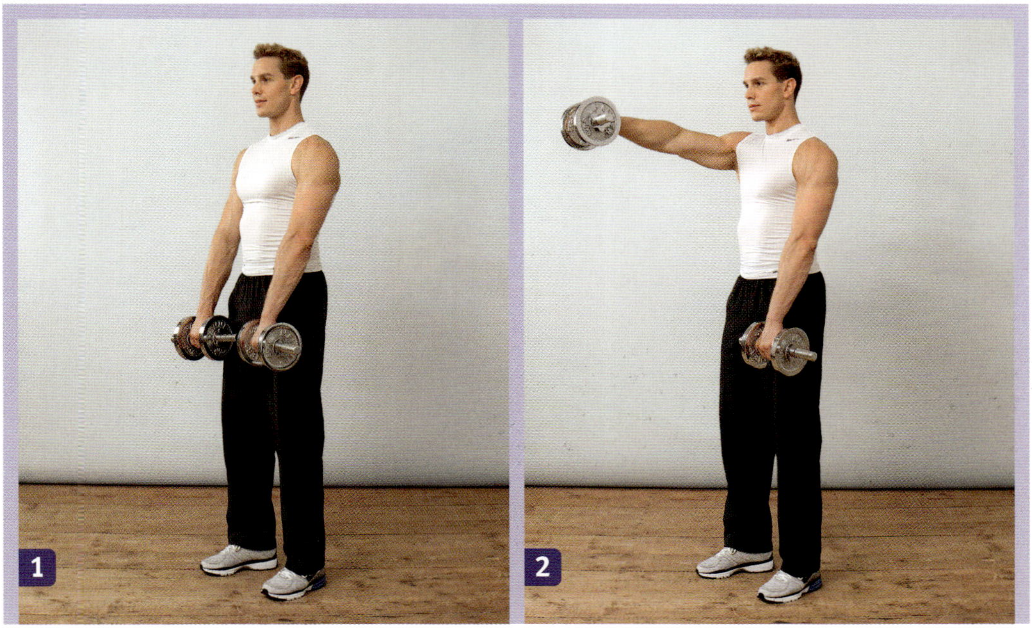

»Arnold-Press«

Trainierte Muskeln: *Deltamuskel, Trapezmuskel, obere Fasern, dreiköpfiger Oberarmmuskel (Trizeps).*

Ausgangsposition

1 In einer sitzenden Position halten Sie zwei Kurzhanteln vor dem Oberkörper. Die Arme sind rechtwinklig gebeugt, die Unterarme stehen parallel zueinander und die Ellbogen sind möglichst in einer senkrechten Linie zu den Handgelenken, also nicht zu weit auseinander. Die Handrücken zeigen vom Gesicht weg. Zur Vorbereitung einatmen.

Übungsausführung

2 Mit dem Ausatmen drücken Sie die Hanteln nach oben in Richtung Decke. Dazu öffnen sich die Arme seitwärts, sodass sich die Ellbogen voneinander weg entfernen und nun die Handflächen nach vorne zeigen.

3 Gleichzeitig leiten Sie das Nach-oben-Drücken der Hanteln ein, und zwar so weit, bis sich die Oberarme neben Ihren Ohren befinden. Mit dem kommenden Einatmen senken Sie die Arme langsam in umgekehrter Reihenfolge zurück zur Ausgangsposition.

Tipps und ergänzende Hinweise

- Achten Sie auf einen harmonischen und fließenden Bewegungsablauf. Es sollten nicht zwei getrennte Bewegungsphasen entstehen. Das Öffnen der Ellbogen und das Heben der Arme gehen vielmehr ineinander über.
- Sie können die Übung auch stehend in der Grund- oder Schrittstellung ausführen.

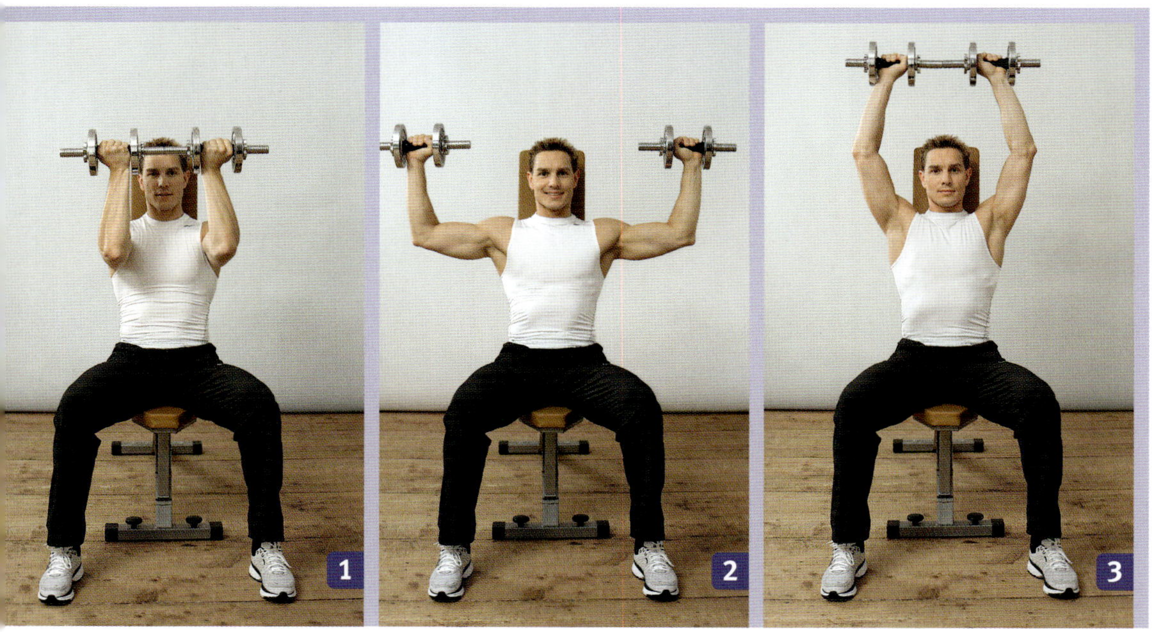

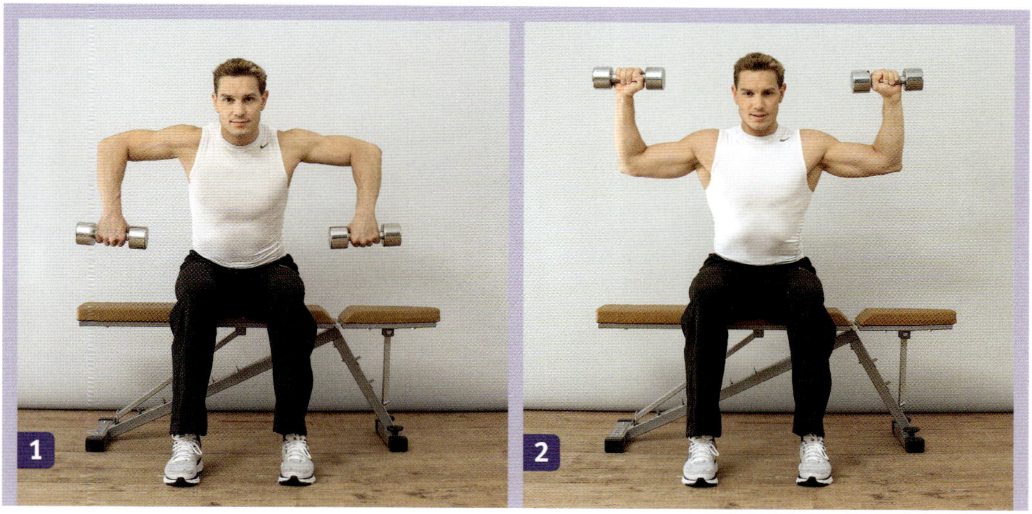

»Beidarmiger Gruß«

***Trainierte Muskeln:** Außenrotatoren im Schultergelenk, Deltamuskel, Trapezmuskel.*

Ausgangsposition

1 Mit geradem Rücken und schräg vorgeneigtem Oberkörper sitzen Sie auf einer Trainingsbank. Halten Sie zwei nicht zu schwere Kurzhanteln mit Obergriff. Wie man in der Abbildung erkennen kann, betragen die Winkel Rumpf-Oberarm und Oberarm-Unterarm jeweils etwa 90 Grad. Die Hanteln sind zum Boden gerichtet, die Unterarme hängen jedoch nicht schlaff zum Boden, sondern sind leicht nach oben angehoben, sodass die Arm-Schulter-Muskulatur bereits jetzt leicht unter Spannung steht. Halten Sie den Kopf und den Nacken in Verlängerung des Rückens, der Blick ist nach schräg/vorne gerichtet. Atmen Sie zur Vorbereitung ein.

Übungsausführung

2 Mit dem Ausatmen spannen Sie Ihre Rumpfmuskulatur etwas an und führen eine isolierte Außenrotation in den Schultergelenken durch, indem Sie die Unterarme so weit anheben, bis sie in der Endstellung schräg nach oben zeigen. Die Oberarme und Ellbogen bleiben hierbei in einer Höhe. Die Bewegung findet ausschließlich in den Schultergelenken statt. Anschließend senken Sie die Gewichte langsam und kontrolliert in ihre Ausgangsposition zurück.

Tipps und ergänzende Hinweise

- Vermeiden Sie jegliches Schwungholen mit dem Rumpf!
- Halten Sie Ihren Rücken gerade und vermeiden Sie die Bildung eines Hohlkreuzes.
- Lassen Sie den Brustkorb bei der Übungsausführung nicht einsinken.

Außenrotation

Trainierte Muskeln: *Außenrotatoren im Schultergelenk.*

Ausgangsposition

1 Legen Sie sich wie im Bild seitlich auf eine Trainingsbank oder auf eine Bodenmatte. Der Oberarm des Trainingsarms wird stabil auf den seitlichen Rumpf abgelegt. Der Unterarm zeigt nach vorne, der Ellbogen ist rechtwinklig gebeugt. Stabilisieren Sie Ihre obere Schulter mithilfe des freien Armes oder stützen Sie Ihren Kopf mit ihm ab. Senken Sie die Hantel bis kurz vor den Boden ab und atmen Sie zur Vorbereitung ein.

Übungsausführung

2 Durch eine Außenrotation im Schultergelenk heben Sie die Hantel nun kontrolliert so weit wie möglich an, wobei der Oberarm weiterhin auf dem Rumpf liegen bleibt. Die Bewegung findet nur im Schultergelenk statt. Mit dem Heben des Gewichtes ausatmen, mit dem Senken einatmen. Trainieren Sie beide Seiten!

Tipps und ergänzende Hinweise

- Trainieren Sie sorgfältig und ohne Schwung.
- Versuchen Sie behutsam Ihren Bewegungsradius durch zusätzliche sanfte Dehnübungen zu erweitern.
- Trainieren Sie die Muskeln der Außenrotatoren am besten mit »Eingeschobenen Serien« (Seite 139) bzw. an Tagen, an denen die Schultermuskulatur nicht trainiert wird.

Innenrotation

Trainierte Muskeln: *Innenrotatoren im Schultergelenk.*

Ausgangsposition

3 Legen Sie sich seitlich auf eine Trainingsbank. Diesmal hält die untere Hand eine Kurzhantel und der obere freie Arm fasst den Rand der Trainingsbank so, dass Sie eine sichere Balance finden. Der Trainingsarm hat einen Winkel von 90 Grad im Ellbogen. Dessen Oberarm liegt so auf der Trainingsbank, dass genügend Bewegungsfreiheit für den Unterarm bleibt. In der Startphase ist der Unterarm gesenkt, die Hantel zeigt vom Körper weg. Zur Vorbereitung einatmen.

Übungsausführung

4 Durch eine Innenrotation im Schultergelenk heben Sie nun die Hantel in einer bogenförmigen Bewegungslinie nach oben in Richtung der oberen Schulter. Anschließend senken Sie den Unterarm langsam und kontrolliert in die Waagrechte zurück. Beim Heben ausatmen, beim Senken einatmen.

Tipps und ergänzende Hinweise

- Halten Sie den Rumpf stabil und achten Sie darauf, dass die jeweiligen Trainingsbewegungen ausschließlich im Schultergelenk des Trainingsarmes stattfinden.
- Trainieren Sie sorgfältig und gewissenhaft stets beide Seiten!
- Gut trainierte Rotatoren schützen Sie besser vor Verletzungen.

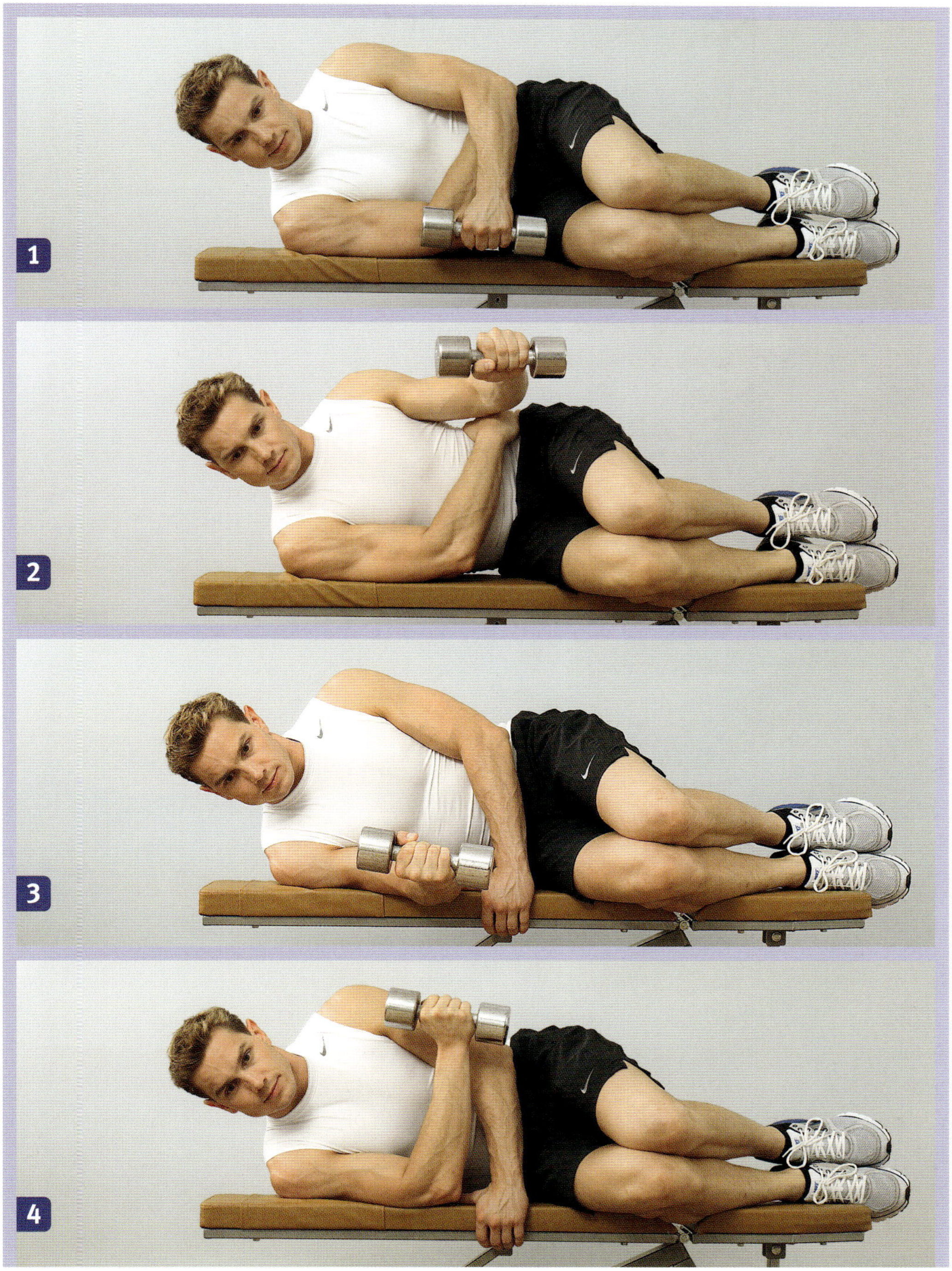
1
2
3
4

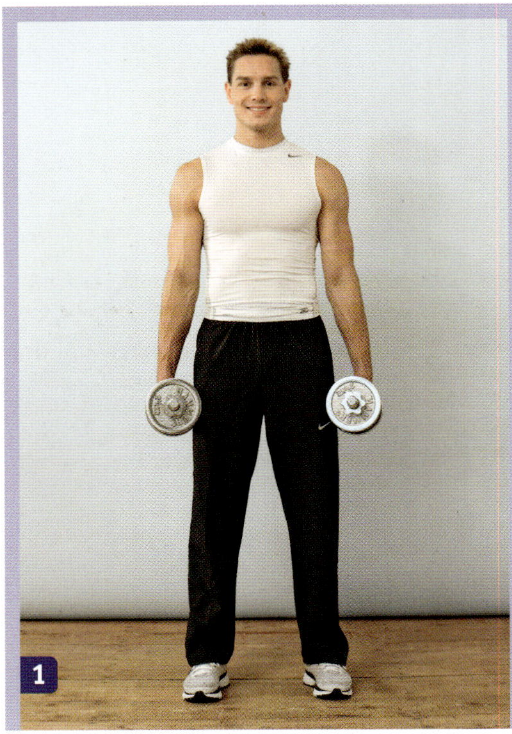

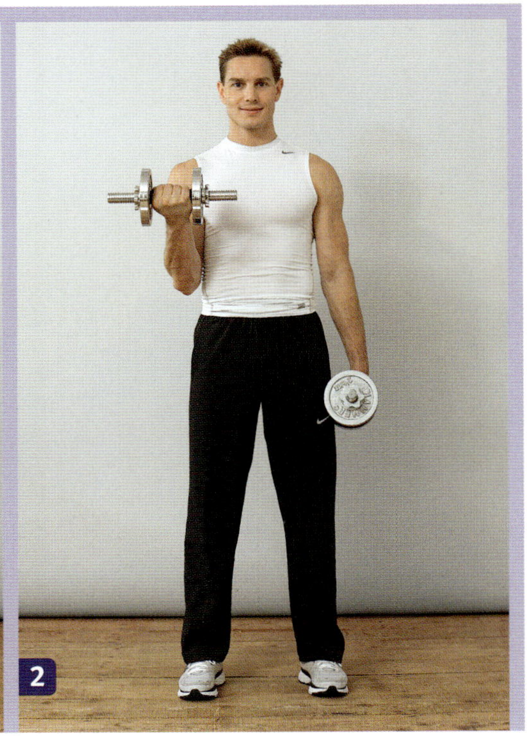

Armcurl mit Kurzhantel

Trainierte Muskeln: *zweiköpfiger Oberarmmuskel (Bizeps), Armbeuger, Oberarmspeichenmuskel.*

Ausgangsposition

1 In stabiler Grundstellung halten Sie seitlich des Beckens in jeder Hand eine Kurzhantel mit Neutralgriff. Beide Arme sind etwas angewinkelt, sodass die armbeugende Muskulatur unter leichter Spannung steht. Die Handgelenke sind stabil und bilden die gerade Verlängerung der Unterarme. Lassen Sie die Schultern nicht nach vorne fallen und halten Sie genügend Stabilität im Rumpf. Heben Sie den Brustkorb ein wenig an. Zur Vorbereitung atmen Sie ein.

Übungsausführung

2 Mit dem Ausatmen beugen Sie den rechten Arm im Ellbogen, bis sich die Hantel etwa auf Brusthöhe befindet. Führen Sie mit dieser Bewegung gleichzeitig eine Außenrotation des Unterarmes durch (Supination), bis Sie in der höchsten Position die Hantel im Untergriff halten und somit der Handrücken nach unten zeigt. Anschließend mit umgekehrter Rotation senken und mit dem anderen Arm wiederholen.

»Hammercurl«

Trainierte Muskeln: *Oberarm-Speichenmuskel, zweiköpfiger Oberarmmuskel (Bizeps), Armbeuger.*

Ausgangsposition

1 Setzen Sie sich auf eine Trainingsbank mit steil gestellter Lehne. In beiden Händen halten Sie je eine Kurzhantel in Neutralstellung. Beide Arme sind etwas angewinkelt, sodass die armbeugende Muskulatur unter leichter Spannung steht. Zur Vorbereitung atmen Sie ein.

Übungsausführung

2 Beugen Sie den rechten Arm mit dem nächsten Ausatmen im Ellbogengelenk so weit an, bis sich die Hantel etwa auf Brusthöhe befindet. Die »Hammerhaltung« der Hantel wird hierbei nicht verändert. Mit dem Einatmen senken Sie das Gewicht dann langsam in die Ausgangsposition zurück und wiederholen den Bewegungszyklus mit dem linken Arm.

3 Geübte können diese Übung auch mit beiden Armen gleichzeitig ausführen.

Tipps und ergänzende Hinweise

- Der Hammercurl trainiert im Gegensatz zum klassischen Oberarmcurl verstärkt den Oberarm-Speichenmuskel. Für ein abwechslungsreiches und umfassendes Training der Arme ist diese Variante regelmäßig in das Training zu integrieren.
- Absolvieren Sie die Übung stets ohne Schwung. Besonders beim stehenden Training kommt man leicht in Versuchung, die Übung zu verfälschen. Verwenden Sie ausschließlich die Kraft Ihrer Arme und passen Sie das Trainingsgewicht entsprechend an.

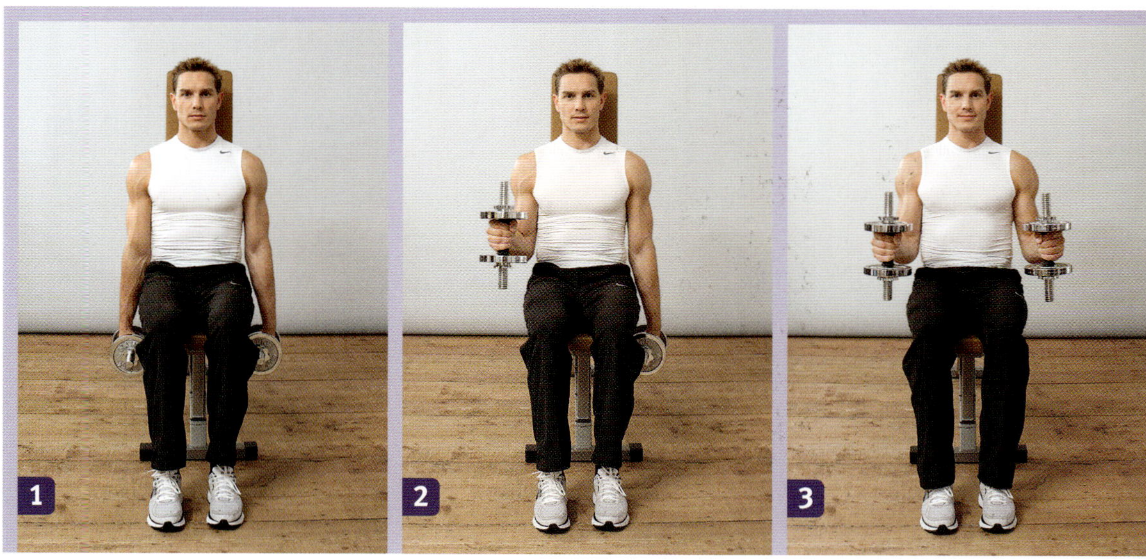

Armcurl mit SZ-Hantel

Trainierte Muskeln: *zweiköpfiger Oberarmmuskel (Bizeps), Armbeuger, Oberarm-Speichenmuskel.*

Ausgangsposition

1 In der Grund- oder Schrittstellung halten Sie mit Untergriff und leicht gebeugten Armen eine SZ-Hantel. Die Hantel ist so weit abgesenkt, dass sie die Oberschenkel nicht berührt. Der Oberkörper ist stabil – aktivieren Sie hierfür Ihre Rumpfmuskulatur. Atmen Sie zur Vorbereitung ein.

Übungsausführung

2 Mit dem Ausatmen beugen Sie nun gleichmäßig beide Arme. Die Endposition ist ungefähr in Bauchhöhe. Anschließend senken Sie das Gewicht langsam, hierbei einatmen.

Tipps und ergänzende Hinweise

- Trainieren Sie stets, ohne mit dem Oberkörper unkontrolliert Schwung zu holen! Lesen Sie sich bezüglich dieser Empfehlung auch den Abschnitt der »Abfälschungsmethode« auf Seite 137 durch.

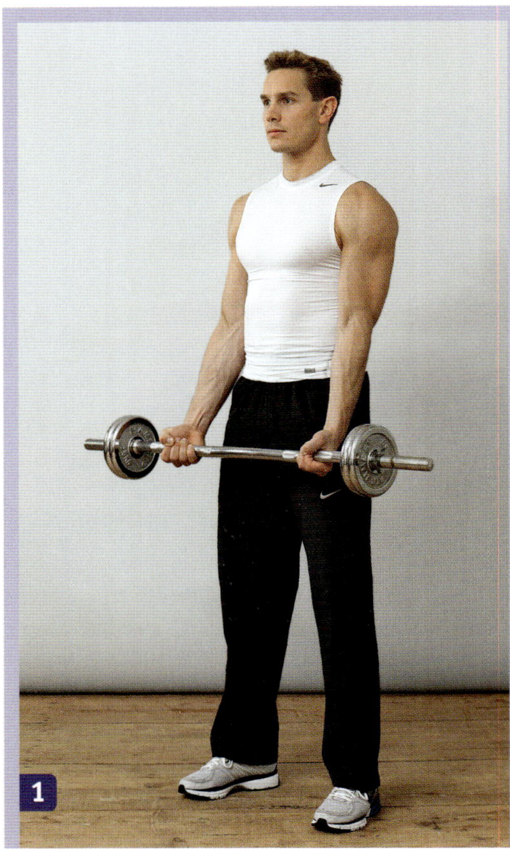

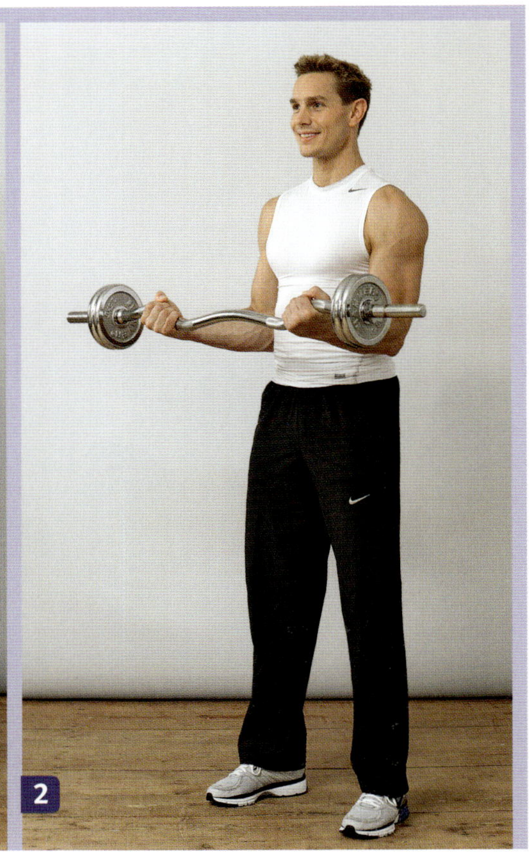

- Halten Sie die Ellbogen seitlich nah am Rumpf.
- Natürlich kann die Übung (mit ihren Variationen) auch mit einer Langhantel durchgeführt werden. Dies ist jedoch in manchen Fällen für die Handgelenke unangenehmer.

3 Als Variation kann man eine SZ-Hantel mit zwei verschiedenen Griffweiten fassen. Variieren Sie, um ein abwechslungsreiches Training für die Oberarmmuskulatur zu erreichen. Eine weite Griffposition beansprucht verstärkt den kurzen Kopf des Bizeps. Ein enger Griff (siehe Foto) belastet verstärkt den langen Kopf.

4 Eine weitere interessante Variation besteht darin, diese Übung mit Obergriff auszuführen. Dadurch werden der Armbeuger und der Oberarm-Speichenmuskel intensiver trainiert. Auch hier besteht die Möglichkeit, die Griffweite zu variieren. Achten Sie jedoch darauf, dass Ihnen die Hantel bei hohem Trainingsgewicht nicht aus den Händen gleitet.

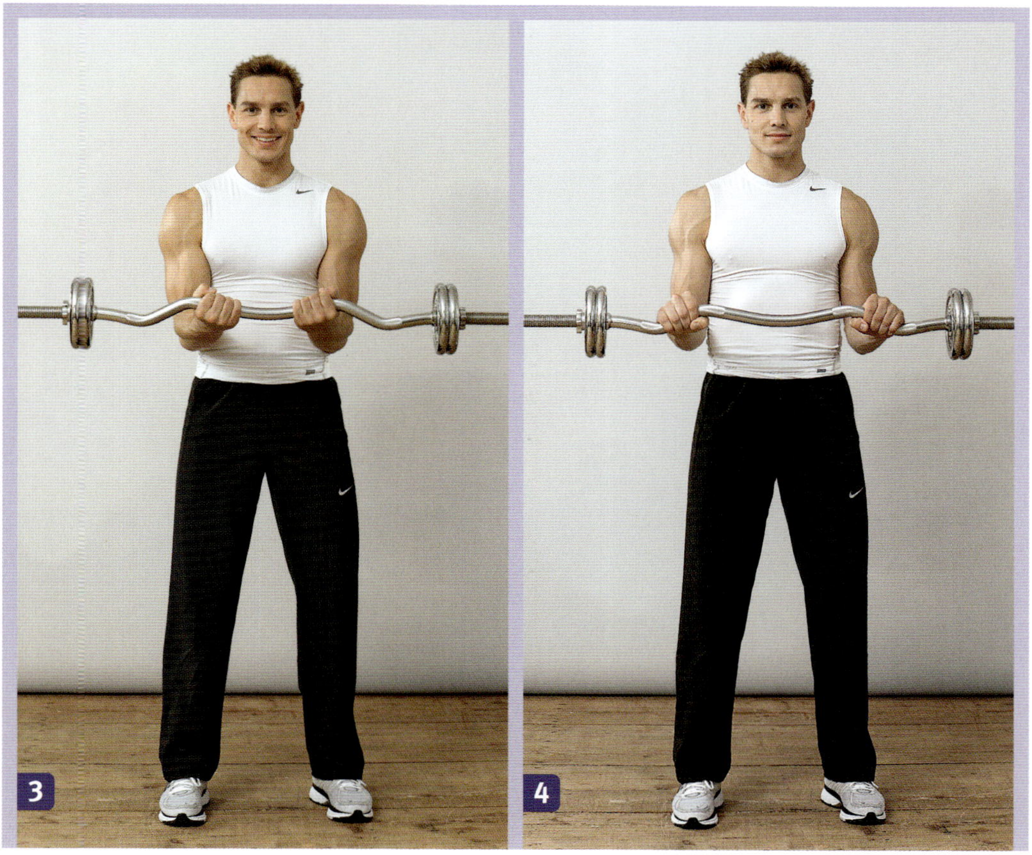

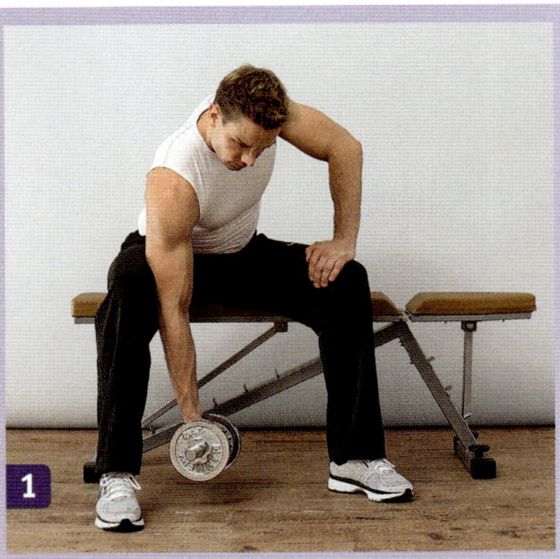

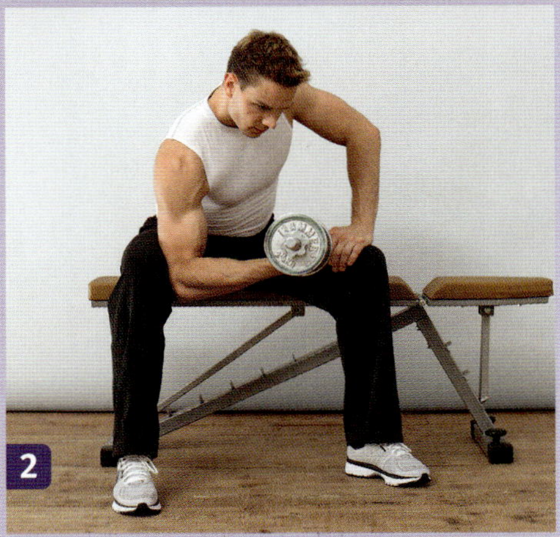

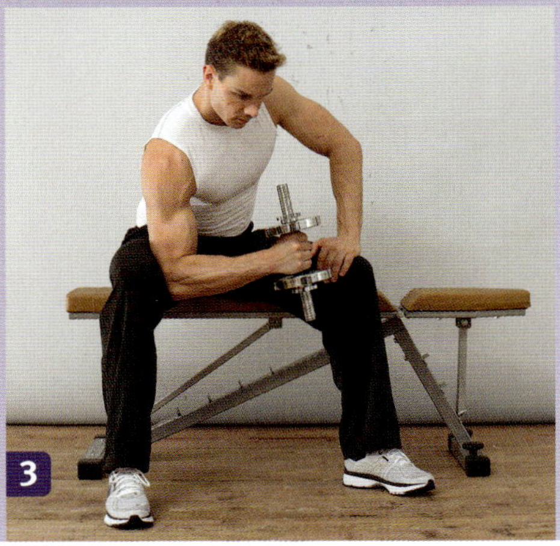

Konzentrationscurl

Trainierte Muskeln: *zweiköpfiger Oberarmmuskel (Bizeps), Armbeuger, Oberarm-Speichenmuskel.*

Ausgangsposition

1 Sie sitzen auf einer Trainingsbank mit gegrätschten Beinen und leicht nach vorne geneigtem Oberkörper. Der Rücken bleibt gerade. Der trainierende Arm hält leicht gebeugt eine Kurzhantel mit Untergriff, der Ellbogen wird an der Innenseite des gleichseitigen Oberschenkels fixiert. Der freie Arm stützt den Oberkörper auf dem anderen Bein ab und sorgt für eine ausreichende Stabilität des Rumpfes. Zur Vorbereitung atmen Sie ein.

Übungsausführung

2 Mit dem Ausatmen beugen Sie den Trainingsarm langsam so weit nach oben, bis sich die Hantel etwa auf Höhe der gleichen Schulter befindet.
Mit dem kommenden Einatmen senken Sie das Gewicht langsam und kontrolliert in die Ausgangsposition zurück. Trainieren Sie beide Seiten.

3 Sie können diese Übung auch als »Hammercurl« durchführen. Ebenso eignet sich eine Außenrotation im Unterarm. Beginnen Sie dazu mit innenrotiertem (proniertem) Unterarm (Hammerhaltung) und drehen Sie während der Armbeugebewegung die Hantel nach außen in den Untergriff. Lassen Sie sich für diese Rotation genügend Zeit.

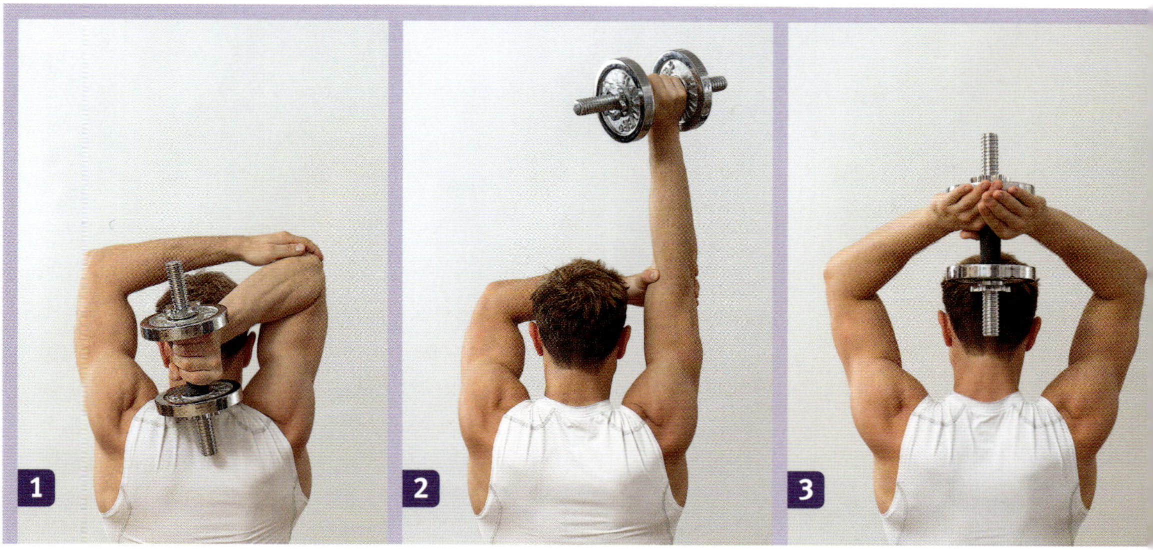

Armstrecken über Kopf

***Trainierte Muskeln:** dreiköpfiger Armstrecker (Trizeps), besonders langer Kopf.*

Ausgangsposition

1 Im Sitzen auf einer Bank halten Sie in einer Hand eine Kurzhantel. Positionieren Sie den zu trainierenden Arm so, dass der Oberarm senkrecht in Richtung Decke steht und dicht am Ohr fixiert ist. Beugen Sie nun den Arm, der Ellbogen zeigt somit nach oben, der Unterarm befindet sich hinter dem Kopf. Halten Sie den Kopf gerade und lassen Sie ihn nicht nach vorne ausweichen. Atmen Sie zur Vorbereitung ein.

Übungsausführung

2 Mit dem Ausatmen strecken Sie den Trainingsarm langsam bis zur vollkommenen Streckung nach oben durch. Beim Einatmen wird das Gewicht kontrolliert in die Ausgangsposition abgelassen. Trainieren Sie beide Seiten!

3 Geübte Hantelsportler können mit der Kurzhantel auch beidarmig trainieren. Hier besteht jedoch vermehrt die Gefahr einer Hohlkreuzbildung. Spannen Sie deshalb Ihre Bauchmuskulatur an, um einer verstärkten Lordosierung im Lendenwirbelbereich entgegenzuwirken. Bei beiderseitiger Ausführung erhöht sich das Gewicht entsprechend.

Tipps und ergänzende Hinweise

- Trainieren Sie langsam, kontrolliert und vor allem mit stabilem Oberkörper.
- Bei Beschwerden im Schulterbereich weichen Sie bitte auf eine andere Übung für den gleichen Muskel aus.

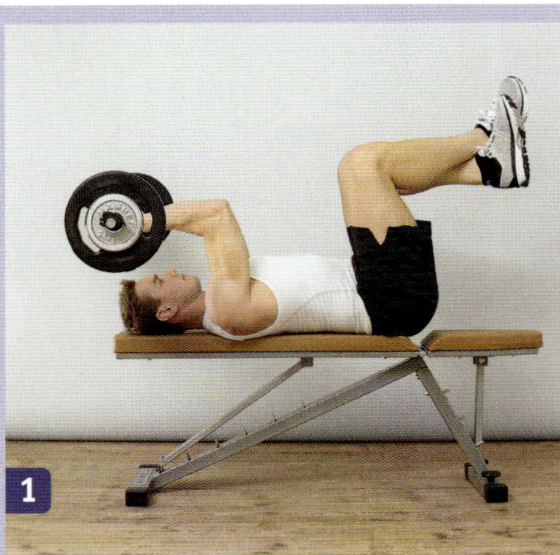

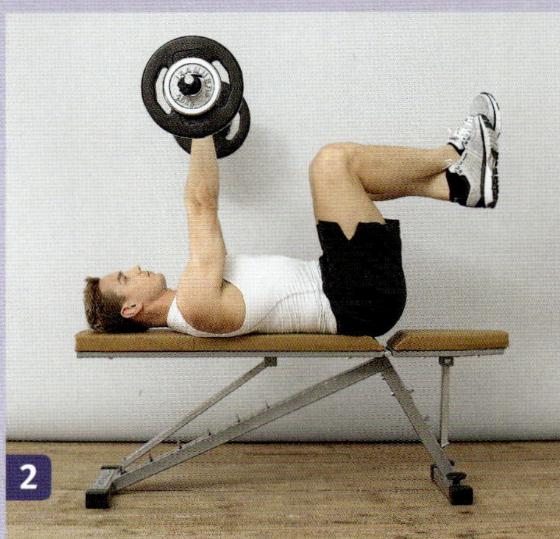

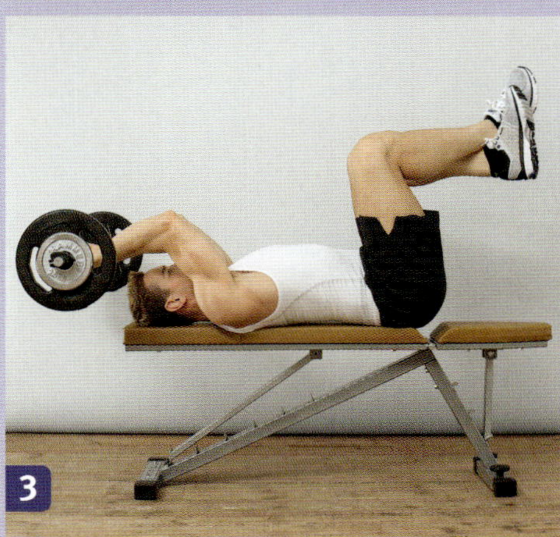

Stirnpressen

Trainierte Muskeln: *dreiköpfiger Armstrecker (Trizeps).*

Ausgangsposition

1 Liegend auf der Trainingsbank, stellen Sie die Füße sicher auf das untere Ende der Bank oder, wenn Sie genügend Übung haben, winkeln Sie beide Beine über dem Rumpf an. Halten Sie eine Langhantel mit schulterbreitem Obergriff. Beugen Sie die Arme so weit an, bis sich die Hantelstange knapp über Ihrer Stirn befindet. Lassen Sie dabei die Ellbogen nicht zu weit nach außen fallen. Atmen Sie zur Vorbereitung zunächst ein.

Übungsausführung

2 Mit dem Ausatmen strecken Sie beide Arme unter gleichmäßigem Krafteinsatz nach oben zur Decke. Mit dem nächsten Einatmen senken Sie das Gewicht kontrolliert bis knapp über die Stirn ab.

3 Erhöhen Sie den Trainingseffekt für den langen Kopf des Trizeps, indem Sie die Hantelstange nicht über die Stirn, sondern hinter den Kopf ablassen.

Tipps und ergänzende Hinweise

- Stirnpressen gilt als eine hervorragende Übung zur Entwicklung eines voluminösen Trizeps.
- Wenn Sie mit schwerem Gewicht trainieren, lassen Sie sich die Langhantel am besten von einem Trainingspartner übergeben und auch wieder abnehmen.

Kick-back

Trainierte Muskeln: *dreiköpfiger Armstrecker (Trizeps).*

Ausgangsposition

1 Mit Neutralgriff halten Sie in einer Hand eine Kurzhantel. Stützen Sie sich mit der freien Hand und dem seitengleichen Knie auf einer flach eingestellten Trainingsbank ab. Heben Sie den Ellbogen des Trainingsarmes so weit an, bis sich der Oberarm parallel zum Rumpf befindet. Der Unterarm steht senkrecht nach unten. Halten Sie den Rücken gerade, den Kopf in Verlängerung der Wirbelsäule und das Standbein leicht gebeugt. Atmen Sie zur Vorbereitung ein.

Übungsausführung

2 Mit dem Ausatmen strecken Sie den Trainingsarm nach hinten aus, bis er nahezu vollkommen gestreckt ist. Halten Sie dabei den Oberarm in seiner Position, es wird quasi nur der Unteram bewegt. Anschließend senken Sie die Hantel kontrolliert in die Ausgangsposition zurück, hierbei einatmen.

3 Steht Ihnen keine Trainingsbank zur Verfügung, können Sie diese Übung natürlich auch im Stand durchführen. Wählen Sie dazu eine weite und stabile Schrittstellung und stützen Sie sich mit dem freien Arm auf dem vorderen Oberschenkel ab.

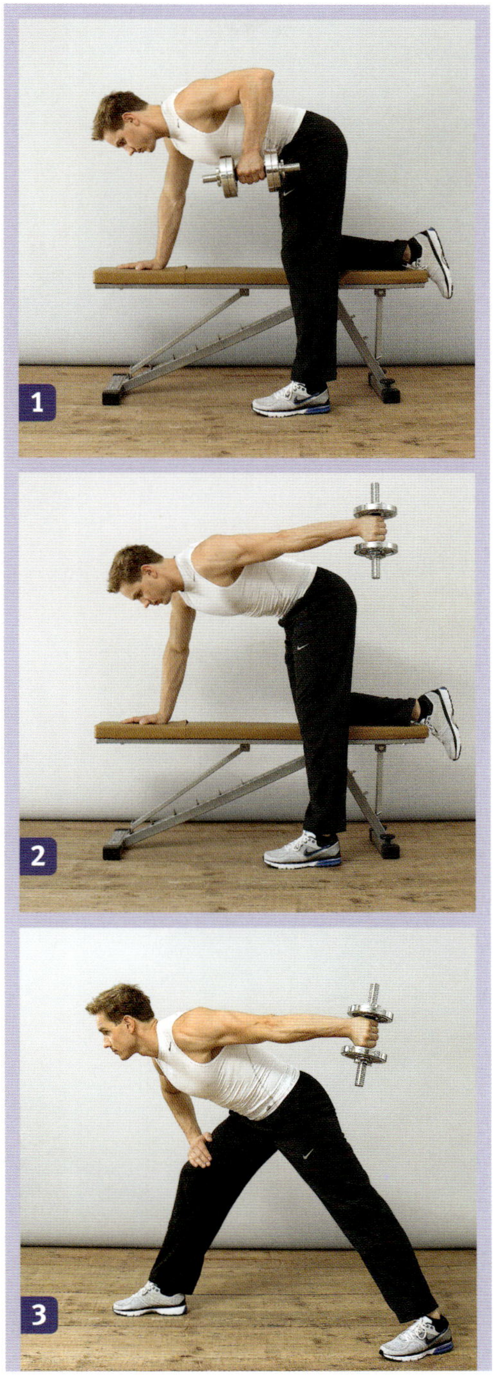

Tipps und ergänzende Hinweise

- Achten Sie auf eine geführte Bewegung. Vermeiden Sie jegliches Schwungholen.

Engbankdrücken

Trainierte Muskeln: *dreiköpfiger Armstrecker (Trizeps), Brustmuskulatur, Deltamuskel, insbesondere vordere Fasern.*

Ausgangsposition

1 Sie liegen auf einer Flachbank. Winkeln Sie die Beine über dem Becken an und fassen Sie schulterbreit oder etwas enger eine Langhantel mit Obergriff. Senken Sie die Hantel so weit nach unten, bis sich die Stange knapp über Ihrer Brust befindet. Oberarme und Ellbogen liegen eng am Körper an. Atmen Sie zur Vorbereitung ein.

Übungsausführung

2 Mit dem Ausatmen drücken Sie nun die Hantel ruckfrei nach oben, bis die Ellbogen fast vollkommen gestreckt sind. Halten Sie hierbei die Ellbogen eng! Mit dem nächsten Einatmen senken Sie das Gewicht langsam und kontrolliert in die Ausgangsposition zurück.

Tipps und ergänzende Hinweise

- Für die Position der Beine und Füße haben Sie bei liegenden Übungen unterschiedliche Möglichkeiten. Sie können die Füße entweder auf den Boden (Achtung Hohlkreuz!) oder auf das Ende der Trainingsbank aufstellen, oder aber Sie winkeln die Beine an und positionieren Sie überkreuzt über dem Rumpf. Wählen Sie eine Variante, die Ihnen ein sicheres Üben garantiert.
- Wenn Sie mit hohen Gewichten trainieren, lassen Sie sich die Langhantel von einem Trainingspartner übergeben und nach der Serie wieder abnehmen. Er sollte während der Übungsausführung als Hilfe-

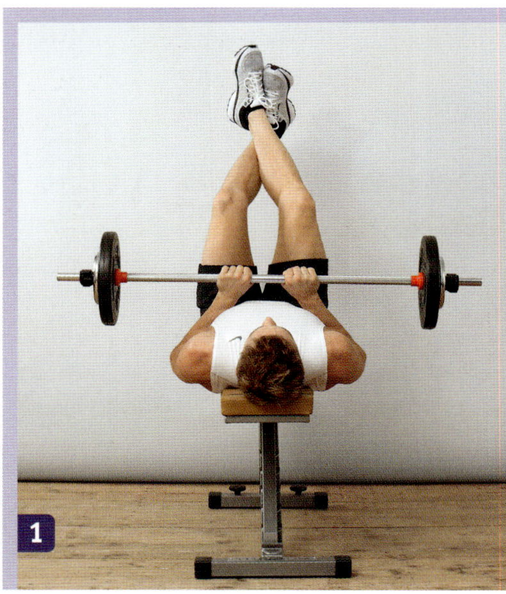

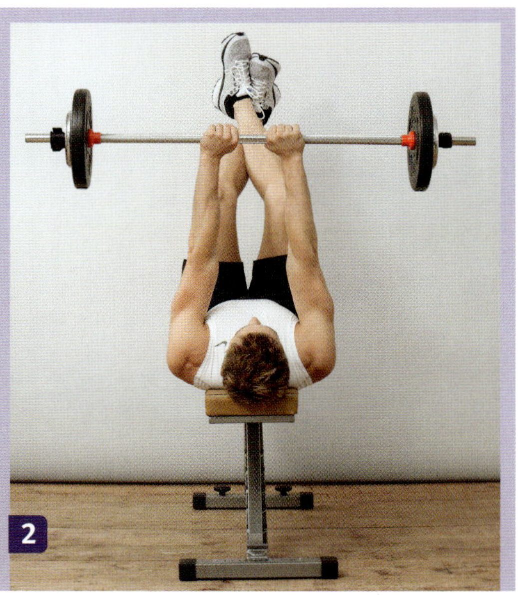

stellung anwesend bleiben. Wenn Sie alleine trainieren, verwenden Sie möglichst eine Trainingsbank mit Langhantelablage.

- Lassen Sie das Gewicht beim Herablassen nicht auf Ihrem Brustkorb abfedern!
- Fortgeschrittene Sportler können diese Übung intensiver gestalten, indem sie eine negative Bankeinstellung wählen.
- Vermeiden Sie vor allem in der konzentrischen Aktionsphase die Bildung eines Hohlkreuzes. Halten Sie zur besseren Stabilisierung des Rumpfes Ihre Bauchmuskulatur aktiv. Trainieren Sie kontrolliert und mit einem Gewicht, das Ihren persönlichen Verhältnissen angepasst ist.

3 Erkennen Sie den Übungsfehler: Die Ellbogen driften zu weit auseinander!

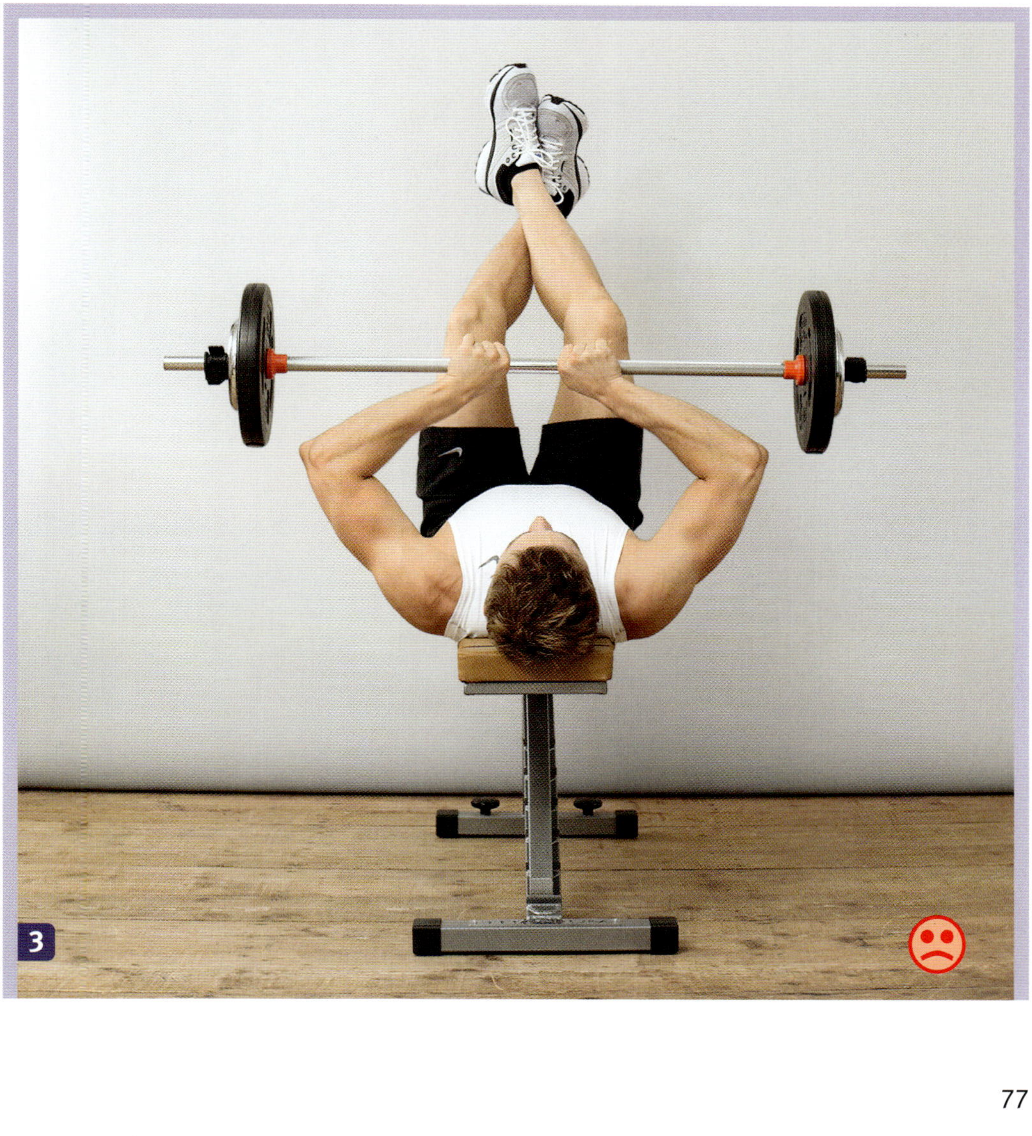

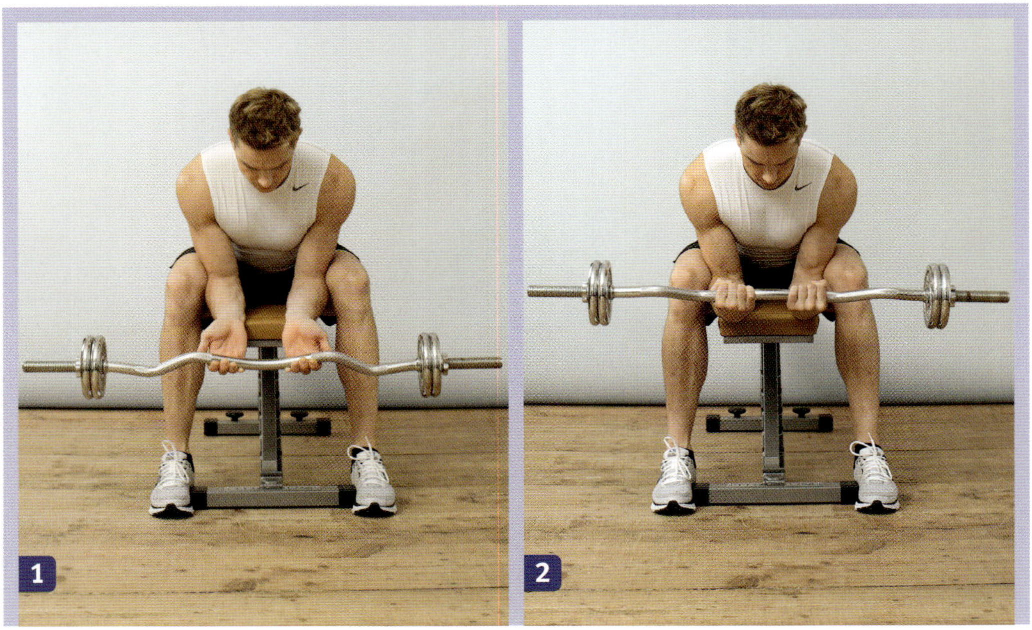

Handgelenkbeugen

Trainierte Muskeln: *alle hand- und fingerbeugenden Muskeln.*

Ausgangsposition

1 Setzen Sie sich auf eine Trainingsbank und fassen Sie mit beiden Händen eine Langhantel eng mit Untergriff. Legen Sie die Unterarme vollständig auf die Bank, sodass die Handgelenke frei beweglich sind. Strecken Sie die Handgelenke so weit nach unten, bis die Handinnenflächen nach vorne zeigen.

Übungsausführung

2 Beugen Sie nun die Handgelenke nach oben in Richtung der Unterarme und senken Sie das Gewicht anschließend in die Ausgangsposition zurück. Erhöhen Sie den Bewegungsradius, indem Sie die Hantelstange in der absenkenden Bewegung bis in die Finger gleiten lassen.

Tipps und ergänzende Hinweise

- Die Handgelenkbeuger werden bei vielen Standardübungen bereits intensiv trainiert, insbesondere bei den Übungen für die Oberarmmuskulatur (Bizeps). Entscheiden Sie individuell, ob diese Übung einen zusätzlichen Platz in Ihrem Trainingsplan findet. Achten Sie diesbezüglich besonders auf eine optisch harmonische Balance zwischen Ihren Ober- und Unterarmen.
- Erhöhen Sie den Trainingseffekt, indem Sie die Hantel in der höchsten Position ein bis zwei Sekunden statisch halten.

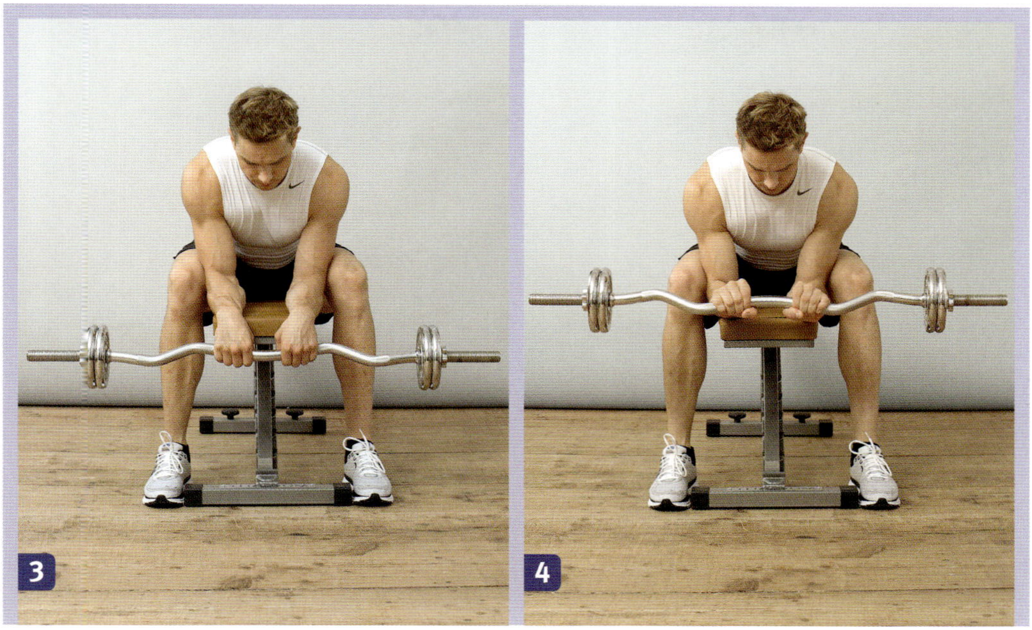

Handgelenkstrecken

Trainierte Muskeln: *handgelenkstreckende Muskulatur.*

Ausgangsposition

3 Setzen Sie sich auf eine Trainingsbank und fassen Sie mit beiden Händen eine Langhantel eng mit Obergriff. Legen Sie die Unterarme vollständig auf die Bank, sodass die Handgelenke frei beweglich sind. Die Hantel ist abgesenkt.

Übungsausführung

4 Strecken Sie nun die Handgelenke so weit, bis die Handrücken zum Körper zeigen. Anschließend senken Sie das Gewicht langsam und kontrolliert in die Ausgangsposition zurück.

Tipps und ergänzende Hinweise

- Die das Handgelenk streckende Muskulatur ist bei den wenigsten Standardübungen involviert. Integrieren Sie deshalb diese Übung regelmäßig, damit sich Ihre Unterarme umfassend und vor allem harmonisch im Verhältnis zur Oberarmmuskulatur entwickeln können.
- Lassen Sie die Bewegung nur in den Handgelenken stattfinden. Zur gleichmäßigen Entwicklung beider Unterarme achten Sie auf eine gerade Hantelführung.
- Trainierte Handgelenke sind weniger verletzungsanfällig und eine gute Voraussetzung für das allgemeine Training mit hohen Gewichten, insbesondere für alle Hantelübungen, die im Obergriff ausgeführt werden.

Anatomie Brustbereich

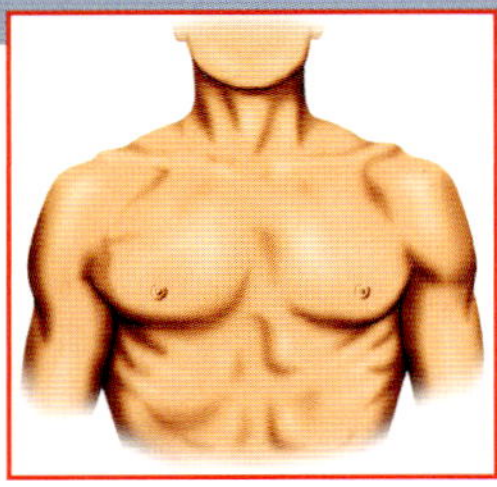

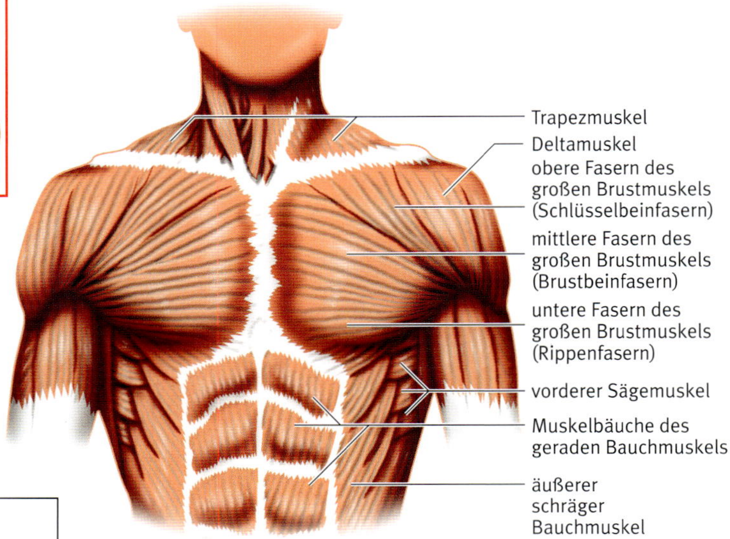

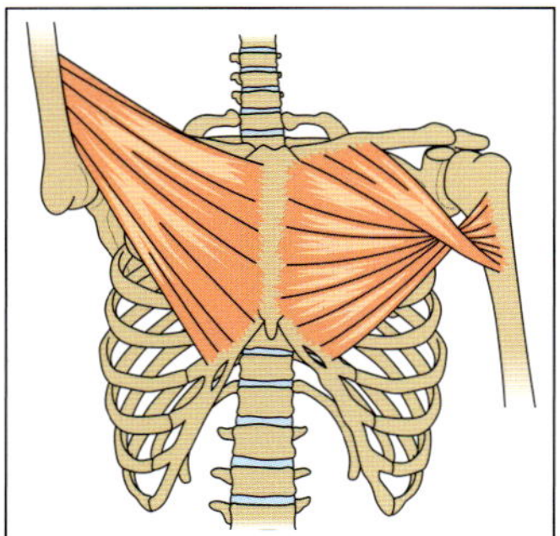

Der große Brustmuskel ist ein breiter, fächerförmiger Muskel und bis zu 3 cm dick. Er nimmt den größten Teil des vorderen Brustkorbs ein.

Bei gesenktem Arm überkreuzen sich seine Faserbündel und bilden die vordere Achselfalte. Wenn Sie den großen Brustmuskel mit herabhängendem Oberarm statisch kontrahieren, können Sie diese »Kreuzung« durch eine kleine schlitzförmige Vertiefung nahe der Achselhöhle sehen und auch sehr gut tasten. Voraussetzung dafür ist allerdings ein geringer Anteil an Unterhautfettgewebe in diesem Bereich.

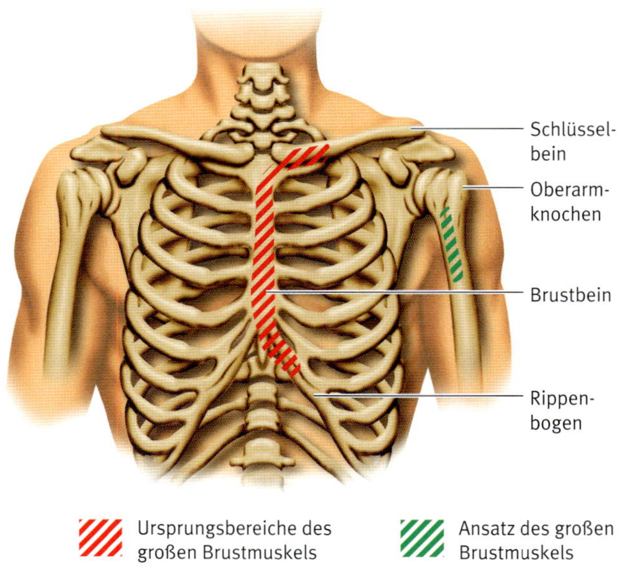

Grafische Darstellung der Anatomie des Brustbereiches

Übungen für die Brust

In Kombination mit den Rückenmuskeln erreicht man mit einer ausgeprägten Brustmuskulatur einen attraktiven Oberkörper. Bezüglich der Muskelbalance ist es wichtig, dass Brust- und Rückenmuskeln harmonisch trainiert werden.

Kurzhanteldrücken

Trainierte Muskeln: *großer Brustmuskel, dreiköpfiger Armstrecker (Trizeps), Deltamuskel, vordere Fasern.*

Ausgangsposition

1 In Rückenlage auf einer flach gestellten Trainingsbank halten Sie zwei Kurzhanteln mit Obergriff seitlich am Körper. Halten Sie im Ellbogengelenk einen Winkel von etwa 90 Grad. Atmen Sie zur Vorbereitung ein.

Übungsausführung

2 Mit dem Ausatmen drücken Sie das Gewicht gleichmäßig und ruckfrei nach oben, bis sich die Hanteln in der höchsten Position fast berühren. Führen Sie diese Stemmbewegung mit einer gleichzeitigen Innenrotation der Arme durch. Am Ende halten Sie die Hanteln demnach mit Neutralgriff (die Handflächen sind einander zugewandt). Das nächste Einatmen leitet die Bewegung zurück zur Ausgangsposition ein. Senken Sie das Gewicht langsam.

3 Kurzhanteldrücken können Sie auch auf einer schräg eingestellten Trainingsbank durchführen. Je höher Sie die Lehne einstellen, desto mehr werden die oberen Fasern der Brustmuskulatur aktiviert. Eine weitere Variante ermöglicht die negative Einstellung der Trainingsbank.

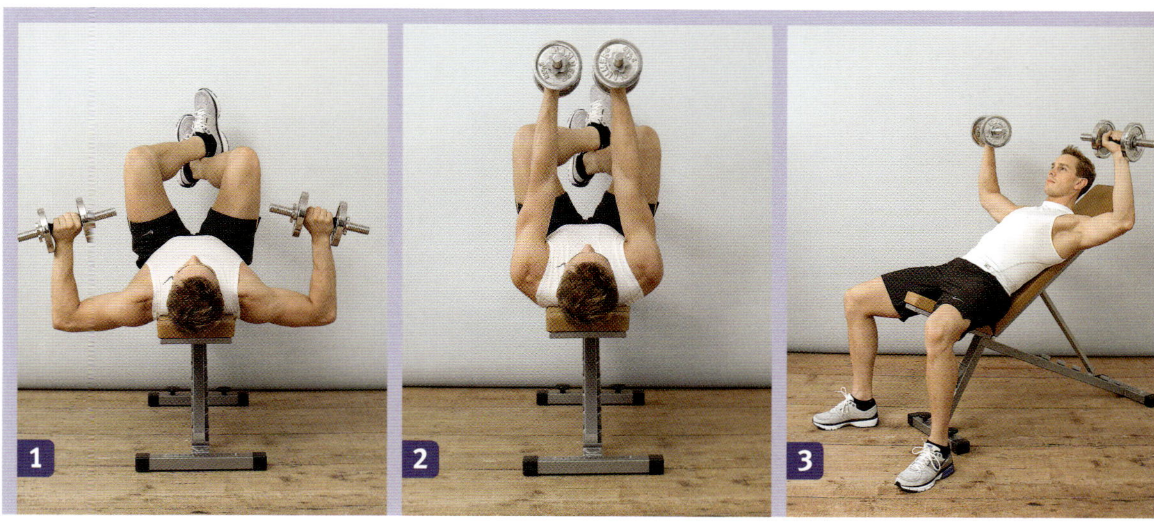

»Fliegende«

Trainierte Muskeln: *großer Brustmuskel. Deltamuskel, vordere Fasern.*

Ausgangsposition

1 Legen Sie sich auf eine Trainingsbank und halten Sie bei fast gestreckten und weit geöffneten Armen in jeder Hand eine Kurzhantel. Halten Sie den Winkel im Ellbogengelenk und atmen Sie zur Vorbereitung ein.

Übungsausführung

2 Mit dem Ausatmen führen Sie die Hanteln langsam in einer halbkreisförmigen Bewegung über die Brust so weit nach oben, bis sie sich fast berühren. Konzentrieren Sie sich dabei voll und ganz auf Ihre Brustmuskulatur. Anschließend senken Sie die Gewichte gleichmäßig und kontrolliert in die Ausgangsposition zurück. Das Absenken geschieht mit dem Einatmen.

3 Nutzen Sie auch bei dieser Übung die verschiedenen Neigungswinkel der Trainingsbank und trainieren Sie auf diese Weise die Brustmuskulatur in regelmäßigen Abständen aus unterschiedlichen Winkeln heraus.

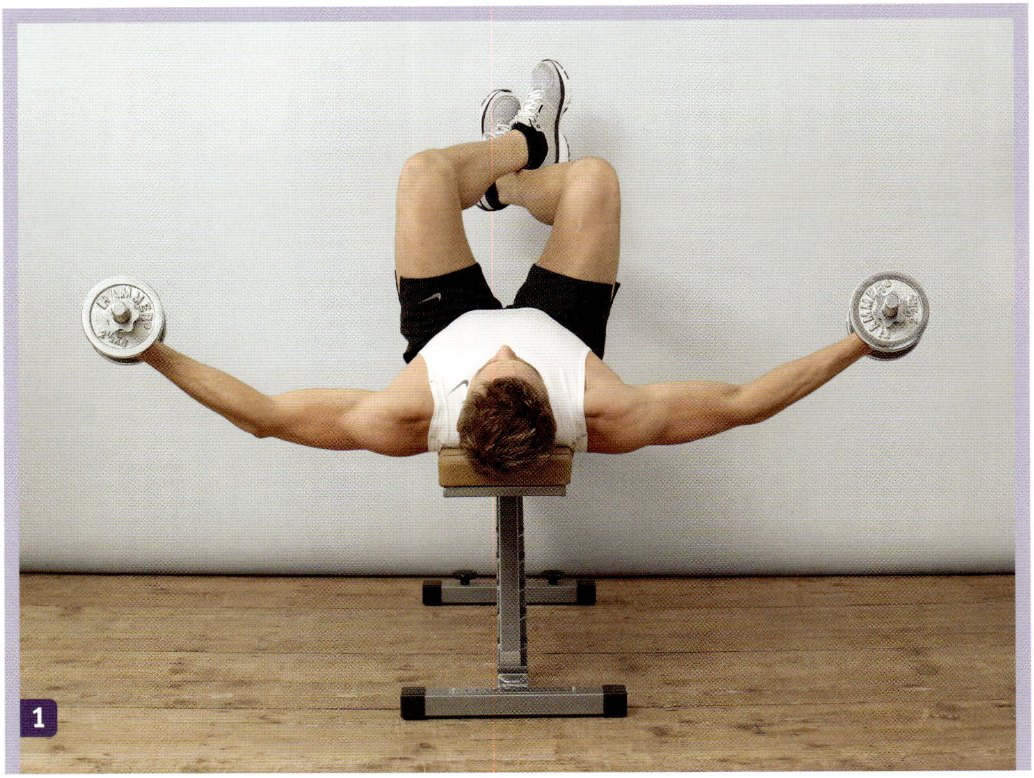

Tipps und ergänzende Hinweise

- Um die Verletzungsgefahr (Muskelzerrung oder -riss) für den großen Brustmuskel zu minimieren, darf diese Übung niemals mit zu hohen Gewichten durchgeführt werden. Auch einer guten Trainingstechnik zuliebe sollte die Intensität auf das Leistungsniveau abgestimmt sein!
- Halten Sie bei dieser Übung den Winkel Ihrer Ellbogen stabil. Sobald Sie beginnen die Arme zu beugen, wird die Übung verfälscht und durch den Trizeps unterstützt.
- Wählen Sie stets eine Liegeposition, die Ihnen ein sicheres und korrektes Training ohne Hohlkreuzbildung ermöglicht (Füße am Boden, Füße auf der Bank oder Beine überkreuzt angehoben).
- Je tiefer Sie die Arme senken, desto intensiver wird der Brustmuskel gedehnt und umso besser der Brustkorb geweitet. Seien Sie jedoch sehr vorsichtig und tasten Sie sich an eine für Sie angenehme »tiefste Position«! Es dürfen niemals Schmerzen im Schultergelenk auftreten.
- Als Hilfestellung ist es günstig, diese Übung mit einem Trainingspartner durchzuführen. Dieser kann Ihnen die Gewichte angeben, Sie bei den letzten schweren Wiederholungen aktiv unterstützen und nach dem Satz die Hanteln wieder abnehmen.

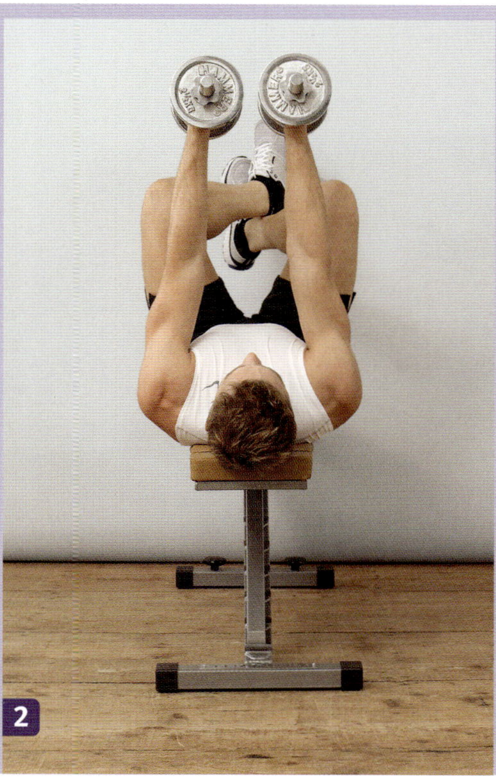

2

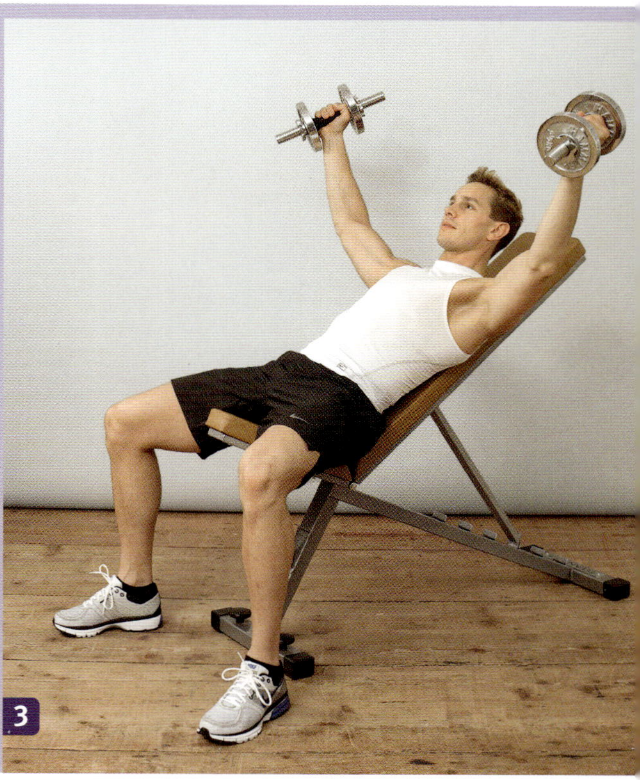

3

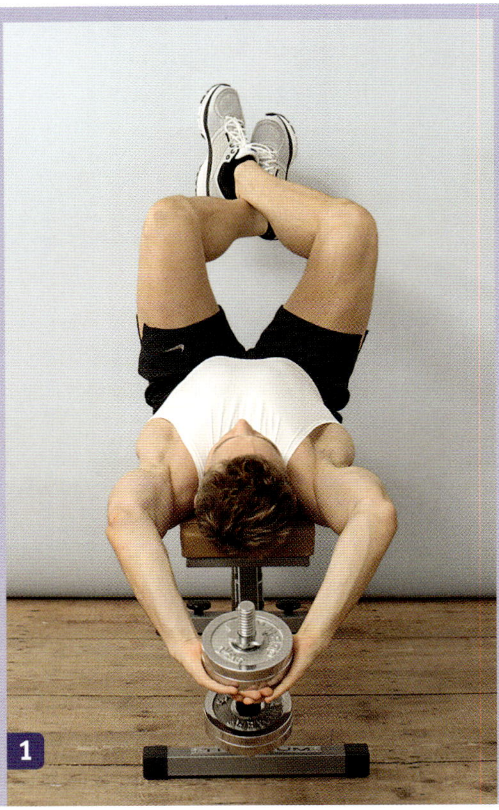

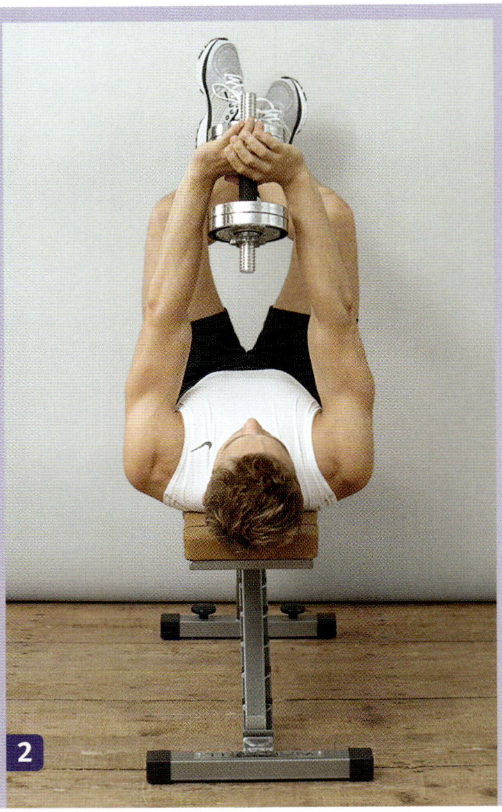

Überzüge »Pull-over«

Trainierte Muskeln: *großer Brustmuskel, breiter Rückenmuskel, langer Kopf des Trizeps und vorderer Sägemuskel.*

Ausgangsposition

1 In Rückenlage auf einer Flachbank fassen Sie mit beiden Händen eine Kurzhantel so, dass die Scheibe auf den Handflächen liegt und die Daumen den Griff der Hantel umschließen (kleines Bild rechts). Halten Sie die Arme auf Schulterhöhe hinter dem Kopf. Zur Vorbereitung einatmen.

Übungsausführung

2 Heben Sie nun die Hantel unter gleichmäßigem Krafteinsatz beider Arme in einem halbkreisförmigen Bogen nach oben, bis sie sich über Ihrem Kopf befindet und Ihre Arme senkrecht stehen. Atmen Sie während dieser konzentrischen Phase aus. Anschließend senken Sie die Hantel zurück in die Ausgangsposition, hierbei einatmen.

Tipps und ergänzende Hinweise

- Achten Sie unbedingt darauf, dass die Hantelscheiben sicher befestigt sind.

- Wenn Sie die Arme beim Nach-hinten-Führen im Ellbogengelenk zusätzlich beugen und vor dem Nach-oben-Drücken strecken, wird das Training für den langen Kopf des Trizeps intensiviert.
- Einsteiger oder weniger Geübte sollten diese Übung mit kleinerem Bewegungsradius durchführen. Dabei sollte die Abwärtsbewegung immer langsam und vorsichtig geschehen, um die Flexibilität der Schultergelenke nicht zu überanspruchen.

3 Eine Variante für Fortgeschrittene: Der Oberkörper wird hierbei im Schulterbereich auf eine quer gestellte Bank aufgelegt. Die Brustkorbdehnung ist wesentlich intensiver. Achtung Hohlkreuz! Nur für gesunde Sportler!

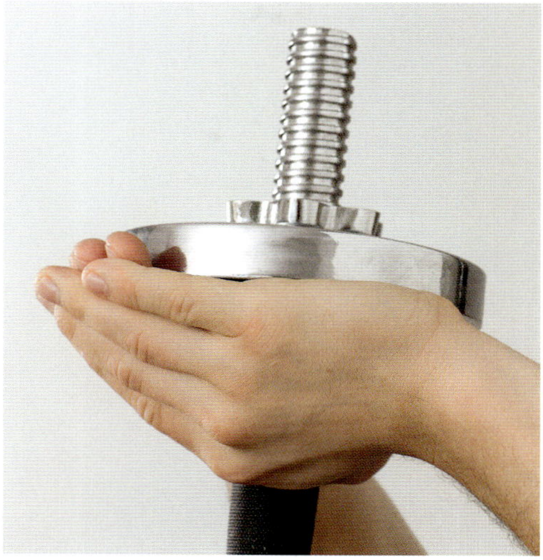

- Die gleiche Übung kann man auch mit einer gewöhnlichen Langhantel oder einer SZ-Hantel durchführen.

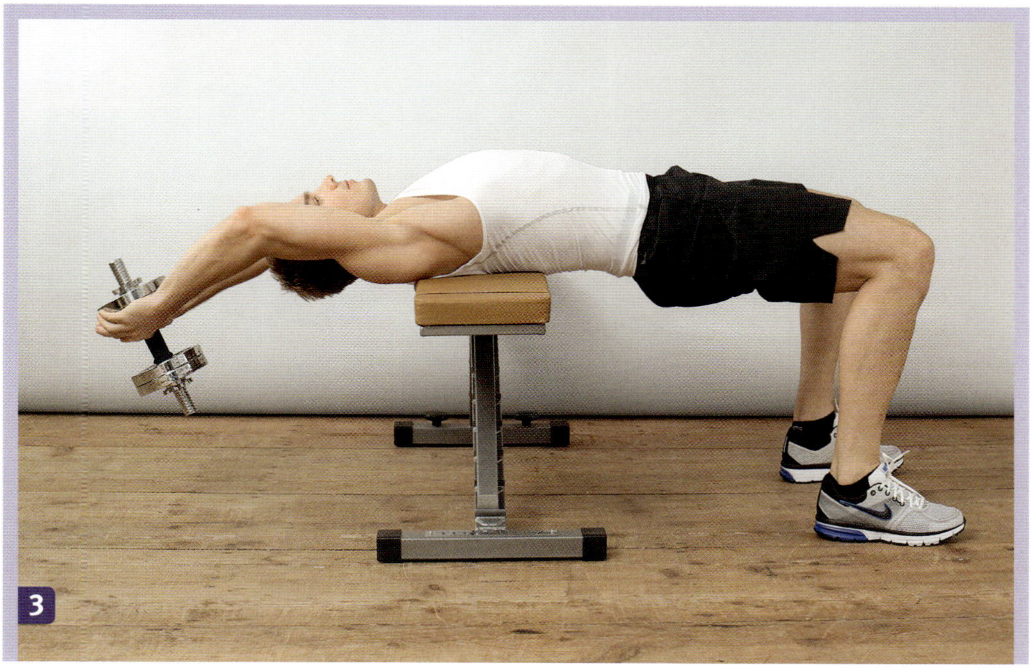

3

Bankdrücken

Trainierte Muskeln: *großer Brustmuskel, dreiköpfiger Armstrecker (Trizeps), Deltamuskel, vordere Fasern.*

Ausgangsposition

1 In Rückenlage auf einer flachen Trainingsbank halten Sie eine Langhantel deutlich mehr als schulterbreit mit Obergriff. Die Beine sind angehoben und die Füße überkreuzt. Für die Ausgangsposition lassen Sie die Hantel bis kurz über den Brustkorb herab. In dieser Stellung sind die Unterarme senkrecht zum Boden, die Ellbogen verlaufen in einer geraden Linie zum Schultergürtel. Atmen Sie zur Vorbereitung ein.

Übungsausführung

2 Mit dem Ausatmen und gleichzeitigen Anspannen Ihrer Bauchmuskulatur stemmen Sie die Hantel gleichmäßig und konzentriert in einer geraden Linie nach oben. In der höchsten Position befinden sich die Arme kurz vor der vollkommenen Streckung. Wenn Sie die Arme oben leicht gebeugt halten, bleibt die Muskulatur unter Spannung und die Gelenke werden geschont. Mit dem Einatmen langsam und kontrolliert wieder senken.

3 + **4** Diese Standardübung können Sie auch auf einer Schrägbank durchführen. Ebenso ist eine negative Einstellung der Trainingsbank möglich, vorausgesetzt, Ihr Modell unterstützt diesen Mechanismus. Mit der Veränderung der Neigung der Lehne verändert sich auch die Aktivität der Muskelfasern in der Brustmuskulatur. Generell gilt: Je höher die Lehne gestellt wird, desto mehr nähert sich die Übung »Bank-

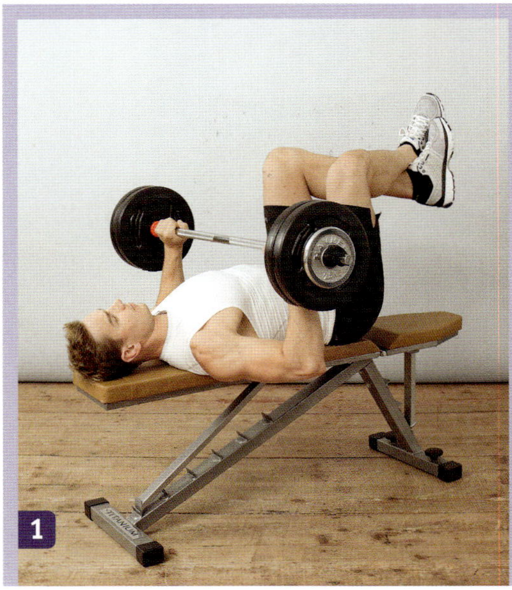

1

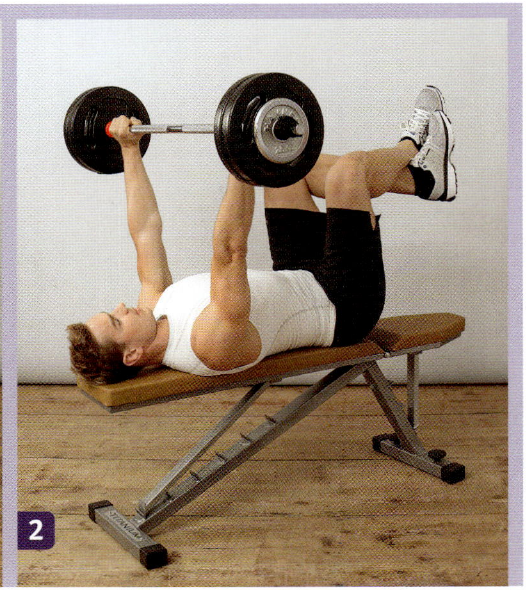

2

drücken« der Übung »Schulterdrücken«. Die muskuläre Hauptbelastung wandert nach oben. Das umfangreichste Training Ihrer Brustmuskulatur erreichen Sie, wenn Sie drei Varianten wählen: die reine Flachbankposition (Lehne 0 Grad), die negative Variante (bis –10 Grad) und die schräge Position der Lehne (etwa 45 Grad).

Tipps und ergänzende Hinweise

- »Bankdrücken« ist die Langhantelübung für die Brustmuskulatur schlechthin. Aufgrund ihres relativ hohen koordinativen Anspruchs und einer gewissen Verletzungsgefahr bei hektischer oder ungenauer Ausführung, sollten Sie es insbesondere als Einsteiger langsam angehen lassen! Üben Sie vorerst nur mit der Hantelstange. Eine professionelle Ausführung wiegt hier allein immerhin schon etwa 20 Kilogramm. Wenn Sie sich der Bewegung sicher sind und die Balanceverhältnisse abschätzen können, beginnen Sie mit leichtem Gewicht und steigern sich behutsam auf Ihr persönliches Trainingsgewicht. Übrigens: Ein hohes Maß an Trainingsqualität wird nicht über das Gewicht bestimmt! Denken Sie stets daran: Nur gesunde und verletzungsfrei trainierende Sportler sind Trainingskollegen immer einen Schritt voraus.
- Wenn Sie sich mit angehobenen Beinen unsicher fühlen, dann stellen Sie die Füße auf der Trainingsbank oder auf dem Boden ab.
- Vermeiden Sie bei allen Variationen die Bildung eines Hohlkreuzes! Am besten spannen Sie in der exzentrischen Bewegungsphase Ihre Bauchmuskulatur an, um einer Fehlstellung der Lendenwirbelsäule entgegenzuwirken.

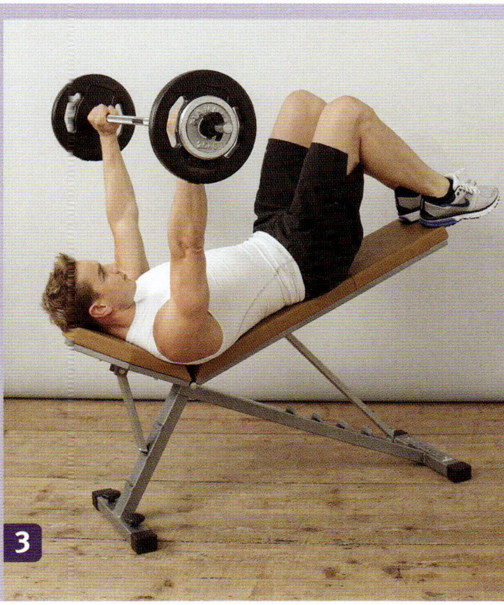

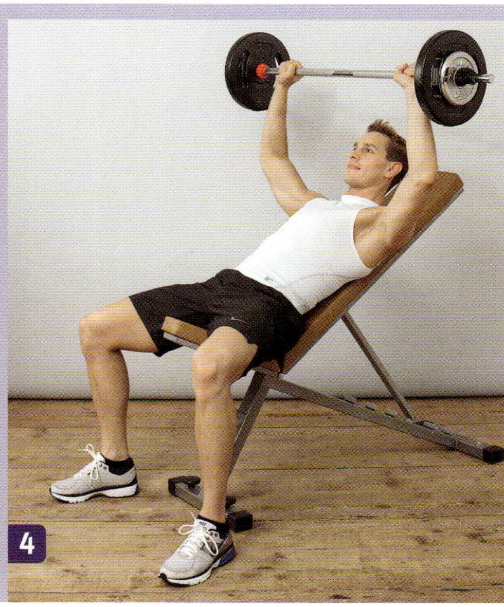

Anatomie Bauch und Taille

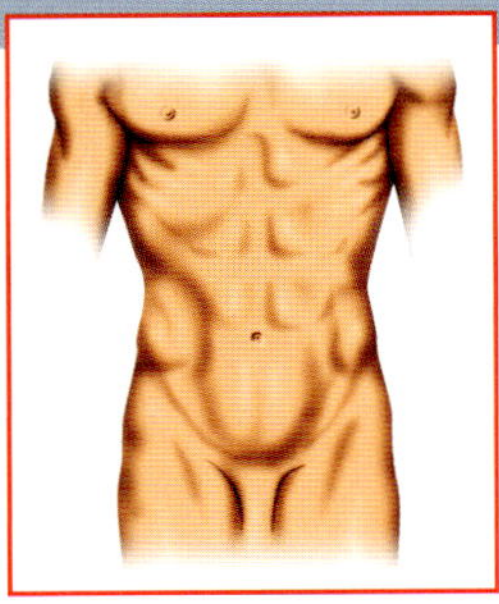

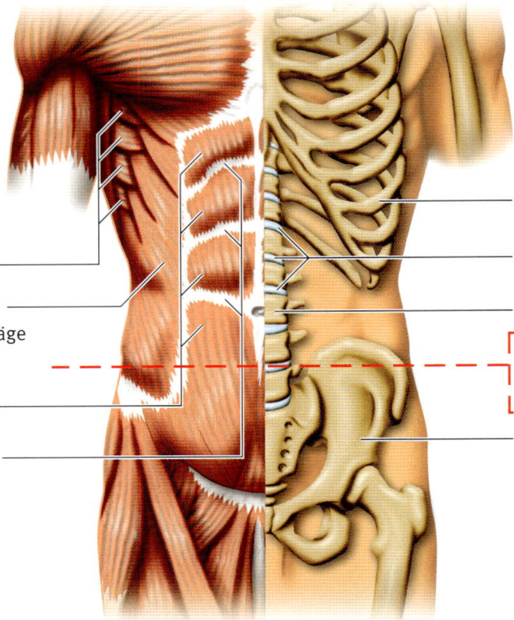

Querschnitt durch die Rumpfwand *(Ansicht von oben)*

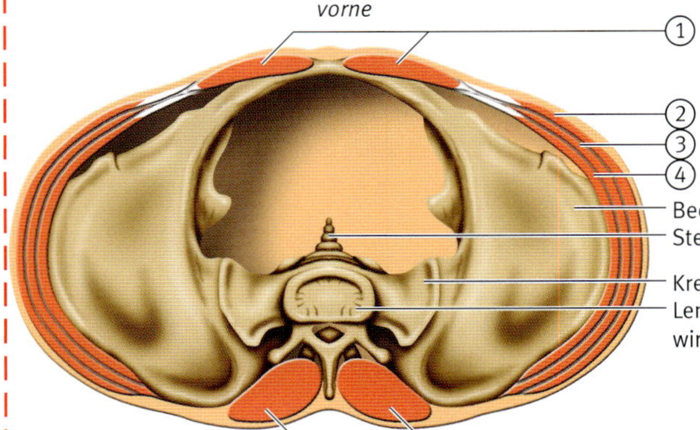

Mit Hilfe eines Querschnitts durch die Rumpfwand und der Betrachtung von oben erkennt man sehr deutlich die verschiedenen Schichten der Bauchmuskeln.

Der gerade Bauchmuskel (1) besitzt 3 – 4 sehnige Querleisten, die den gesamten Muskel in 4 – 5 einzelne Abschnitte (»Six-Pack«) unterteilen. Jeder dieser Abschnitte kann sich isoliert kontrahieren.

Der äußere schräge Bauchmuskel (2) ist der größte aller Bauchmuskeln und liegt am oberflächlichsten. Der in der Mitte liegende innere schräge Bauchmuskel (3) ist der kleinste der drei seitlichen Bauchmuskeln. Wie auch der quer verlaufende Bauchmuskel (4), welcher insbesondere bei der Bauchpresse (Pressatmung) eine entscheidende Rolle spielt, ist er von außen nicht sichtbar und wird gänzlich vom äußeren schrägen Bauchmuskel verdeckt.

Zusammen mit den Rückenstreckern stabilisieren die Bauchmuskeln in erheblichem Maße unseren Rumpf und sind für eine gute Haltung verantwortlich.

Grafische Darstellung der Anatomie von Bauch und Taille

Übungen für Bauch und Taille

Nichts beeinträchtigt unsere Figur mehr als die gefürchteten »Rettungsringe«. Trainieren Sie Ihre Bauchregion also konsequent und diszipliniert!

Basic Crunch

Trainierte Muskeln: *gerader Bauchmuskel, vor allem obere Fasern, innere und äußere schräge Bauchmuskeln.*

Ausgangsposition

1 In Rückenlage auf einer Matte liegend winkeln Sie die Beine an und stellen die Fersen fest auf den Boden auf. Legen Sie eine Hantelscheibe auf den oberen Bereich Ihres Brustkorbes und fixieren Sie diese mit den Armen. Heben Sie den Kopf und ein wenig den Schultergürtel. Bringen Sie Ihre Bauchmuskeln in eine leichte Grundspannung und atmen Sie zur Vorbereitung ein.

Übungsausführung

2 Mit dem Ausatmen und aktivierten Bauchmuskeln heben Sie nun Ihren Oberkörper weiter nach oben in Richtung Decke (siehe Abbildung S. 90). Die Lendenwirbelsäule bleibt am Boden! Anschließend langsam und sorgfältig in die Ausgangsposition senken, hierbei einatmen.

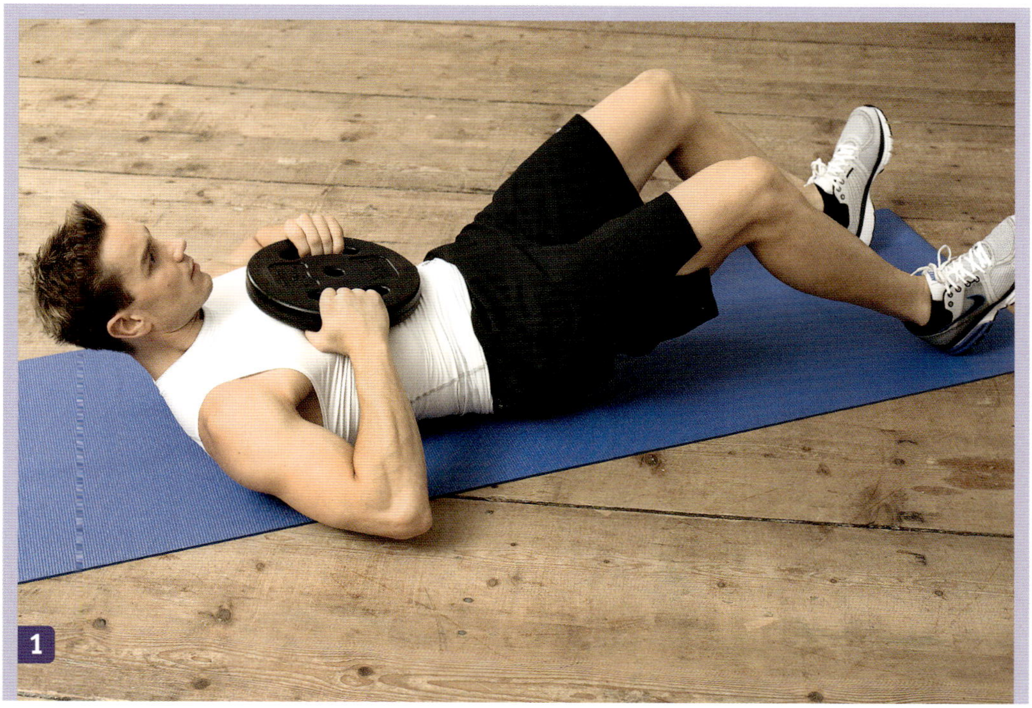

1

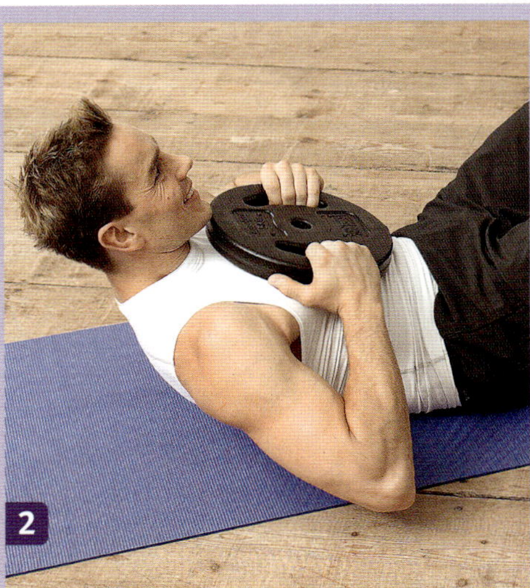

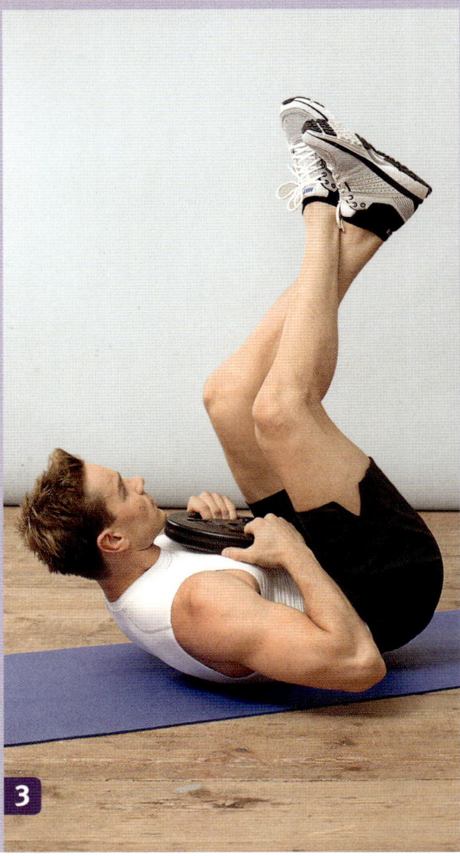

Tipps und ergänzende Hinweise

- Diese Übung – oft auch als »Crunch gerade« bezeichnet – ist der Klassiker für die Bauchmuskulatur schlechthin. Das Training mit Hantelscheibe ist geeignet für Sportler, die schon eine gut trainierte Muskulatur haben. Einsteiger trainieren ohne Hantelscheibe und legen die Hände in den Nacken.
- Trainieren Sie ohne Schwung und achten Sie hierbei stets auf eine ruckfreie und gleichmäßige Bewegung.
- Halten Sie während des gesamten Übungsablaufes Ihre Bauchmuskeln unter Spannung und senken Sie in der Abwärtsbewegung den Oberkörper nur so weit ab, wie Sie diese Spannung beibehalten können. Ein zu tiefes Absinken oder gar Ablegen des Schultergürtels würde dazu führen, dass sich die Bauchmuskulatur dabei zu sehr entspannt.

3 Fortgeschrittene Sportler können eine Variante probieren, die ich »Advanced Crunch« nenne. Diese Übung aktiviert den geraden Bauchmuskel auch vom unteren Bereich her. Überkreuzen Sie dazu Ihre Beine und heben Sie diese bis über Ihren Rumpf an. Während der konzentrischen Bewegungsphase wird zusätzlich das Becken in Richtung Decke angehoben. Hierbei kommt man leicht in Versuchung mit Schwung zu trainieren. Vermeiden Sie dies und führen Sie die Übung ausschließlich mit der Kraft Ihrer Muskeln durch! Halten Sie die Beine stabil über Ihrem Rumpf, während sie zur Decke streben und somit das Becken mit anheben.

Reverse Crunch

Trainierte Muskeln: *gerader Bauchmuskel, vor allem untere Fasern, innere und äußere schräge Bauchmuskeln.*

Ausgangsposition

1 Sie liegen mit dem Rücken auf einer Matte. Klemmen Sie eine Kurzhantel zwischen die Füße und heben Sie die Beine leicht angewinkelt bis über den Rumpf. Die Arme sind im rechten Winkel vom Oberkörper abgespreizt und liegen locker auf dem Boden. Atmen Sie zur Vorbereitung ein.

Übungsausführung

2 Mit dem Ausatmen versuchen Sie nun das Becken vom Boden zu lösen, indem Sie beide Beine nach oben zur Decke ziehen. Einatmen und langsam wieder absenken, ohne jedoch die Spannung in den Bauchmuskeln zu verlieren.

Tipps und ergänzende Hinweise

- Steuern Sie den Impuls der Hebebewegung vom Becken aus.
- Versuchen Sie auf jeden Fall, ohne Schwung zu trainieren, auch wenn es anfänglich etwas schwer sein wird. Integrieren Sie diese Übung regelmäßig in Ihren Trainingsplan. Mit der Zeit werden Sie genügend Kraft aufbauen, um die Übung absolut korrekt durchführen zu können.
- Lassen Sie die Arme möglichst locker! Sie sollten die Bewegung so wenig wie möglich unterstützen. Natürlich dürfen Sie sie zu Beginn etwas einsetzen und sanft gegen den Boden drücken, damit die Übung überhaupt durchgeführt werden kann. Wenn Ihre Bauchmuskeln im Laufe Ihrer Trainingskarriere stärker werden, sollten Sie die Arme nur noch zur Stabilitätsverbesserung einsetzen. Trainieren Sie die ersten Wochen eventuell ohne Hantel.

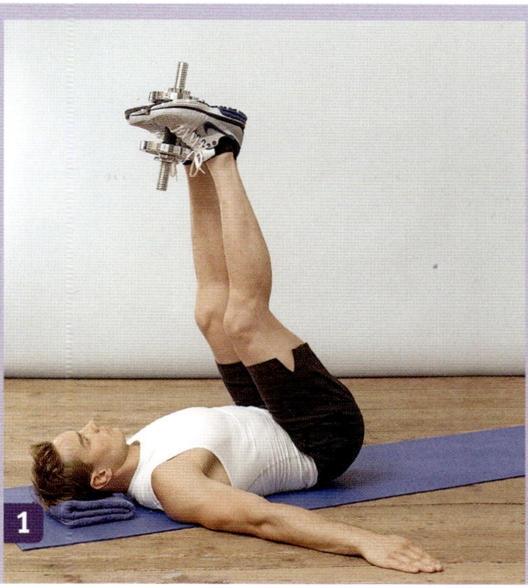

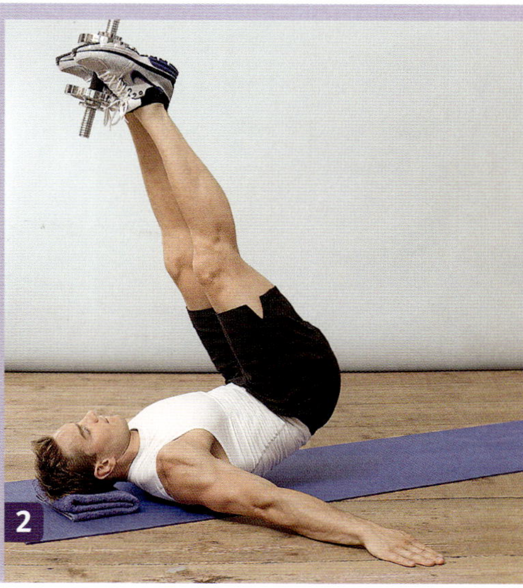

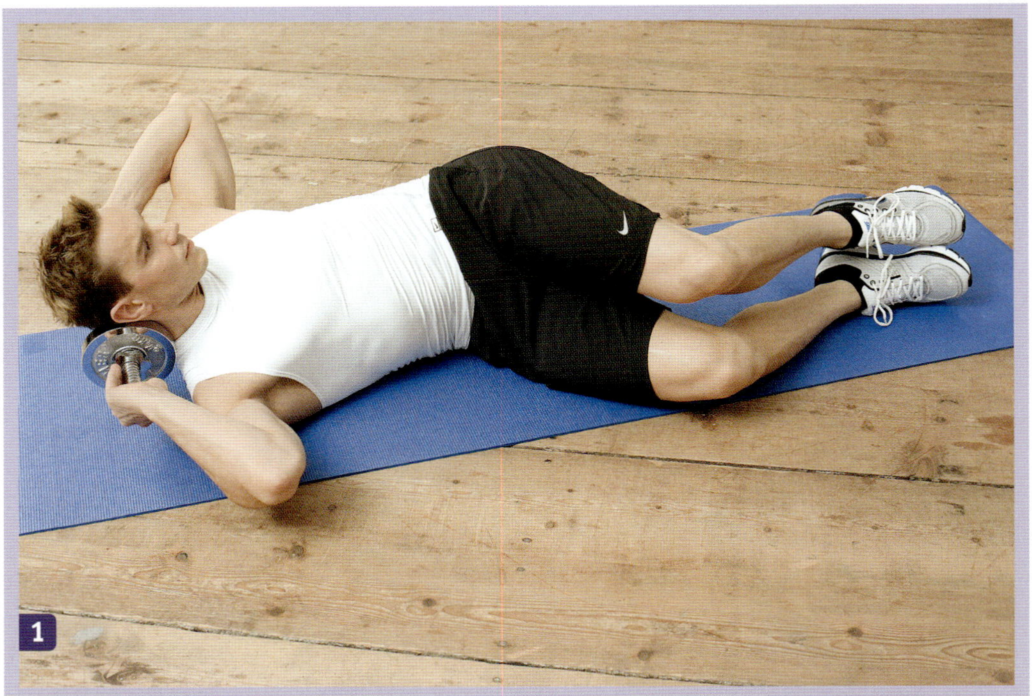
1

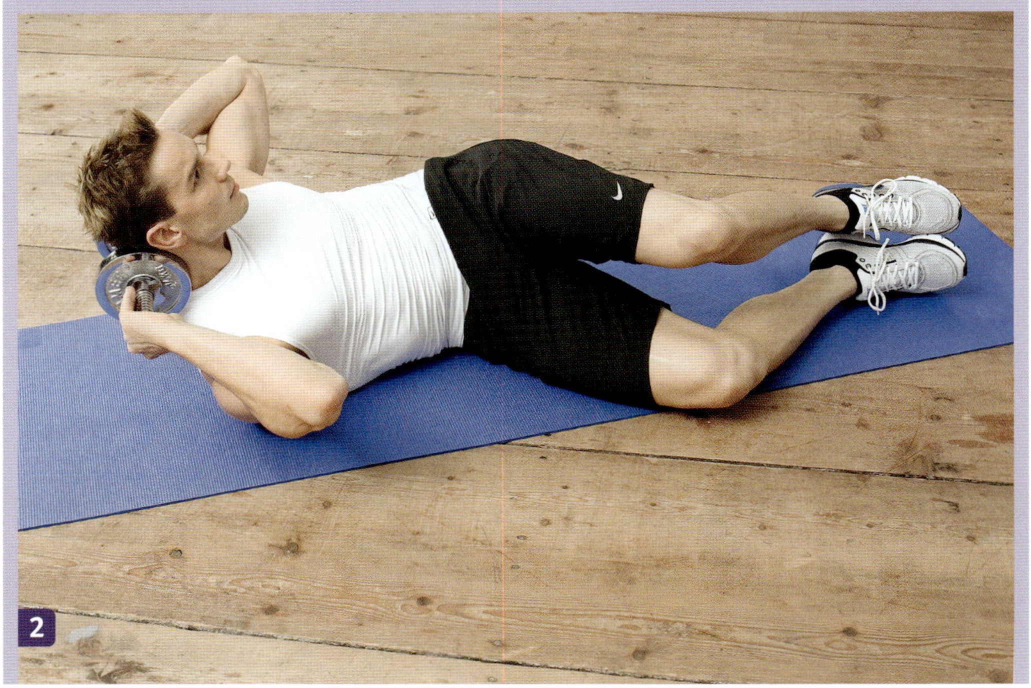
2

Crunch schräg

Trainierte Muskeln: *innere und äußere schräge Bauchmuskeln, gerader Bauchmuskel.*

Ausgangsposition

1 Legen Sie sich auf eine Matte und stellen Sie beide Beine eng aneinander auf. Senken Sie nun die Beine auf eine Seite ab, Füße und Knie bleiben dabei übereinander. Eine Kurzhantel im Nacken halten Sie mit weit geöffneten Ellbogen. Atmen Sie zur Vorbereitung ein.

Übungsausführung

2 Atmen Sie gleichmäßig und etwas forciert aus. Gleichzeitig heben Sie Kopf, Nacken und Brustkorb vom Boden ab. Halten Sie hierbei den Schultergürtel in einer Linie mit dem Boden und die Ellbogen geöffnet. Mit dem Einatmen langsam und kontrolliert in die Ausgangsposition zurück.

3 Als Variation für die schrägen Bauchmuskeln eignet sich der »Beinpendel«. Hierzu klemmen Sie eine Kurzhantel zwischen Ihre Waden und pendeln die angewinkelten Beine nach rechts und links. Achtung: Die Pendelbewegung nur so groß durchführen, wie Sie beide Schultern fest auf der Matte liegen lassen können. Beim Linkspendeln darf die rechte Schulter nicht abheben, beim Rechtspendeln nicht die linke.

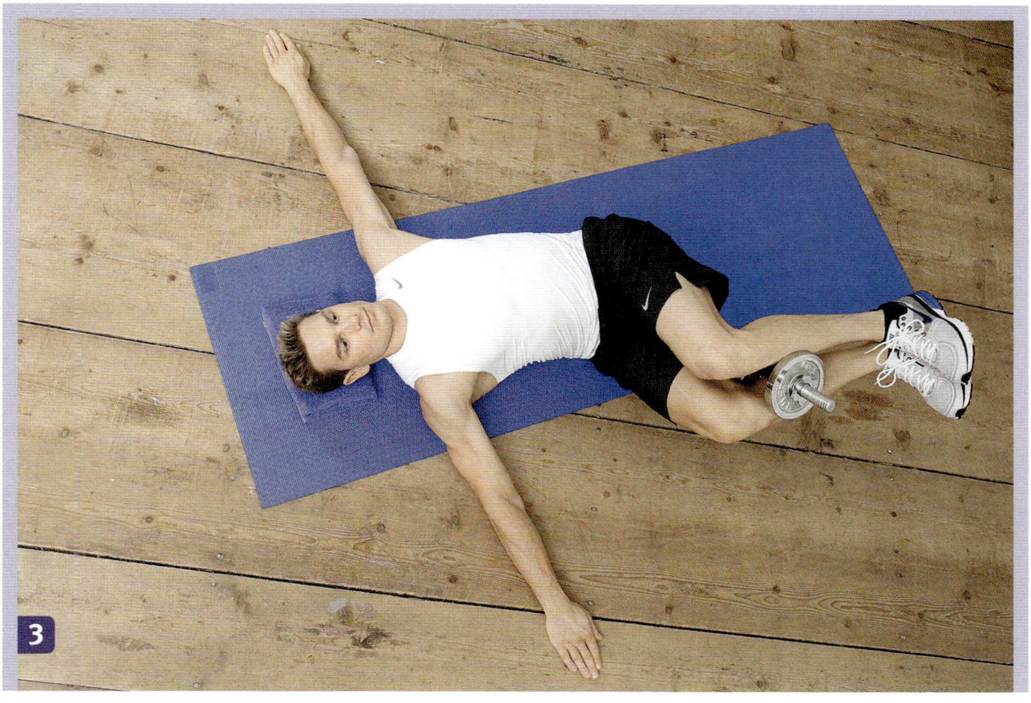
3

Beckenlift seitlich

Trainierte Muskeln: *innere und äußere schräge Bauchmuskeln, insgesamt seitliche, rumpfstabilisierende Muskulatur.*

Ausgangsposition

1 Legen Sie sich seitlich auf eine Matte, stützen Sie Ihren Oberkörper mit dem unteren Arm ab (Seitstütz). Beine und Füße liegen übereinander und sind nach hinten etwa 90 Grad angewinkelt. Die Oberschenkel befinden sich in einer geraden Linie mit dem Rumpf (Bild 3). Halten Sie mit der freien Hand eine Kurzhantel auf dem Becken. Atmen Sie zur Vorbereitung ein.

Übungsausführung

2 Mit dem Ausatmen heben Sie das Becken so weit an, bis der Körper vom Kopf bis zu den Knien eine gerade Linie bildet, ohne dabei mit dem Oberkörper nach hinten oder vorne zu kippen. Führen Sie diese exzentrische Bewegung langsam und ohne Schwung durch. Mit dem Einatmen senken Sie das Becken langsam und ruckfrei zurück in die Ausgangsposition, ohne es jedoch ganz auf dem Boden abzulegen.

4 Sie können die Übung erheblich intensiver gestalten, wenn sie statt mit gebeugten Beinen und abgelegten Knien mit gestreckten Beinen und abgelegten Füßen ausgeführt wird. Hierbei ist es vorteilhaft, wenn die Muskeln der Oberschenkel fest angespannt werden. Dadurch werden die Kniegelenke besser stabilisiert und der komplexe Bandapparat der Knie vor langfristigen Verschleißerscheinungen geschützt.

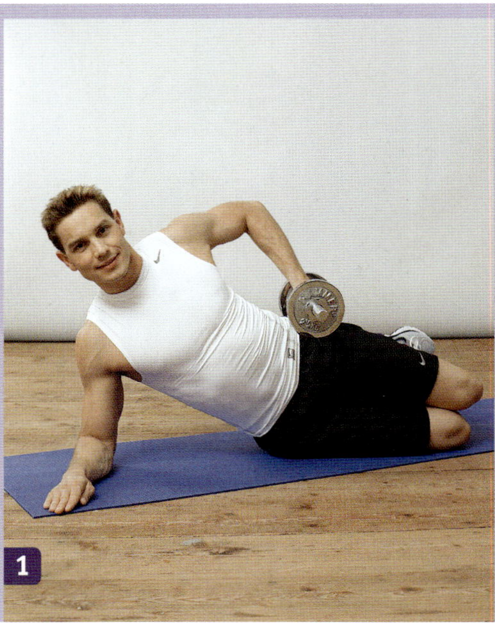
1

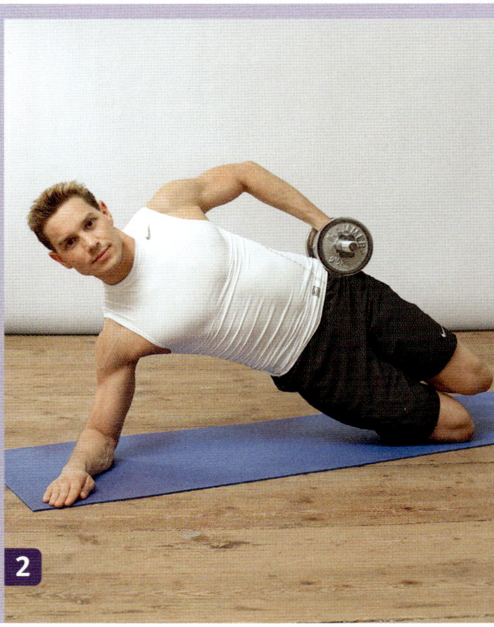
2

Tipps und ergänzende Hinweise

- Vermeiden Sie ein »Versinken in den Schultern«, indem Sie den Abstand von den Ohren zu den Schultern möglichst groß halten.
- Achtung: Die Übung ist für Personen mit Problemen in den Schultergelenken nicht geeignet.
- Achten Sie darauf, dass der Oberkörper muskulär stabil bleibt und die obere Schulter nicht nach vorne kippt.
- Die Intensität der Übung können Sie noch etwas erhöhen, indem Sie die Muskelkontraktion in der höchsten Position des Beckens ein bis zwei Sekunden lang aufrechterhalten.
- Die Übung eignet sich bestens für eine Verbesserung der Konturen des sogenannten Badehosenmuskels.

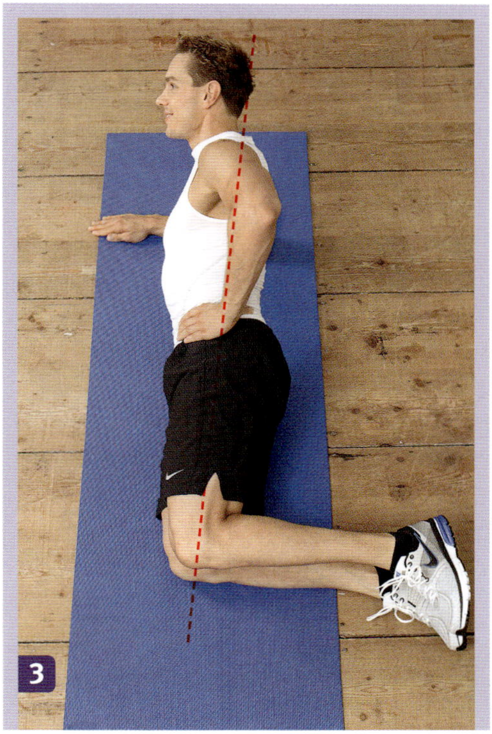

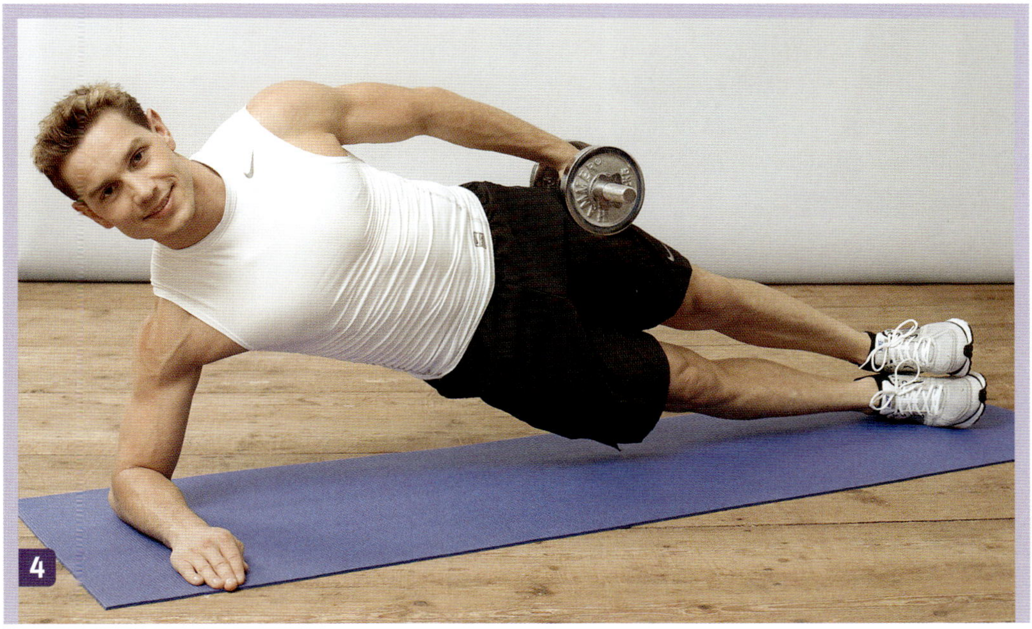

Bauch spezial

Wer kennt nicht die Frage nach dem optimalen Bauchtraining? Wer hätte nicht gerne einen flachen Bauch mit sichtbaren Einschnitten des geraden Bauchmuskels *(M. rectus abdominis)*? Der »Six-Pack« ist insbesondere in der Männerwelt ein heiß diskutiertes Thema und viele Zeitschriften geben die »besten« Tipps für ein entsprechendes Training. Doch irgendwie wollen die Bauchmuskeln nicht immer so wie wir. Woran liegt dies? Mehrere Ursachen muss man in Betracht ziehen.

Unterhautfett

Zum einen kann es sein, dass Sie bereits einen Waschbrettbauch haben, nur ist dieser unter einer zu dicken Fettschicht des Unterhautgewebes im Bereich des Bauches versteckt. In diesem Falle heißt es Ausdauertraining, Ausdauertraining und nochmals Ausdauertraining. In Verbindung mit einer fettarmen Ernährung könnten Sie Ihre Kalorienbilanz derart optimieren, dass die lang ersehnten Sehneneinschnitte bald zum Vorschein kommen.

Einseitiges Training

Zum anderen kann es sein, dass Ihr Training nicht umfassend genug ist bzw. die Übungen immer nur aus einem Winkel heraus absolviert werden. Infolgedessen passiert es, dass auch nur ein bestimmter Bereich der Bauchmuskeln intensiv genug beansprucht wird. Hier heißt das Erfolgsrezept »Vielseitigkeit«.

Vielseitig trainieren

Für die Muskulatur des Bauches stehen uns weit mehr Übungen zur Verfügung, als wir in diesem Buch vorstellen können. Ziehen Sie Ihr komplettes Register und wechseln Sie die Übungen regelmäßig ab. Trainieren Sie nicht nur den geraden, sondern auch die inneren und äußeren schrägen Bauchmuskeln. Absolvieren Sie nicht ausschließlich den »Basic-Crunch«, sondern bauen Sie auch die schwierigere Variante »Reverse-Crunch« in Ihr Programm mit ein. Gehen Sie an Ihre Grenzen, auch wenn es manchmal etwas »brennt«.

Bezugsgelenke

Für eine gleichmäßige Entwicklung der einzelnen Abschnitte des geraden Bauchmuskels, kommt nun aber der entscheidende Tipp. Das Problem, dass meist nur die oberen zwei oder vier »Packs« deutlich zu erkennen sind, wird mit diesem Hinweis hoffentlich bald der Vergangenheit angehören. Dazu eine wichtige Wiederholung: Jeder Muskel zieht über ein Gelenk. Aktivieren wir einen Muskel, nähern sich die Knochenenden, an denen er befestigt ist. Die Frage ist nun mit welchem Gelenk der gerade Bauchmuskel solch eine funktionelle Beziehung eingeht. Die Antwort: mit den Gelenken der Wirbelsäule. Um nun jeden einzelnen Abschnitt des geraden Bauchmuskels *dynamisch* zu beanspruchen, brauchen wir für jeden ein passendes Bezugsgelenk in der Wirbelsäule. Dies erreichen wir mit unterschiedlichen Hub- bzw. Arbeitshöhen. Die Grafik verdeutlicht diesen Zusammenhang. Für den obersten Abschnitt, der wahrscheinlich bei den meisten Sportlern am besten austrainiert sein dürfte, brauchen wir ein höheres Gelenk, als für den mittleren oder den unteren. Wenn Sie nun den »Basic-Crunch« nicht immer nur in einer Standardhöhe absolvieren, sondern unterschiedliche Hubhöhen verwenden und damit auch die restlichen »Bäuche« des geraden Bauchmuskels *dynamisch,* und nicht wie sonst nur *statisch,* trainieren, dürften bald alle einzelnen Abschnitte gleichmäßig entwickelt sein. Aber wie schon erwähnt, werden diese erst sichtbar, wenn das darüber liegende Gewebe weitgehend fettfrei ist.

Der Pilates-Trick

Es gibt noch einen Bauchmuskel, der weniger eine »bewegende« als vielmehr eine »stabilisierende« Funktion hat – der tief liegende quere Bauchmuskel. Wie eine Bauchbinde oder ein schützendes Korsett zieht er um unsere gesamte Taille. Reflektorisch ist er besonders beim Lachen, Husten oder Niesen aktiv. Genau dieser Muskel liegt im Mittelpunkt des Geschehens beim Pilatestraining, da er uns eine schmale Taille beschert. Sie können ihn folgendermaßen in jede Bauchübung zusätzlich integrieren:
Bei jedem Ausatmen, also während der konzentrischen Phase, ziehen Sie den Bauchnabel fließend und kontrolliert fest nach innen bzw. nach hinten zur Wirbelsäule. Beim Einatmen leicht, aber nicht ganz lösen.

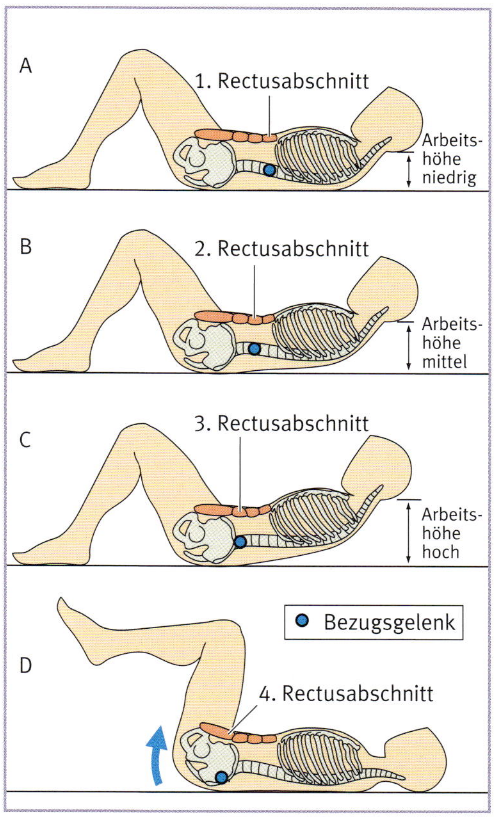

Die einzelnen Abschnitte des Rectus mit seinen Bezugsgelenken der Wirbelsäule

Anatomie Beine und Gesäß

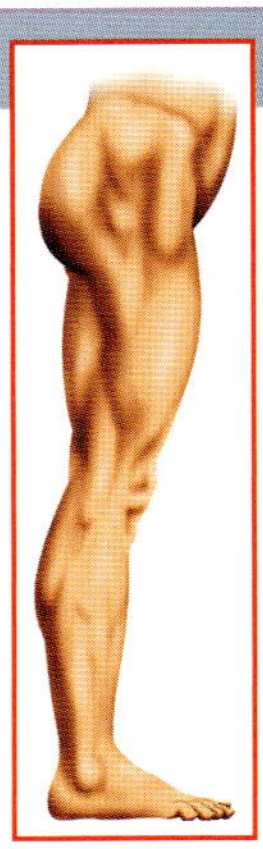

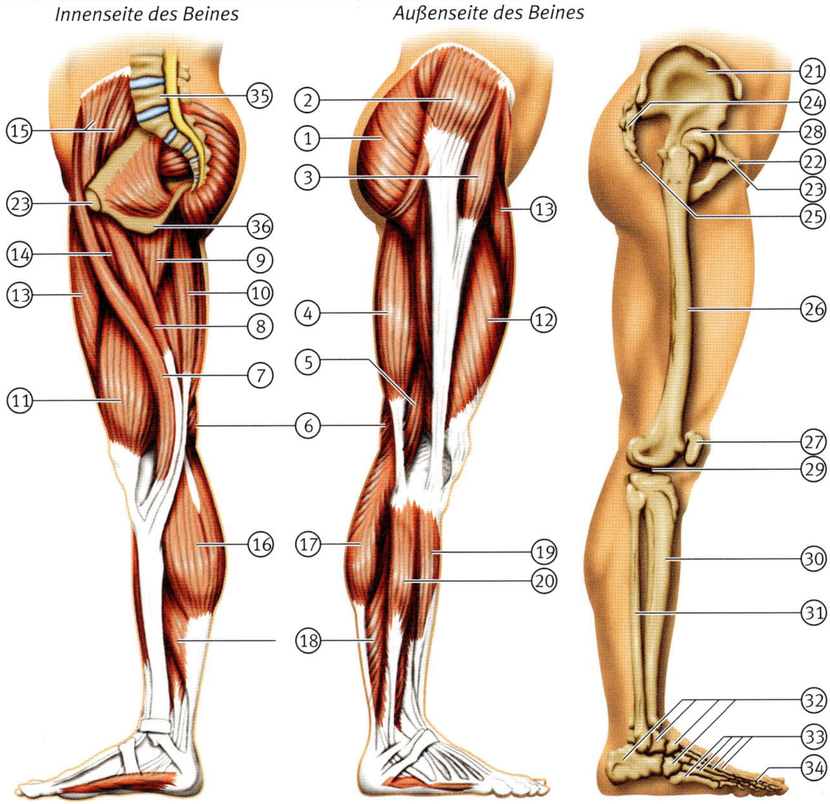

1. großer Gesäßmuskel
2. mittlerer Gesäßmuskel
3. Schenkelbindenspanner
4. langer Kopf des zweiköpfigen Schenkelmuskels
5. kurzer Kopf des zweiköpfigen Schenkelmuskels
6. Plattsehnenmuskel
7. Schneidermuskel
8. schlanker Muskel
9. großer Schenkelanzieher
10. Halbsehnenmuskel
11. innerer Schenkelmuskel
12. äußerer Schenkelmuskel
13. gerader Schenkelmuskel
14. langer Schenkelanzieher
15. Lenden-Darmbein-Muskel
16. innerer Kopf des Zwillingswadenmuskels
17. äußerer Kopf des Zwillingswadenmuskels
18. Schollenmuskel
19. vorderer Schienbeinmuskel
20. langer Wadenbeinmuskel
21. Darmbeinschaufel
22. Schambein
23. Schambeinfuge
24. Kreuzbein
25. Steißbein
26. Oberschenkelknochen
27. Kniescheibe
28. Hüftgelenk
29. Kniegelenk
30. Schienbein
31. Wadenbein
32. Fußwurzelknochen
33. Mittelfußknochen
34. Zehenknochen
35. Lendenwirbelsäule
36. Sitzbeinknochen

Grafische Darstellung der Anatomie von Beinen und Gesäß

Übungen für Beine und Gesäß

Beine und Gesäß werden von vielen verschiedenen Muskeln geformt. Es ist wichtig, dass diese Bereiche umfassend und vor allem in optischer Harmonie mit dem Oberkörper trainiert werden.

Wadenheben

Trainierte Muskeln: *Schollenmuskel.*

Ausgangsposition

1 Setzen Sie sich auf eine Trainingsbank und stellen Sie die Zehenballen auf eine Erhöhung. Legen Sie ein zusammengerolltes Handtuch und darauf eine Langhantel auf den Oberschenkeln nahe den Knien ab. Fixieren Sie diese mit den Händen. Senken Sie beide Fersen Richtung Boden, jedoch ohne sie mit Belastung abzustellen.

Übungsausführung

2 Mit dem Ausatmen drücken Sie beide Fersen so weit wie möglich nach oben in den Ballenstand. Achten Sie auf die gleichmäßige Aktivität beider Wadenmuskeln. Wenn Sie einatmen, senken Sie die Fersen ruckfrei und langsam in die Ausgangsposition zurück.

3 Wadenheben im Sitzen kräftigt vorwiegend den Schollenmuskel, den kürzeren der beiden Wadenmuskeln. Mit der Übungsvariante im Stand kräftigen Sie zusätzlich den Zwillingswadenmuskel.

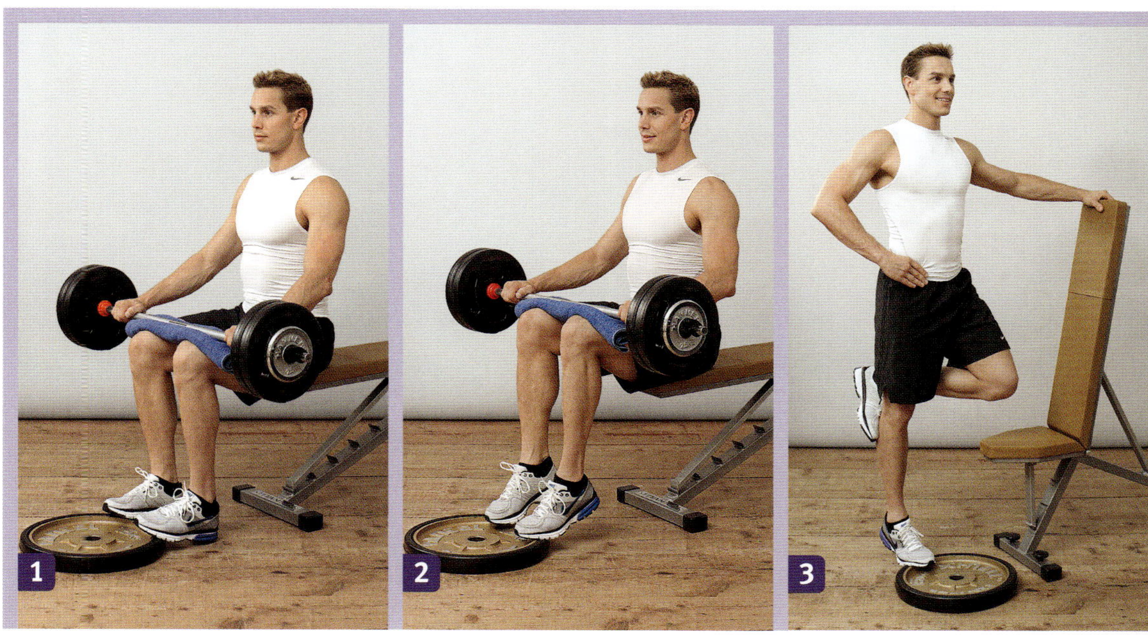

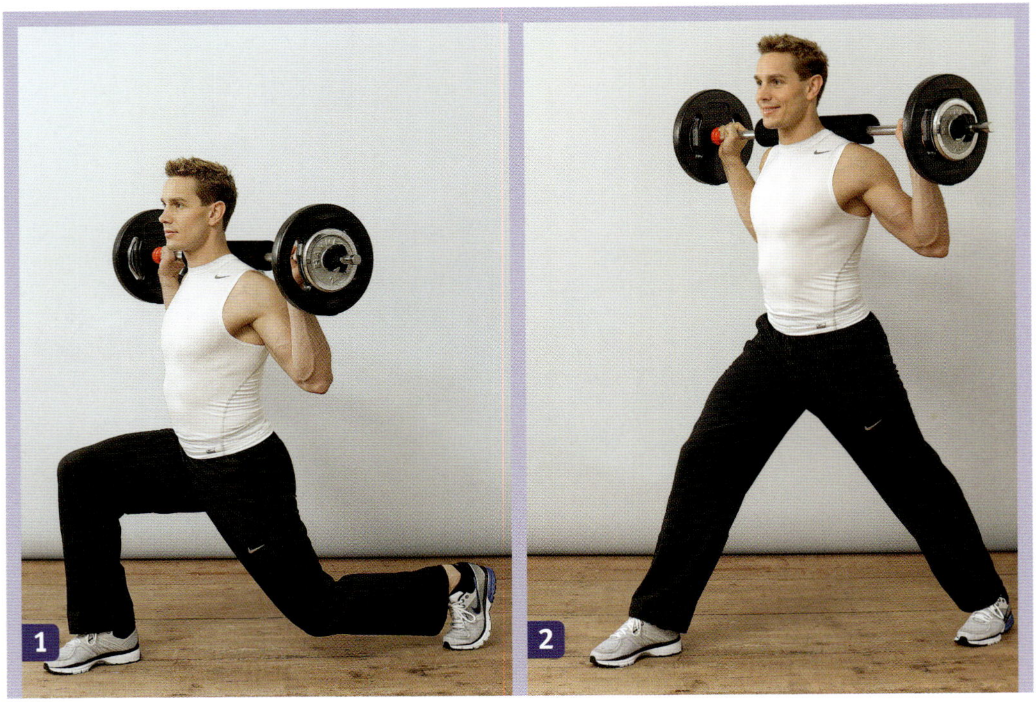

Kniebeuge im Ausfallschritt

Trainierte Muskeln: *vierköpfiger Schenkelstrecker, hüftstreckende Muskeln (großer Gesäßmuskel, Muskulatur der Oberschenkelrückseite).*

Ausgangsposition

1 In weiter Schrittstellung sind beide Beine leicht gebeugt. Der vordere Fuß steht vollflächig und fest, der hintere nur auf dem Fußballen auf dem Boden. Der Oberkörper ist aufgerichtet und gerade, eine Langhantel ist sicher auf Ihrem Nacken positioniert. Zur Vorbereitung atmen Sie ein, beugen beide Beine, bis sich das hintere Knie knapp über dem Boden befindet (nicht ablegen!).

Übungsausführung

2 Mit dem Ausatmen und einem stabilen Rumpf drücken Sie das Gewicht nach oben, bis das vordere Bein fast vollkommen gestreckt ist. Die Trainingsarbeit wird hier hauptsächlich vom vorderen Bein absolviert. Anschließend einatmen, das Bein wieder beugen und zurück in die Ausgangsposition. Trainieren Sie beide Seiten!

Tipps und ergänzende Hinweise

- Verbessern Sie die Stabilität der Schrittstellung durch seitliches Versetzen der Füße. Stehen sie genau hintereinander in einer Linie, ist es schwieriger, das Gleichgewicht zu halten.

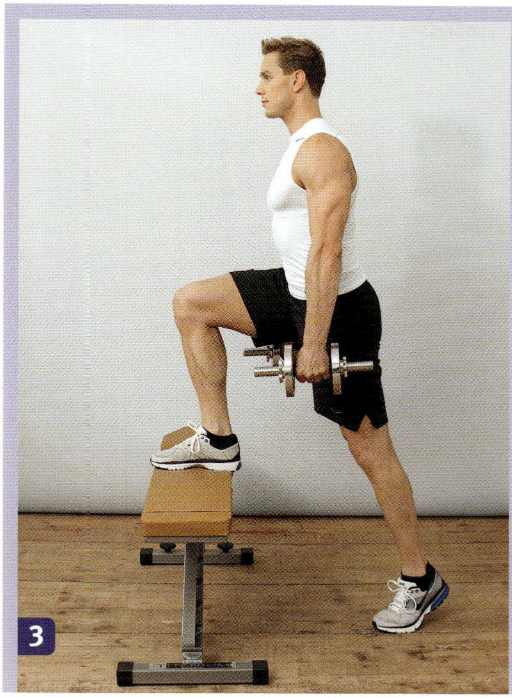

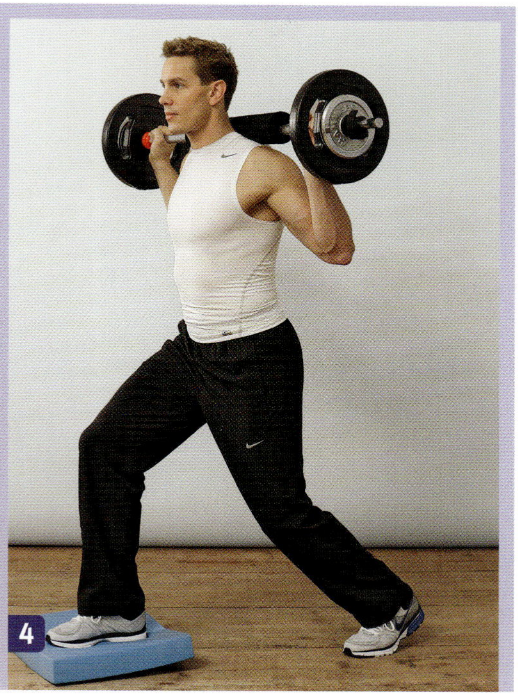

- Das Knie des Trainingsbeines darf in keiner Phase der Bewegung über die Fußspitzen ragen!
- Trainieren Sie äußerst konzentriert, damit Sie nicht aus dem Gleichgewicht geraten! Einsteiger oder weniger Geübte studieren den Bewegungsablauf vorerst ohne Gewichte. Die Tiefe der Kniebeuge entscheidet über die Intensität. Wer die Technik beherrscht, kann mit Gewichten trainieren.
- Halten Sie den Körperschwerpunkt stabil, das Körpergewicht lastet verstärkt auf dem vorderen Fuß.
- In der Phase des Nach-oben-Drückens wird die Ferse des Arbeitsbeines intensiv in den Boden gedrückt, nicht dessen Zehenballen (und auch nicht der hintere Fuß!).

3 Erhöhen Sie den Bewegungsumfang und die Intensität, indem Sie eine Trainingsbank als Treppenstufe verwenden. Achten Sie darauf, dass die Bank stabil steht und nicht verrutschen kann! Am besten mit zwei Kurzhanteln trainieren.

4 Erhöhen Sie die koordinativen Anforderungen und somit die Intensität, indem der vordere Fuß auf einem Balance Pad aufgestellt wird. Achtung: Erst ohne Gewichte einige Zeit üben! Dann eventuell mit Kurzhanteln und erst später mit einer Langhantel im Nacken trainieren. Spüren Sie, wie die Muskeln des vorderen Beines arbeiten und »sich absprechen müssen«, damit die Balance gehalten werden kann. Hier wird

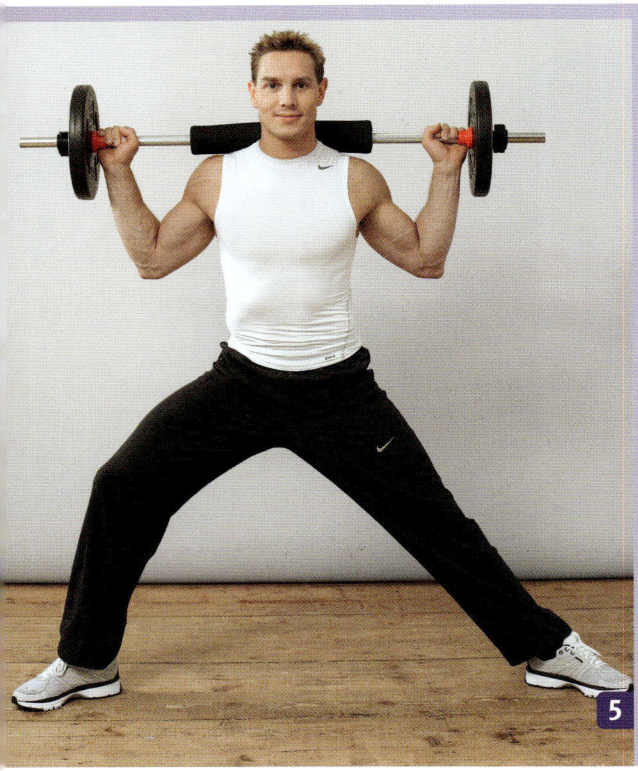

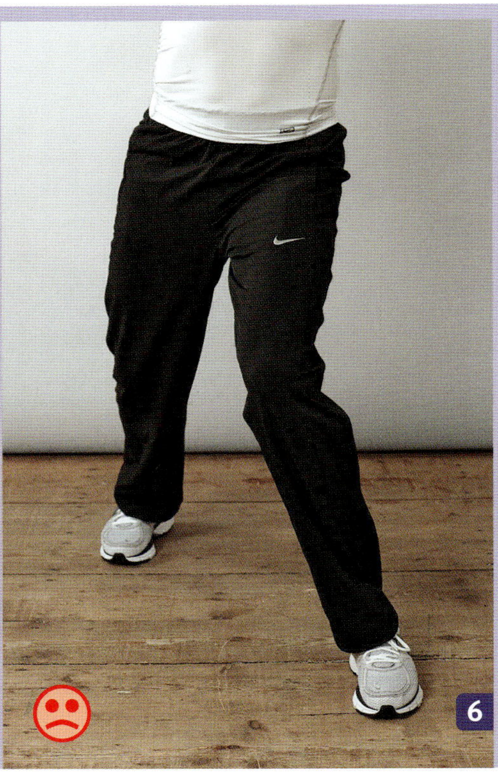

die intramuskuläre Koordination geschult. Mit einiger Zeit gelingt Ihnen dies sicher ganz gut.

5 Eine weitere Variante der einbeinigen Kniebeuge erreicht man mit der lateralen (seitlichen) Ausführung. Dazu stellen Sie sich in eine weite Grätsche, die Fußspitzen sind nach außen gedreht. Beugen Sie beide Beine und halten Sie den Rücken gerade und aufrecht. Verlagern Sie nun das Körpergewicht auf eine Seite, indem Sie ein Bein beugen. Oberkörper aufrecht halten! Hierbei das Knie der Trainingsseite nicht nach innen fallen lassen (X-Bein-Stellung). Anschließend zurück in die Ausgangsposition. Trainieren Sie wechselseitig oder zuerst alle Wiederholungen rechts und anschließend links. Drücken Sie auch hier die Fersen der Trainingsbeine fest in den Boden. Halten Sie die Zehenballen frei von Gewicht und Arbeitsdruck.

6 Achten Sie bei allen Variationen auf eine gerade Beinachse! Das Knie nicht nach außen oder innen fallen lassen. Das Foto verdeutlicht diesen Fehler.

- Ebenso sollte darauf geachtet werden, dass die Ferse des hinteren Beines nicht nach innen abkippt.

Kniebeugen

Trainierte Muskeln: *vierköpfiger Oberschenkelmuskel, hüftstreckende Muskeln (großer Gesäßmuskel, Muskulatur der Oberschenkelrückseite), Rückenstreckmuskulatur.*

Die Übung »Kniebeugen« gilt als Königin im Krafttraining. Keine andere Übung ist technisch gesehen anspruchsvoller. Sie wird Ihnen viel abfordern.
Achten Sie stets auf eine absolut korrekte Bewegungstechnik, denn selbst kleine Fehler können Rücken oder Kniegelenke stark belasten. Eine ausgereifte Technik schützt Sie vor Verletzungen!

Ausgangsposition

1 Stehen Sie etwa schulterbreit mit leicht gebeugten Beinen in der Grundstellung und halten Sie eine Langhantel hinter dem Kopf auf der Nacken- bzw. Schultermuskulatur. Die Füße sind parallel zueinander oder zeigen leicht nach außen. Fassen Sie die Hantelstange mit Obergriff. Die Ellbogen sind weit geöffnet und etwas nach hinten gerichtet. Der Kopf ist gerade, Ihr Blick geradeaus.

Übungsausführung

2 Zur Vorbereitung atmen Sie ein und senken sich gleichzeitig ab, bis die Beine 90 Grad angewinkelt sind. Schieben Sie

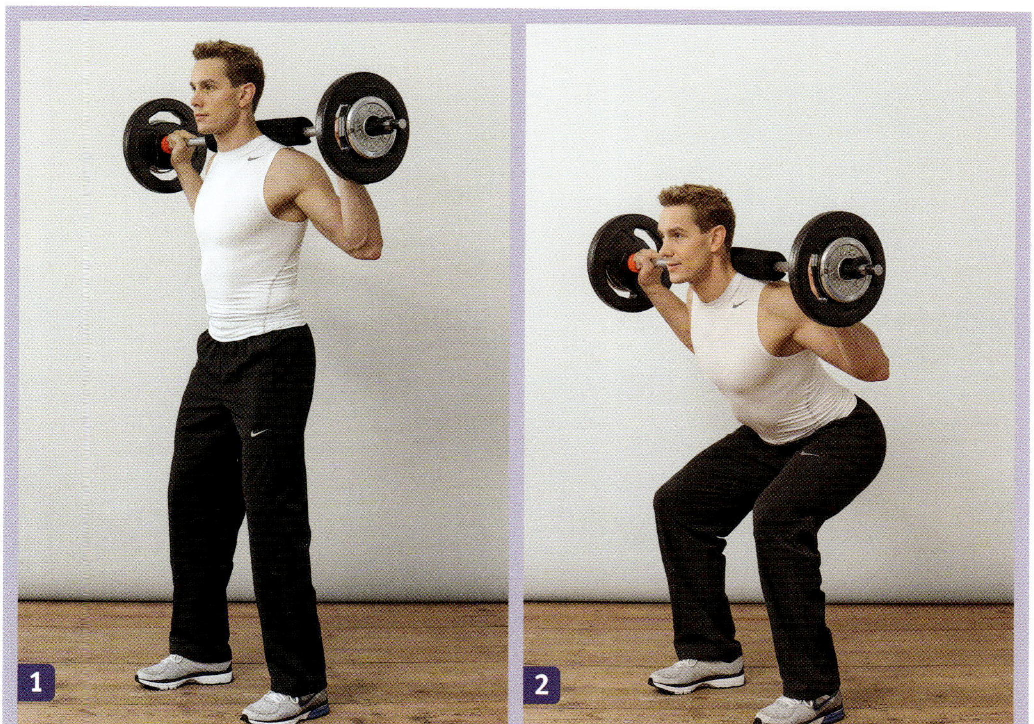

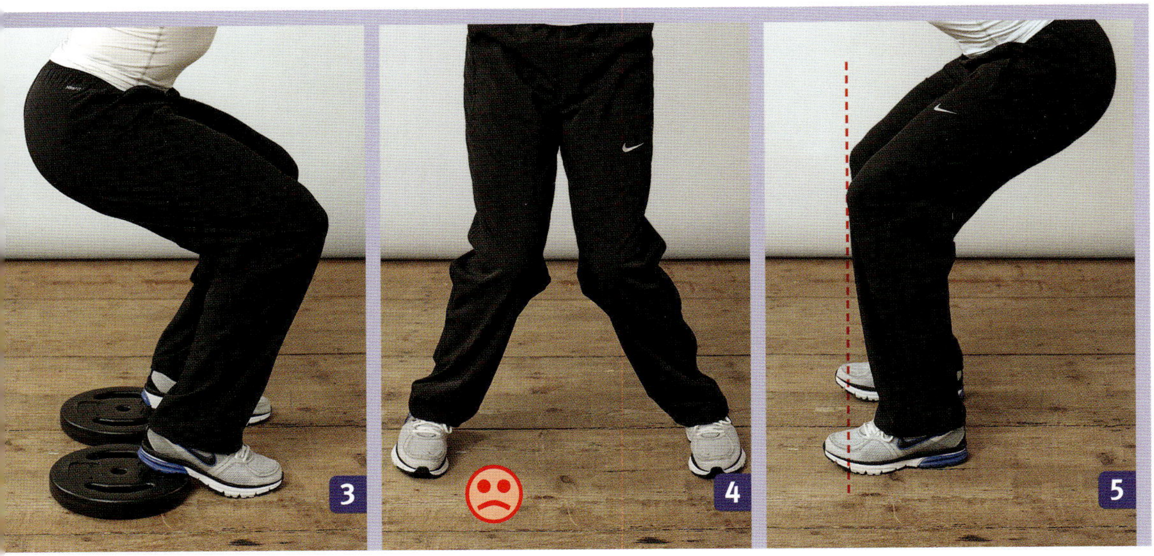

gleichzeitig das Gesäß nach hinten und neigen Sie den Oberkörper mit geradem (!) Rücken etwa 45 Grad nach vorne. Blicken Sie weiterhin nach vorne. Aus dieser tiefen Position richten Sie sich mit dem Ausatmen und angespannten Bauchmuskeln sowie kraftvollem Einsatz Ihrer Bein-, Gesäß- und Rückenmuskulatur wieder auf. Mit dem nächsten Einatmen langsam und kontrolliert wieder absenken.

Tipps und ergänzende Hinweise

- Die muskuläre Aktivität muss besonders in der exzentrischen Phase (Hochstemmen) von beiden Beinen gleichmäßig erfolgen. Wählen Sie ein Trainingsgewicht, das sich an Ihrer »schwächeren« Körperhälfte orientiert!
- Einsteigern wird empfohlen, die Übung zum Erlernen zunächst ohne Hantel durchzuführen. Im nächsten Lernschritt verwenden Sie eine Hantelstange ohne Gewichte, um das Gefühl für das Halten der Hantelstange zu bekommen. Erst wenn der Bewegungsablauf perfekt beherrscht wird, kann mit Zusatzgewicht trainiert werden.

3 Behalten Sie während der Bewegungsausführung stets Kontakt mit dem gesamten Fuß zum Boden. Verlagern Sie Ihr Gewicht nicht auf die Zehenballen, sondern eher auf die Fersen! Bei Bedarf können Sie die Fersen mit zwei Hantelscheiben erhöhen. Auch eine breitere Stellung der Beine erhöht den festen Kontakt der Füße zum Boden.

4 Halten Sie die Beinachsen in einer geraden Linie! Die Kniegelenke dürfen nicht nach innen oder außen fallen.

5 Achten Sie darauf, dass die Knie nicht über die Zehenspitzen ragen.

- Wenn Sie »tiefe Kniebeugen« ausführen, muss Ihre Wadenmuskulatur genügend Dehnfähigkeit aufweisen, damit der feste Kontakt des gesamten Fußes zum Boden nicht verloren geht. Bei mangelnder Dehnfähigkeit verlieren die Fersen den Kontakt und das gesamte Gewicht verlagert sich auf die Zehenballen. Auch hier ist die Erhöhung der Fersen durch ein Brett oder zwei Hantelscheiben ratsam.
- Beim Trainieren mit sehr hohen Gewichten bleibt die Verwendung eines Gewichthebergürtels ein Streitpunkt unter den Experten. Zwar kann ein Gürtel die Stabilisation der Wirbelsäule unterstützen, doch entstehen überall dort, wo man unterstützende Maßnahmen einsetzt – langfristig gesehen – auch Schwachstellen. Im Fitness- oder Breitensport sollte auf einen Gürtel verzichtet und ein solches Gewicht gewählt werden, dass den körperlichen Voraussetzungen angepasst ist. Auf diese Weise wird der Rücken gestärkt und dennoch vor Überlastungsschäden geschützt.

6 Halten Sie den Rücken in jeder Phase der Bewegung gerade!

7 Als Variation können Sie die Hantel auch vorne auf den Schultern auflegen. Mit gekreuzten Armen und angehobenen Ellbogen können Sie das Gewicht fixieren. Diese Übungsvariante sichert eine gerade Rückenhaltung, da mit rundem oder zu weit nach vorn geneigtem Rücken die Hantelstange weggleiten würde.

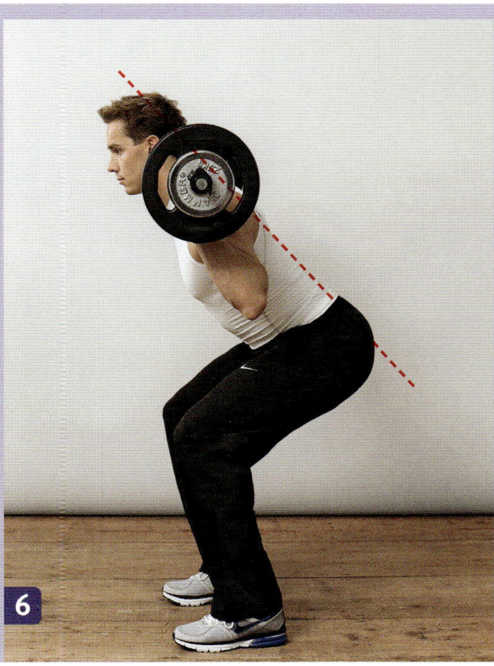

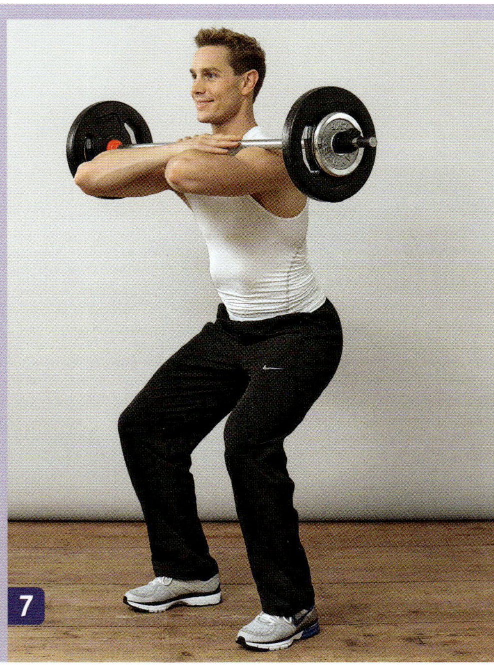

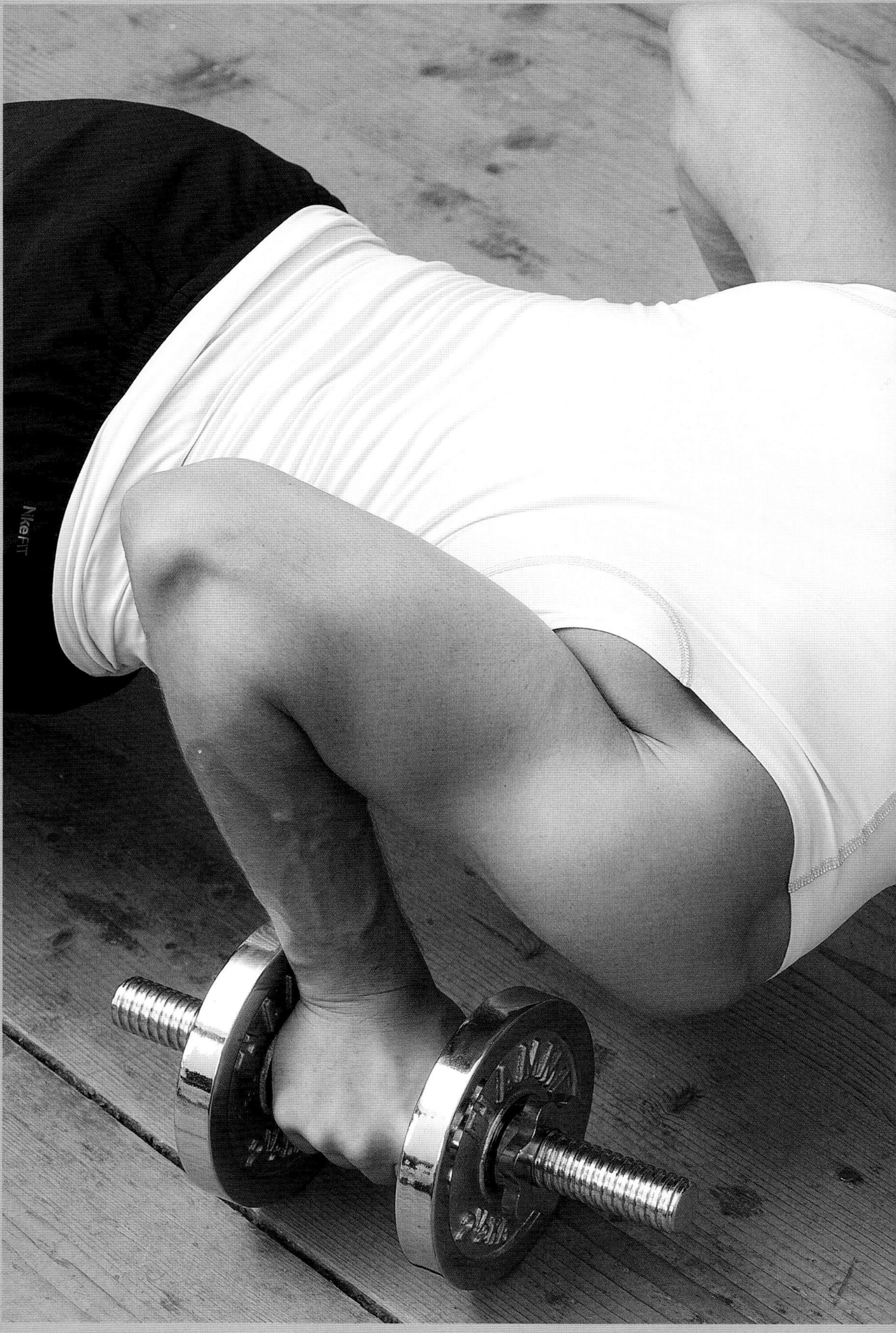

Kombi-Übungen

Erstmalig auf dem deutschen Buchmarkt werden Ihnen in dieser Trainingslektüre zusammengesetzte Übungen vorgestellt. Man nennt sie Kombi-Übungen bzw. Compound-Moves. Obwohl sie vielerorts schon angewendet werden, scheinen sie häufig etwas unkoordiniert oder wie bei einer Lotterie nach dem Zufallsprinzip zusammengestellt. Sie gehören nun zu den ersten Hantelsportlern, die Kombi-Übungen mit System praktizieren und mit dem notwendigen Know-how gewollt und wissend zusammenstellen werden.

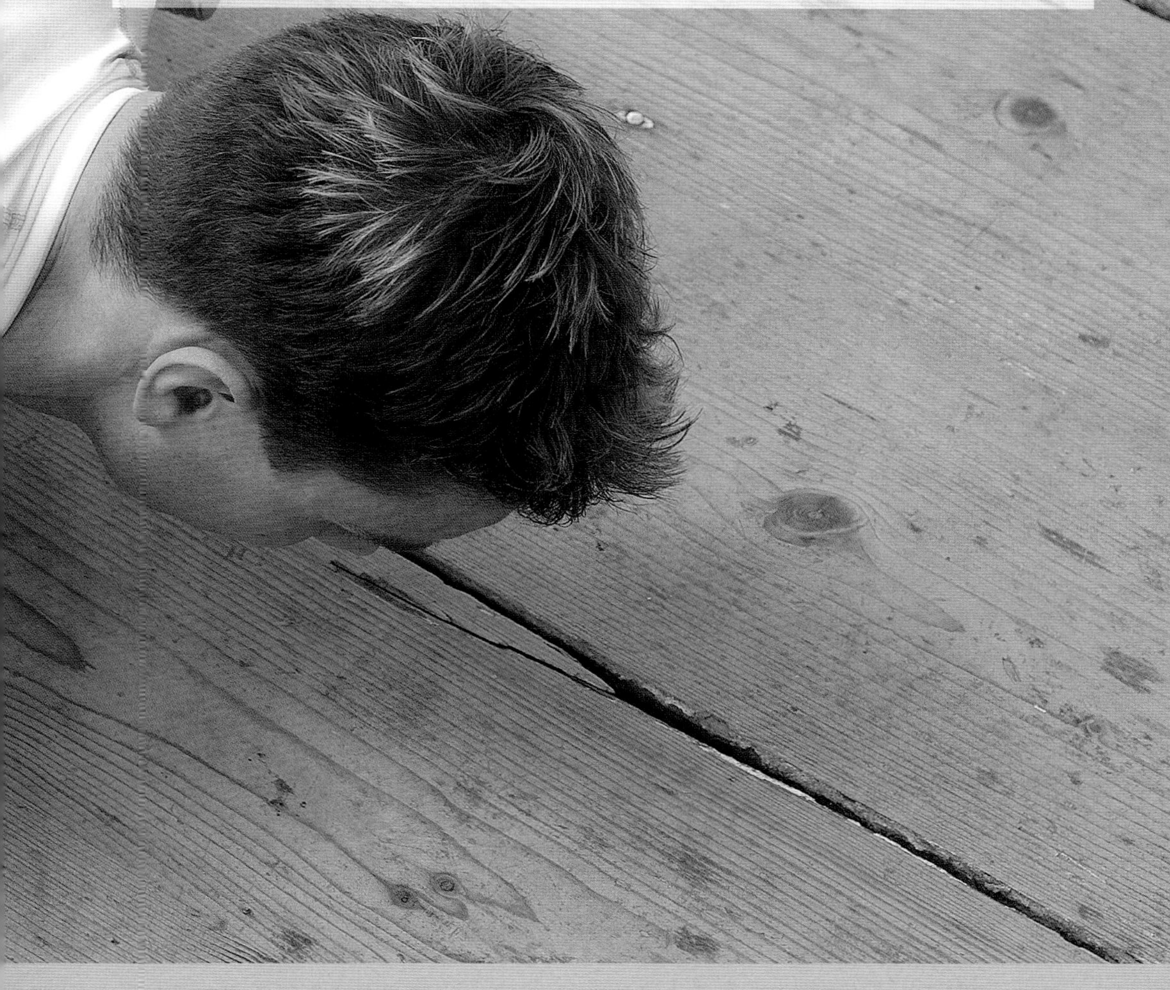

Einführung

Kombi-Übungen sind Bewegungen bzw. Einzelübungen, die sinnvoll und nach bestimmten Regeln verbunden werden und somit den Bewegungsfluss erweitern. Systematisch aufgebaut, können sie in einer einzigen Folgekombination durchgeführt werden.
Der große Vorteil ist der, dass man mit einer sinnvollen Auswahl in relativ kurzer Zeit den ganzen Körper trainieren kann. Mit Kombi-Übungen wird das Hanteltraining noch abwechslungsreicher. Jedoch besitzen sie auch einen wesentlichen Nachteil: Sie sind teilweise nur für geübte und fortgeschrittene Sportler geeignet. Jede einzelne Übung muss nämlich perfekt beherrscht werden, bevor man sie zu einer großen Übung zusammenfügt. Je mehr Übungen man im Laufe seiner Hantelkarriere kennenlernt, desto mehr Möglichkeiten hat man auch bei der Zusammenführung zu Kombi-Übungen.
Wichtig: Alle Kombi-Übungen sollten zuerst mit einem leichten Gewicht geübt werden, bevor sie mit »heavy weights« durchgeführt werden!
Generell unterscheide ich zwei unterschiedliche Arten von Kombi-Übungen: die einfachen und die komplexen.

Einfache Kombi-Übungen

Damit ist eine einzige Verbindung gemeint, was wiederum bedeutet, dass höchstens zwei Einzelübungen mithilfe *einer* Verknüpfung miteinander kombiniert werden. Dabei ist es nicht relevant, ob die Einzelübungen ein- oder mehrgelenkig sind, welche Muskeln beansprucht werden oder wie kompliziert sie sind.

Komplexe Kombi-Übungen

Kennzeichnend ist eine mehrfache Verbindung von Einzelbewegungen bzw. -übungen. Es bestehen also mindestens *zwei* Verknüpfungen. Demnach muss eine komplexe Kombi-Übung aus mindestens drei oder mehr Einzelübungen bestehen. Für den Sportler bedeutet dies, dass die Bewegungen noch komplexer werden, noch mehr Muskeln und Muskelgruppen innerhalb einer Übung beansprucht werden und die Übung insgesamt wesentlich anspruchvoller wird. Auch hier macht es keinen Unterschied, ob ein- oder mehrgelenkige Übungen zusammengefügt werden. Häufig ist es auch so, dass eine Übung durch Zusammenführung erst mehrgelenkig wird.
Würde nun ein Sportwissenschaftler die Kombi-Übungen näher untersuchen, könnte er sicher Gefallen daran finden, noch weitere Unterscheidungen oder Kategorien aufzustellen, um diesem Thema ein tiefer greifendes Einteilungssystem zu verleihen. Gerne bin ich mit ein paar Ideen behilflich.
Kombi-Übungen unterscheiden sich weiterhin dahingehend, ob

- nur der Oberkörper mit seinen Extremitäten oder

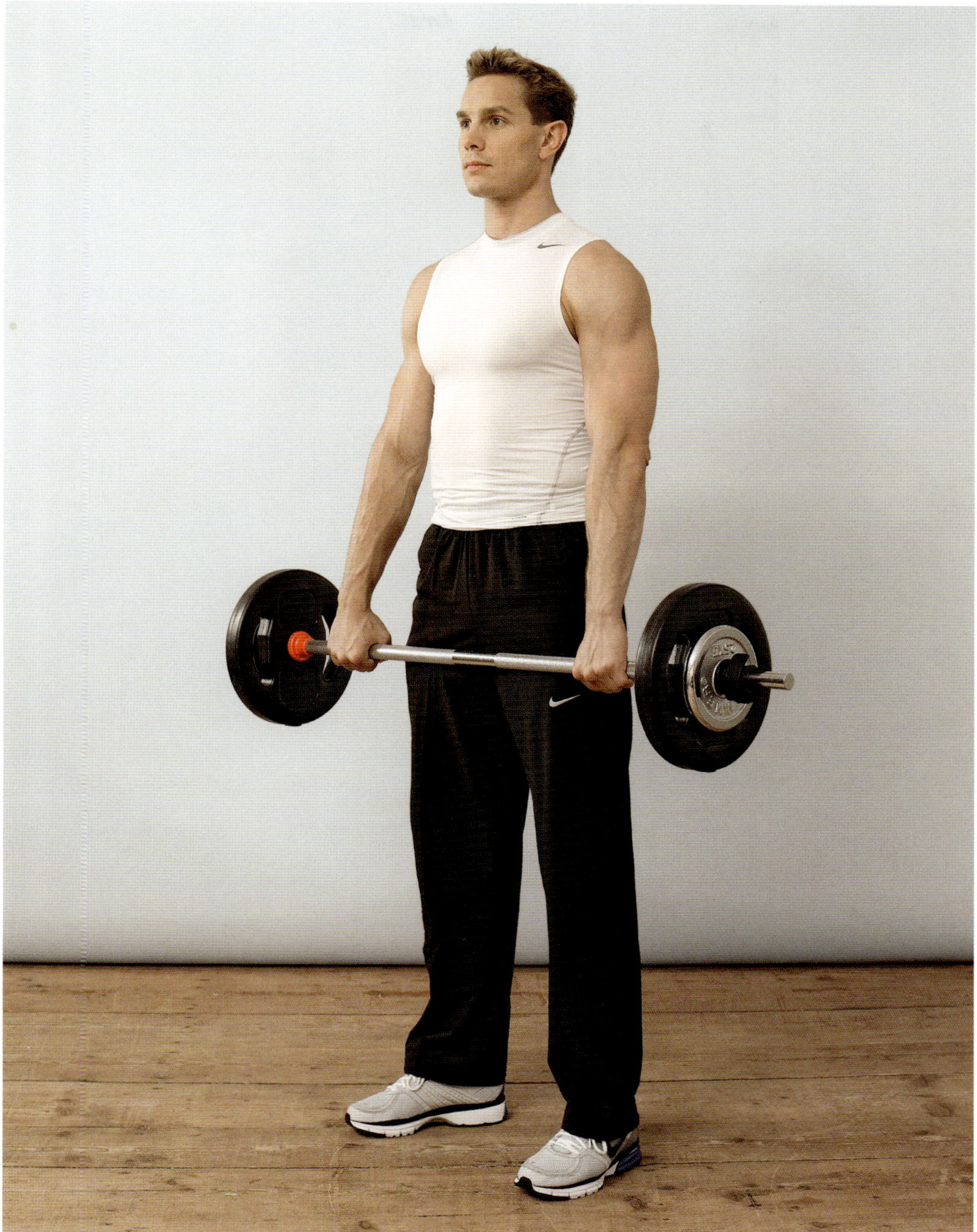

Die klassische Grundstellung mit der Langhantel ist eine beliebte Startposition für Kombi-Übungen.

- nur der Unterkörper mit seinen Extremitäten beansprucht wird,
- nur Einzelübungen zusammengefügt werden, die eingelenkig sind, oder
- sie nur zweigelenkig sind,
- sie mit Kurzhanteln oder
- mit einer Langhantel durchgeführt werden,
- sie im Sitzen oder
- im Stand absolviert werden,
- beide Körperhälften gleichmäßig trainiert werden oder
- die gleiche Kombi-Übung nochmals auf die andere Seite durchgeführt werden muss, um in der Balance zu trainieren, usw.

Welches Gewicht?

Bei manchen Kombi-Übungen entsteht ein kleines Problem, nämlich das der passenden Gewichtsauswahl. Bedienen wir uns dazu einer Kombination aus unserem Übungskatalog, der einfachen Kombi-Übung 5 auf Seite 120. Nehmen wir an, Sie absolvieren den klassischen »Hammercurl« mit zwei 10-kg-Kurzhanteln. Ihre Oberarmmuskulatur bewältigt mit diesem Gewicht locker 10 Wiederholungen. Für das »Seitheben« verwenden Sie gewöhnlich ein niedrigeres Gewicht, da die Deltamuskulatur in einem anderen Hebel arbeitet und normalerweise nicht das gleiche Gewicht bewältigen kann. Vergleichsweise könnten dies aber immerhin 8 kg sein. Um nicht zu vergessen: Wir trainieren stets ohne Schwung oder Abfälschbewegungen! Wenn Sie jetzt beide Einzelübungen zu einer Kombi-Übung kombinieren und 10-kg-Hanteln verwenden, würde die Schultermuskulatur zu früh schlapp machen. Verwenden Sie 8-kg-Hanteln, wäre die Intensität für den Oberarm zu gering. Was nun?

Damit eine zusammengesetzte Übung für alle beteiligten Muskelgruppen effektiv ist, sollte man sich möglichst am schwächsten teilhabenden Muskel orientieren, um diesen mit einem zu hohen Gewicht nicht zu überfordern bzw. sich nicht zu verletzen. Mit einem niedrigen Gewicht sind dann zwar die leistungsfähigeren Muskeln unterfordert, doch dieses Problem kann man einfach umgehen. Die Teilbewegung, die den stärkeren Muskel beansprucht, wird mehrmals hintereinander durchgeführt, bevor man in die nächste Teilbewegung für einen schwächeren Muskel geht. Bei unserem Beispiel bedeutet dies, dass wir innerhalb einer kompletten Wiederholung bzw. eines ganzen Bewegungsdurchlaufes zwei Mal den »Hammercurl« und nur ein Mal das »Seitheben« absolvieren.

Nichts übereilen!

Ich persönlich trainiere unheimlich gerne mit Kombi-Übungen. Sie verleihen dem Training eine interessante Dynamik, sie sind unheimlich effektiv und ich spare viel Zeit. Die vielen Vorteile, die uns diese Übungen liefern, verleiten jedoch auch leicht dazu, etwas übermütig zu werden. Schnell wird alles Mögliche ausprobiert, die

Gewichte werden voreilig erhöht und akrobatische Bewegungskombinationen zusammengestellt. Das ist natürlich nicht Sinn der Sache! Noch mehr als bei den einfachen Übungen zählt hier die Qualität jeder einzelnen Bewegungsphase. Sie bekommen keinen Preis, wenn Sie die ausgefallensten Kombi-Übungen entwickeln. Natürlich ist Kreativität gefragt, jedoch sollte man stets das Machbare bevorzugen und keine unnötigen Experimente wagen.

Aufbau der Übungen

Insgesamt werden sechs einfache und zwei komplexe Kombi-Übungen vorgestellt. Aufgrund der Vielzahl an sinnvollen Kombinationen ist dies natürlich nur ein kleiner Teil des Möglichen. Mit dieser Vorauswahl soll Ihnen lediglich das System im Allgemeinen vorgestellt werden, damit Sie im Anschluss daran Ihre eigenen, den Trainingszielen und dem Leistungsniveau angepassten Übungsverbindungen gestalten können. Wenn Sie sich mit diesem Kapitel einige Zeit beschäftigen, werden Sie bald eine große Menge an eigenen Kombi-Übungen zu Ihrem Übungsrepertoire zählen können. Und eines kann ich Ihnen sicher versprechen – es macht irre viel Spaß, mit diesen Kombinationen zu trainieren, und noch viel mehr, eigene Kreationen mit Freunden oder Trainingspartnern zu entwickeln. Vor allem das Erarbeiten eigener Bewegungsfolgen (hierzu mehr auf den Seiten 128 und 129) führt dazu, dass man in Zukunft nicht mehr nur einfach »trainiert«, also Hantel heben, Hantel senken, Hantel heben, usw. Man setzt sich vielmehr bewusst mit den Möglichkeiten des Trainingsgerätes und seinem eigenen Körper auseinander. Darunter verstehe ich auch »Training mit Köpfchen«.

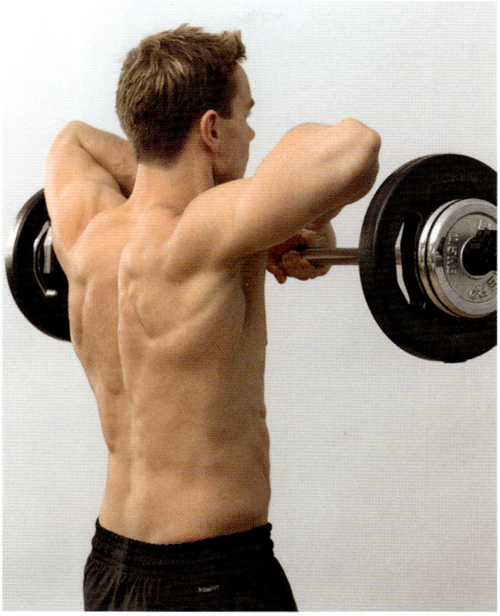

Kombi-Übungen ermöglichen ein kurzweiliges und effektives Hanteltraining.

Kombi-Übungen sind etwas schwieriger in Wort und Bild zu erläutern. Es ist deshalb besonders wichtig, dass Sie sich die Abbildungen genau betrachten und den Text aufmerksam lesen. Da die Übungen von mehreren Fotos begleitet werden und zu jedem Bild ein Begleittext formuliert wurde, werden jedoch sicher keine Probleme auftauchen. Sie sind ohnehin ein geübter Hantelsportler und kennen die Übungen bereits im Einzelnen.

Einfache Kombi-Übung 1

Vorwiegend beanspruchte Muskeln: *zweiköpfiger Armmuskel (Bizeps), Deltamuskel, Trapezmuskel, dreiköpfiger Armmuskel (Trizeps).*

Unsere erste zusammengesetzte Übung besteht aus einem beidarmig durchgeführten »Armcurl mit Außenrotation« und dem »Schulterdrücken«.

1 In der Grundposition fassen Sie zwei Kurzhanteln mit Neutralgriff seitlich am Becken. Atmen Sie zur Vorbereitung ein.

2 Mit dem Ausatmen beugen Sie beide Arme und heben zeitgleich Ihre Ellbogen an, sodass sich die Hanteln etwa auf Schulterhöhe befinden. Mit der Beugebewegung führen Sie eine über den kompletten Bewegungsradius kontinuierliche Rotation in den Unterarmen durch. Sie halten die Hanteln nun im Untergriff vor dem Körper.

3 Atmen Sie ein und führen Sie beide Hanteln in einer halbkreisförmigen Bewegung nach außen zur Seite. Die Oberarme stehen nun parallel zum Boden, die Ellbogen sind geöffnet und befinden sich etwa in Höhe der Schultergelenke.

4 Mit dem nächsten Ausatmen stemmen Sie beide Hanteln gleichmäßig nach oben, bis Ihre Arme fast gestreckt sind.

Mit dem Einatmen senken Sie die Hanteln langsam und kontrolliert zurück in die Position 3, anschließend atmen Sie aus, führen die Arme wieder vor den Körper (Foto 2) und senken die Gewichte mit dem darauf

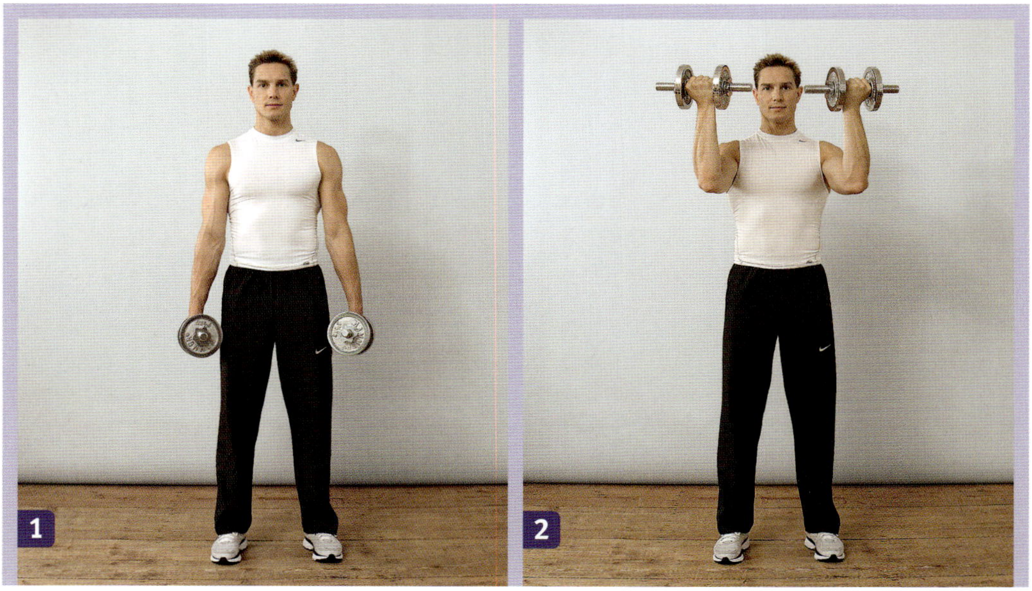

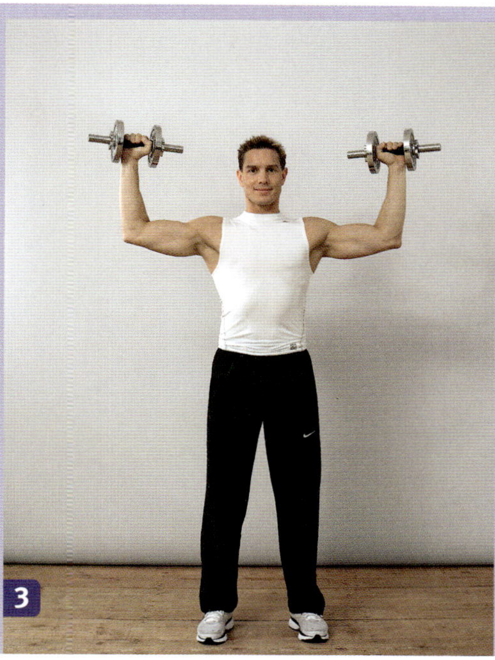

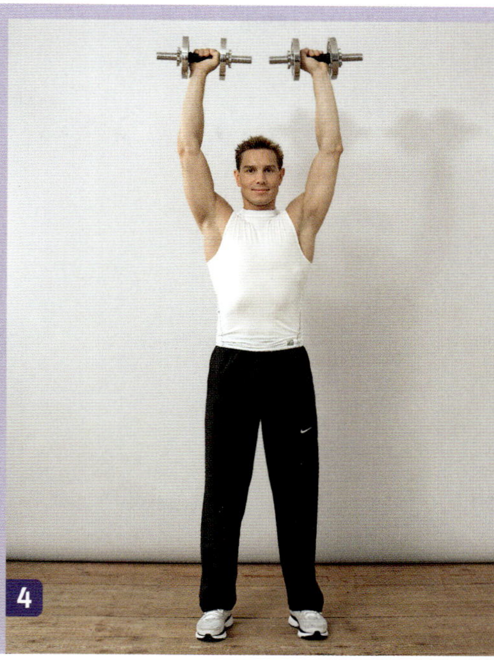

folgenden Einatmen in die Ausgangsposition zurück (Foto 1). Ein neuer Bewegungszyklus beginnt mit dem Ausatmen.

Tipps und ergänzende Hinweise

- Trainieren Sie in einer Bewegungsgeschwindigkeit, die sich gut mit Ihrem Atemrhythmus kombinieren lässt. Je langsamer und tiefer Sie atmen, desto langsamer sollte diese Übung durchgeführt werden.
- Statt des »Armcurls mit Außenrotation der Unterarme« können Sie auch den »Hammercurl« versuchen.
- Wenn Sie verstärkt die Deltamuskulatur trainieren wollen, dann können Sie das »Schulterdrücken« auch zwei Mal hintereinander durchführen, bevor Sie die Hanteln zum »Armbeugen« zurückführen.
- Probieren Sie auch folgende Variation mit einer geraden Langhantel: In der Grundstellung fassen Sie die Hantel vor dem Becken mit Obergriff. Beugen Sie die Arme wie bei einem klassischen Obergriff-Curl. Drücken Sie anschließend das Gewicht nach oben über Kopf. Dann wieder senken und das Gewicht in die Ausgangsposition bringen.
- Wenn Sie sich beim Üben im Sitzen wohler fühlen, können Sie auch eine Trainingsbank mit steil gestellter Lehne verwenden.
- Vermeiden Sie bei allen Übungsvarianten, ob im Stand oder Sitz, die Bildung eines Hohlkreuzes. Stabilisieren Sie immer Ihren Rumpf durch die Aktivität Ihrer Bauch- und Rückenmuskeln.

Einfache Kombi-Übung 2

Vorwiegend beanspruchte Muskeln:
Deltamuskulatur, dreiköpfiger Armmuskel (Trizeps).

Verwenden Sie für diese Übung eine gerade Langhantel und bestücken Sie diese mit einem Gewicht, das sich an der Kraft Ihrer Trizepsmuskulatur orientiert.

1 In einer stabilen Grundstellung mit leicht geöffneten Beinen und etwas gebeugten Knien fassen Sie eine gerade Langhantel mit Obergriff. Die Hände sind schulterbreit auseinander. Positionieren Sie die Hantel so, dass sich die Stange auf Höhe Ihrer Schlüsselbeine befindet. Der Rumpf ist stabil, der Rücken gerade, Ihr Blick geradeaus gerichtet. Atmen Sie zur Vorbereitung tief ein.

2 Mit dem Ausatmen stemmen Sie das Gewicht kontrolliert über Ihren Kopf nach oben. In der höchsten Position der Hantel sind die Arme nicht ganz gestreckt. Achten Sie darauf, dass Sie die Hantel gerade nach oben drücken, so ist gewährleistet, dass beide Arme mit gleichem Krafteinsatz arbeiten. Halten Sie beim Nach-oben-Drücken den Rumpf stabil und Ihren Blick geradeaus.

3 Mit dem Einatmen beugen Sie beide Arme langsam nach hinten und führen so-

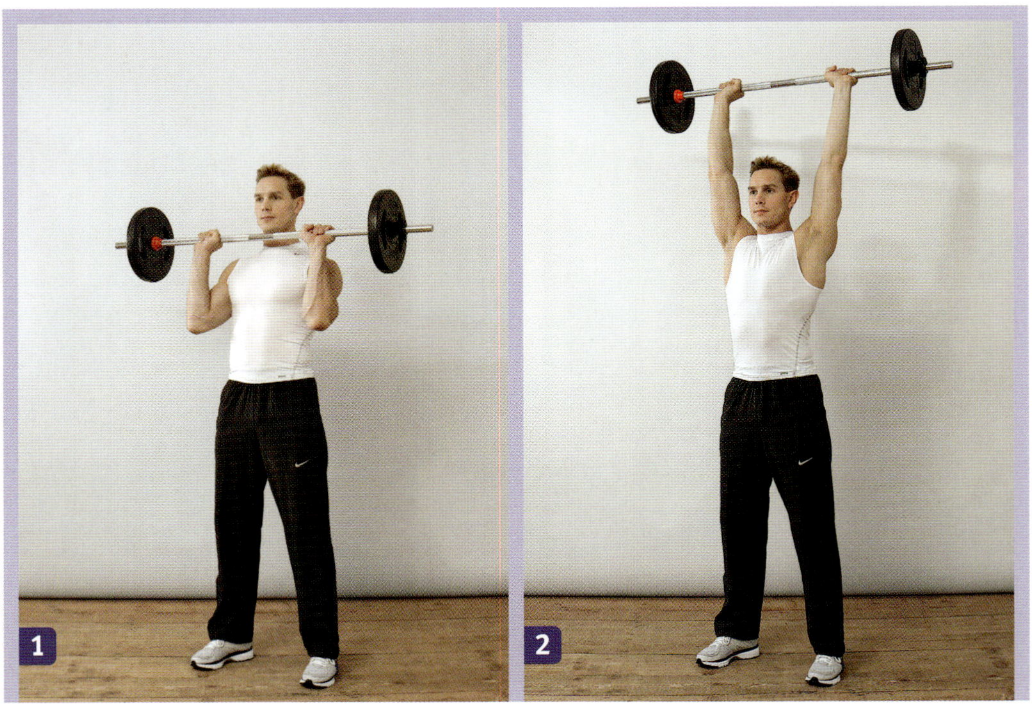

mit die Hantel hinter Ihren Kopf. Die Ellbogen bleiben zur Decke gerichtet. Die Oberarme stehen nun möglichst senkrecht. Achten Sie besonders in dieser (und der kommenden Phase) der Übungsausführung darauf, dass Sie auf keinen Fall ein Hohlkreuz bilden.

4 Ihr nächster Ausatemzyklus leitet die Phase der Armstreckung über Kopf ein. Die Langhantel befindet sich nun in gleicher Position wie bei Foto 2.
Anschließend und während des nächsten Einatmens senken Sie die Hantel wieder vor das Brustbein ab. Sie befinden sich nun in der Ausgangsposition (Foto 1). Beginnen Sie einen neuen Übungszyklus.

Tipps und ergänzende Hinweise

- Üben Sie vorerst das »Schulterdrücken mit Langhantel« und »Armstrecken über Kopf« mit einer Langhantel getrennt voneinander. Beherrschen Sie beide Bewegungstechniken einwandfrei, können Sie mit dieser Kombi-Übung beide Übungen problemlos verbinden.
- Sie können diese zusammengesetzte Übung auch sitzend auf einer Trainingsbank mit steil gestellter Lehne durchführen. Allerdings darf die Lehne hierfür nicht allzu hoch sein, da sie sonst die Armbeugebewegung hinter den Kopf behindert.
- Zur besseren Kontrolle der geraden Hantelführung üben Sie am besten frontal vor einem Spiegel.

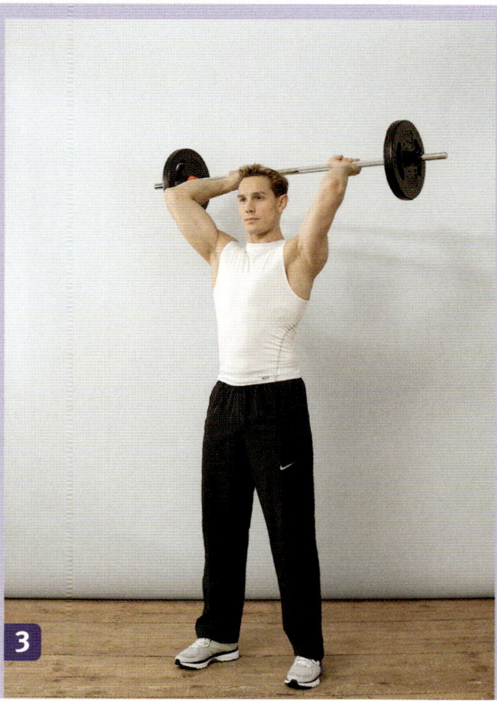

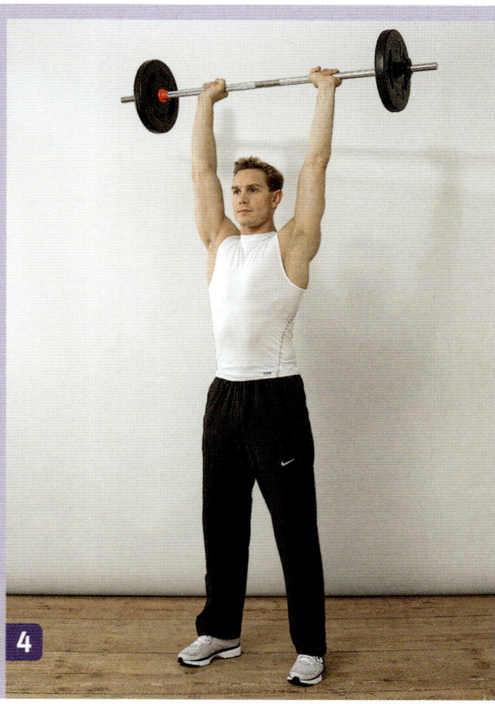

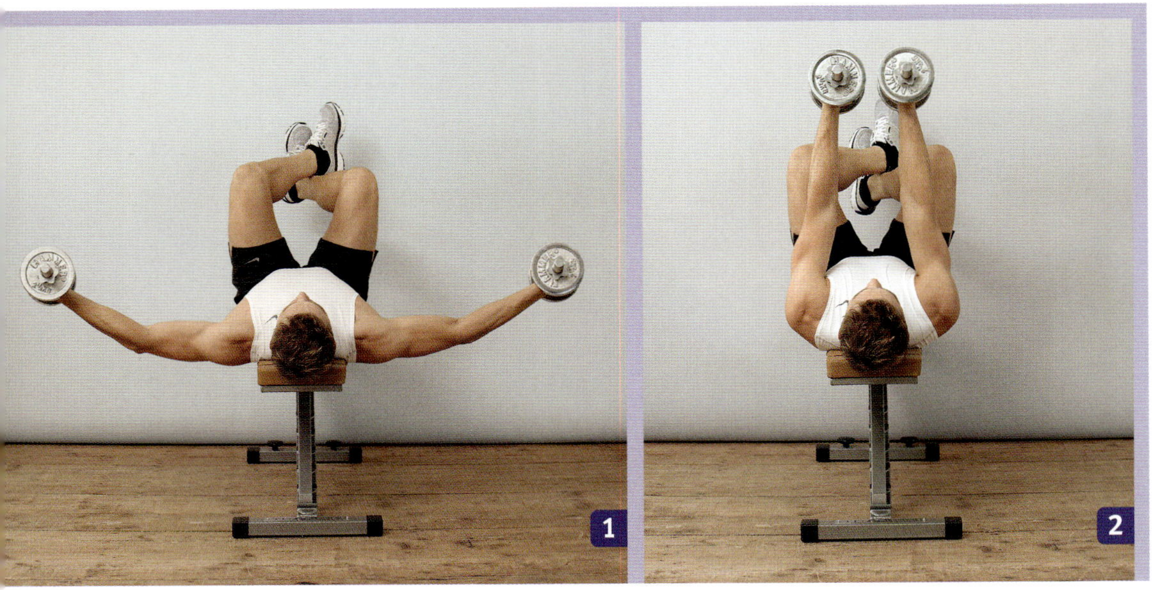

Einfache Kombi-Übung 3

Vorwiegend beanspruchte Muskeln:
großer Brustmuskel, dreiköpfiger Armmuskel (Trizeps).

Mit dieser zusammengesetzten Übung verbinden wir »Fliegende« mit »Kurzhanteldrücken«. Beide Bewegungsphasen stärken überwiegend die Brustmuskulatur. Wählen Sie unbedingt ein Gewicht, das sich an der Übung »Fliegende« orientiert.

1 Legen Sie sich mit dem Rücken auf eine flach eingestellte Trainingsbank und fassen Sie zwei Kurzhanteln. Positionieren Sie die Beine so, dass eine sichere Balance gewährleistet wird (entweder Beine angehoben, Füße auf dem Ende der Bank oder auf dem Boden aufgestellt). Öffnen Sie Ihre leicht gebeugten Arme seitlich nach unten, bis sich die Hanteln etwa auf Höhe der Schultern befinden. Der Handrücken ist zum Boden gerichtet. Halten Sie hierbei Ihren Rücken flach auf der Liegefläche und vermeiden Sie die Bildung eines Hohlkreuzes. Atmen Sie nun zur Vorbereitung ein.

2 Mit dem Ausatmen führen Sie mit gleichmäßiger Geschwindigkeit die Hanteln in einer halbkreisförmigen Bewegungskurve nach oben. Während dieser Bewegungsphase bleiben die Ellbogen stabil, nur die Schultergelenke sind aktiv. Auch die Unterarme drehen sich weder nach außen noch nach innen. In der höchsten Position zeigen die Handinnenflächen zueinander und die Hanteln dürfen sich sanft berühren.

3 Mit einer gleichmäßigen Außenrotation der Unterarme senken Sie mit dem Einatmen die Gewichte wieder ab. Hierbei beugen Sie die Arme im Ellbogengelenk, sodass sich die Hanteln am Ende dieses Bewegungszyklus neben bzw. knapp über Ihren Schultern befinden. Senken Sie die Ellbogen nicht so weit ab, dass Sie gezwungen werden, ins Hohlkreuz zu fallen.

4 Atmen Sie aus und absolvieren Sie den Bewegungsabschnitt »Kurzhanteldrücken«. Dazu drücken Sie das Gewicht geradlinig und gleichmäßig nach oben. Gleichzeitig führen Sie eine Innenrotation aus, sodass sich die Handinnenflächen in der höchsten Position der Kurzhanteln wieder gegenüberstehen. Die Arme sind leicht gebeugt. Wenn Sie das nächste Mal einatmen, öffnen Sie die Arme seitlich und lassen Sie das Gewicht in einem halbkreisförmigen Bogen zur Ausgangsposition herab.

Tipps und ergänzende Hinweise

- Je tiefer Sie die Ellbogen in beiden Bewegungsabschnitten senken, desto intensiver wird die Brustmuskulatur vorgedehnt. Allerdings ist dann auch die Belastung für Ihre Schultergelenke höher. Finden Sie einen Bereich, der Ihnen keine Probleme bereitet.
- Vermeiden Sie in jeder Phase der Übung die Bildung eines Hohlkreuzes!
- Als Variation können Sie diese Kombi-Übungen auch auf einer schräg eingestellten Trainingsbank durchführen. Wählen Sie von Zeit zu Zeit eine andere Lehnenhöhe, um die beanspruchten Muskeln aus unterschiedlichen Winkeln heraus zu belasten.
- Wie bei allen zusammengesetzten Übungen können Sie auch bei dieser einen bestimmten Bewegungszyklus häufiger wiederholen. Probieren Sie doch einmal Folgendes aus: 1 × fliegende Bewegung, 2 × drückende Bewegung, 1 × fliegende, 2 × drückende usw.

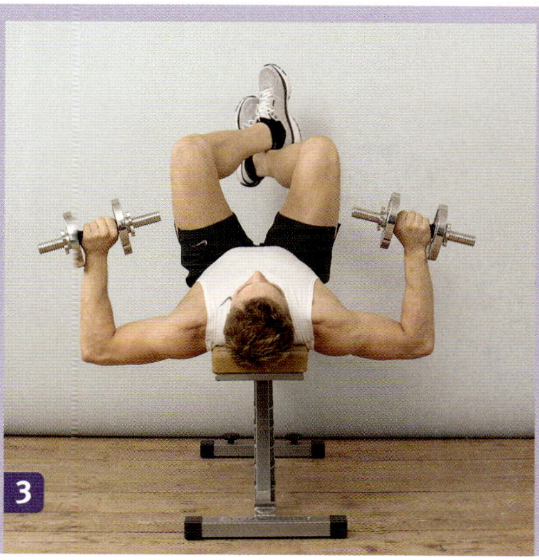

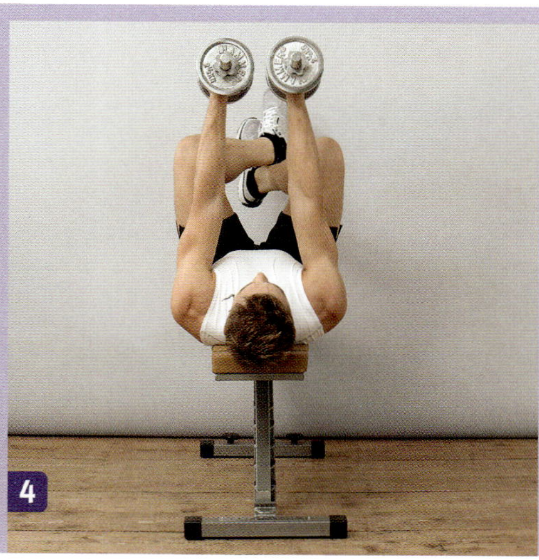

Einfache Kombi-Übung 4

Vorwiegend beanspruchte Muskeln:
großer Brustmuskel, Deltamuskulatur, hintere Fasern.

Auch diese Übungszusammenstellung sollten Sie einmal testen. Klassische »Fliegende« in Kombination mit »Cross-Flys« (nicht im Übungskatalog vorgestellt) kräftigen Brust- und Schultermuskeln. Neu ist, dass nun auch zwei kurze statische Haltephasen auftreten. Die Gewichtswahl sollten Sie bei dieser Übung behutsam vornehmen.

1 Legen Sie sich mit dem Rücken auf eine flach eingestellte Trainingbank. Fassen Sie in jeder Hand eine Kurzhantel und halten Sie die Arme geöffnet seitlich vom Rumpf. Die Ellbogen sind leicht gebeugt und bleiben stabil. Drehen Sie die Unterarme so, dass die Handflächen nach vorne in Richtung Ihrer Füße zeigen. Wählen Sie eine Position der Beine, die Ihnen eine sichere Rumpfbalance ermöglicht. Atmen Sie zur Vorbereitung ein.

2 Mit dem Ausatmen schließen Sie beide Arme gleichzeitig über Ihrem Rumpf. Die Hanteln beschreiben dabei eine halbkreisförmige Bewegungslinie und die Unterarme drehen nach innen, sodass in der höchsten Position die Handinnenflächen zueinander gewandt sind.

3 In der gleichen Ausatemphase überkreuzen Sie nun die Arme, wie Sie in der Abbildung 3 erkennen können. Dazu müssen Sie vor der Kreuzung am höchsten Punkt die Hanteln etwas versetzen, damit Sie sie aneinander vorbei und dann seitlich am Brustkorb nach unten führen können.

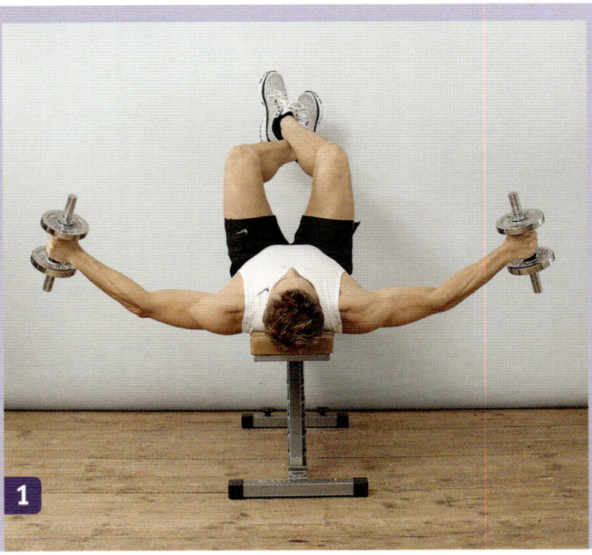
1

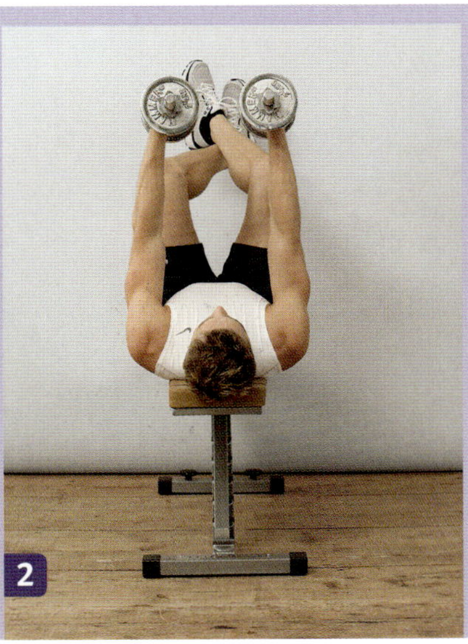
2

Verlieren Sie am tiefsten Punkt nicht die muskuläre Spannung in den Armen und Schultern. Die Hanteln berühren den Körper nicht, wenn sie seitlich gesenkt werden. Halten Sie diese Position kurz und atmen Sie zur Vorbereitung auf die nächste exzentrische Bewegungsphase ein.

4 Mit dem nächsten Ausatmen – nun wird die Schultermuskulatur aktiv – heben Sie die Hanteln langsam und ohne Schwung wieder an, bis sie sich abermals über dem Rumpf befinden.
Mit dem gleichen Ausatemzyklus öffnen Sie die Arme weiter, bis sich die Hanteln in der Ausgangsposition befinden. Halten Sie diese Position und atmen Sie ein. Mit dem Ausatmen beginnen Sie den beschriebenen Übungszyklus von Neuem. Diesmal kreuzen die Hanteln in ihrer höchsten Position jedoch anders herum.

Tipps und ergänzende Hinweise

- Führen Sie diese Übung sehr langsam, konzentriert und sorgfältig durch.
- Versuchen Sie während des gesamten Bewegungsablaufes die Ellbogen stabil zu halten. Besonders in der Überkreuzungsphase (Foto 3) sollten die Arme nicht einknicken und dadurch die Spannung in den Armen verloren gehen.
- Üben Sie vorerst ohne Gewicht, nur mit den Hantelstangen, und trainieren Sie den Bewegungsablauf, der sicher etwas Gewöhnung bedarf.
- Sportler mit geringer Flexibilität in den Schultergelenken oder sehr massiven Brustmuskeln werden die Kreuzbewegung nicht sehr tief durchführen können. Bezüglich der geringen Beweglichkeit ist es ratsam, regelmäßige Stretching-Übungen in das Trainingsprogramm mit einfließen zu lassen.

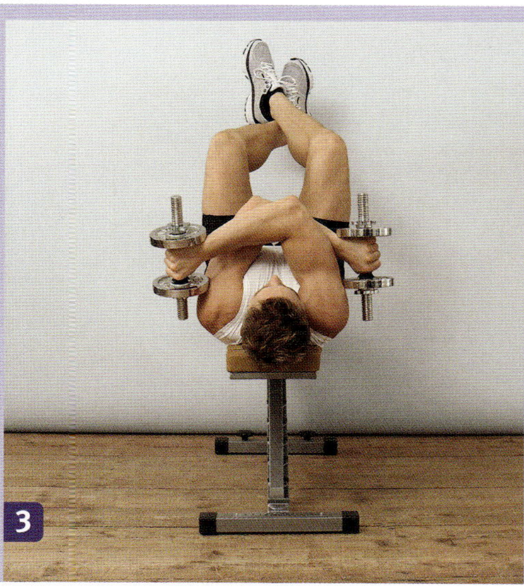
3

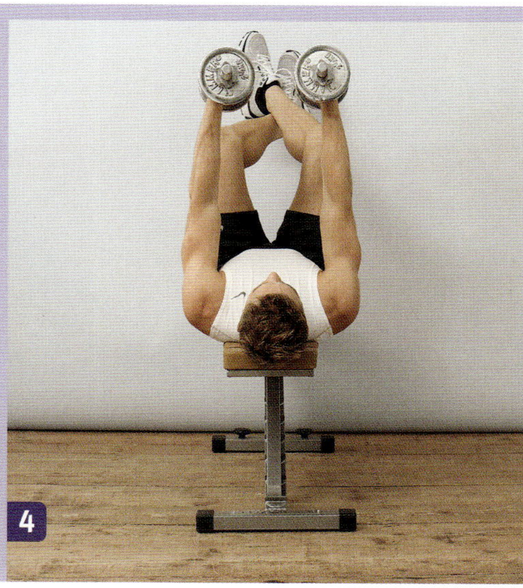
4

Einfache Kombi-Übung 5

Vorwiegend beanspruchte Muskeln:
zweiköpfiger Armmuskel (Bizeps), Oberarm-Speichenmuskel, Deltamuskulatur.

Die Übungskombination aus »Hammercurl« und »Seitheben« eignet sich besonders für die Hantelsportler, die innerhalb einer Trainingseinheit ihre Arm- und Schultermuskulatur trainieren. Verwenden Sie ein Gewicht, das sich an der Übung »Seitheben« orientiert.

1 In der Grundstellung sind die Beine leicht geöffnet und die Knie nicht ganz durchgestreckt. Halten Sie in beiden Händen je eine Kurzhantel mit Neutralgriff. Die Arme sind im Ellbogengelenk etwas gebeugt, sodass sich deren Muskulatur in leichter Vorspannung befindet. Wie bei fast allen Standübungen ist auch hier der Rücken gerade und der Blick geradeaus gerichtet. Atmen Sie zur Vorbereitung ein.

2 Mit dem Ausatmen beugen Sie nun beide Arme gleichzeitig im Ellbogengelenk. Die Griffhaltung der Hanteln bleibt währenddessen in Hammerposition. Führen Sie diesen Teil der Bewegung ohne Schwung durch und strecken Sie Ihren Oberkörper nicht nach hinten!

3 Atmen Sie nun ein und senken Sie die Hanteln langsam und gleichmäßig in die Ausgangsposition zurück. Die Gewichte sind also wieder seitlich vom Becken. Hierbei wird auch Ihre Rückenmuskulatur aktiv, damit der Rumpf in seiner aufrechten Position stabil gehalten werden kann.

4 Im Anschluss daran atmen Sie wieder aus und beginnen den Bewegungsteil »Seitheben«. Hierzu heben Sie die Arme mit fixierten Ellbogen seitlich vom Körper so weit an, bis sich die Hanteln auf Schulterhöhe befinden. Ohne Schwung ausführen!
Mit dem Einatmen senken Sie die Arme langsam bis zur Ausgangsposition (Foto 1) herab und beginnen den gesamten Bewegungszyklus von vorne.

Tipps und ergänzende Hinweise

- Die Bizepsmuskulatur wird sich erfahrungsgemäß mit dem verwendeten Gewicht etwas leichter tun als die Deltamuskeln. Um diese Kräftedifferenz auszugleichen, können Sie den »Hammercurl« auch zwei oder drei Mal hintereinander durchführen, bevor Sie im Anschluss daran ein Mal das »Seitheben« absolvieren.
- Als Variation können Sie das »Seitheben« auch hinter dem Becken beginnen. Ebenso können Sie die Hantelpositionen innerhalb eines Satzes wechseln. Die Bewegungsreihenfolge würde dann wie folgt aussehen: Hammercurl – Seitheben *vor* dem Becken – Hammercurl – Seitheben *hinter* dem Becken – Hammercurl – usw.
- Werden die Kurzhanteln beim »Seitheben« über Schulterniveau angehoben, trainieren Sie zusätzlich die oberen Fasern des Trapezmuskels. Entscheiden Sie dies je nach Ihrem Trainingsplan und/oder den Muskeln, die Sie belasten wollen.

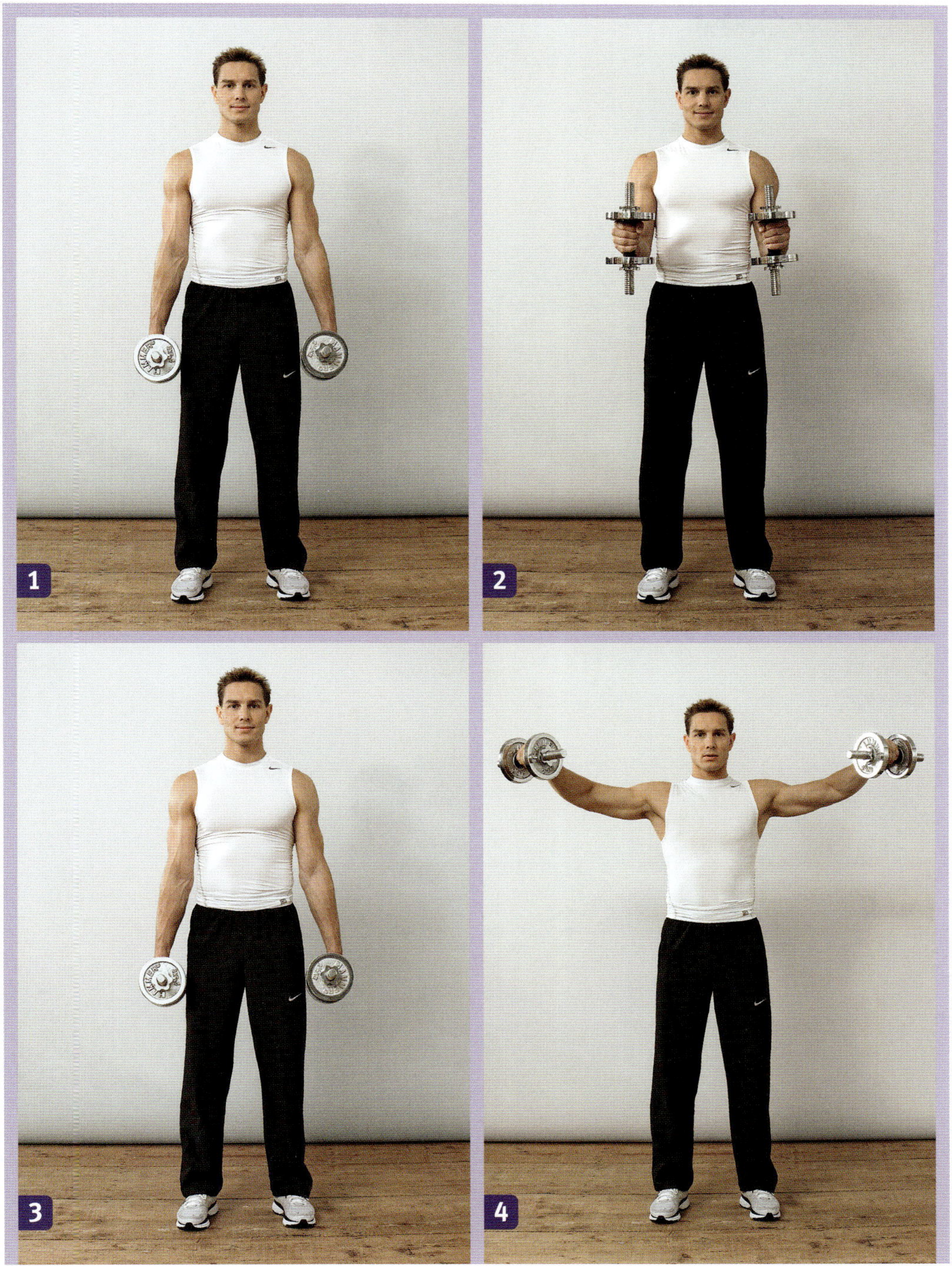
1
2
3
4

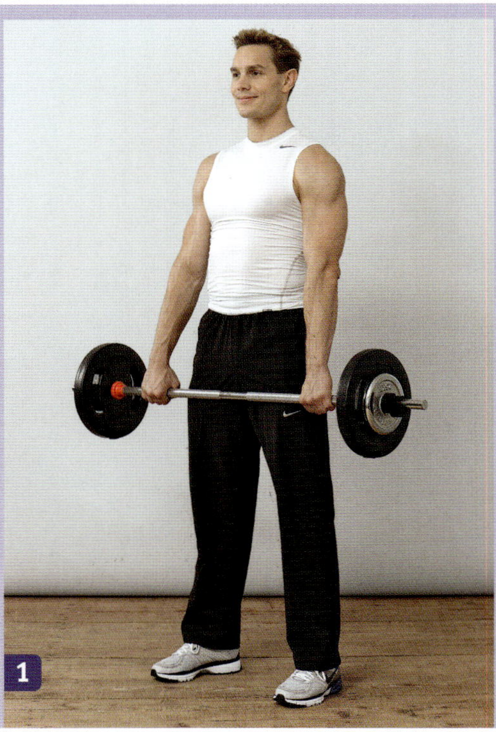

1

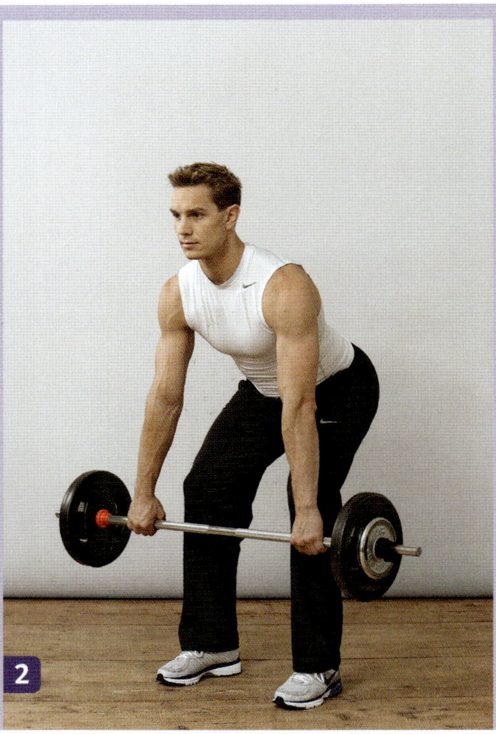

2

Einfache Kombi-Übung 6

Vorwiegend beanspruchte Muskeln:
breiter Rückenmuskel, gesamte Rückenstreckmuskulatur, Trapezmuskel, Deltamuskeln, hintere Fasern, interskapuläre Muskulatur, Oberschenkelmuskulatur je nach Beugungswinkel der Beine.

Die Kombination der Übungen »Good Morning« und »Latrudern vorgebeugt« eignet sich nur für Athleten, die keinerlei Beschwerden im Rücken haben und eine sichere Trainingstechnik beider Übungen beherrschen. Wählen Sie behutsam ein passendes Gewicht.

1 In der Grundposition greifen Sie eine Langhantel vor dem Körper mit festem Obergriff. Ziehen Sie die Schultern etwas zurück. Diesmal atmen Sie zur Vorbereitung aus.

2 Mit dem Einatmen neigen Sie nun den Oberkörper mit geradem Rücken etwa 45 Grad nach vorne. Gleichzeitig beugen Sie die Beine etwas mehr im Kniegelenk und schieben das Gesäß ein bisschen nach hinten, als würden Sie sich auf einen Stuhl setzen wollen. Der Kopf ist immer noch in Verlängerung des Rückens, die Arme sind in Richtung Boden gestreckt.

3 Mit dem nächsten Ausatmen beginnt das Latrudern. Ziehen Sie dazu die Hantel gleichmäßig und ohne Schwung nach oben zum Brustkorb. In der höchsten Position der Hantel ziehen Sie zusätzlich die Schulterblätter hinten zusammen.

4 Atmen Sie dann ein und lassen Sie die Langhantel langsam und kontrolliert wieder ab. Die Arme sind jetzt gestreckt und das Gewicht tief. Die Position des Oberkörpers und der Beine hat sich nicht verändert. Der Blick ist zum Boden gerichtet.
Anschließend richten Sie den Oberkörper auf (»Good-Morning«) und atmen gleichzeitig aus. Nun befinden Sie sich wieder in Position 1. Je nachdem, wie tief Sie die Beine beim »Latrudern« gebeugt hatten, können Sie sie mit dem Oberkörperaufrichten wieder strecken.

Tipps und ergänzende Hinweise

- Wenn Sie die Übung seitlich zu einem Spiegel ausführen, können Sie sehr gut mit einem kurzen Blick testen, ob Sie in jeder Phase der Bewegungsausführung Ihren Rücken gerade halten.
- Beim »Latrudern« ist es wichtig, dass die Beine gebeugt bleiben. Nur so kann der Rücken optimal gerade gehalten und vor Verletzungen geschützt werden.
- Halten Sie die Knie in einer geraden Linie mit den Hüftgelenken und den Füßen. Lassen Sie sie nicht nach innen oder außen fallen (X-Beine, O-Beine).
- Je nachdem, wie tief Sie die Beine innerhalb dieser Sequenz beugen, sollten die Knie auf keinen Fall über die Fußspitzen geschoben werden.
- Besonders bei dieser Übungsfolge gilt der Leitsatz: Qualität vor Quantität!

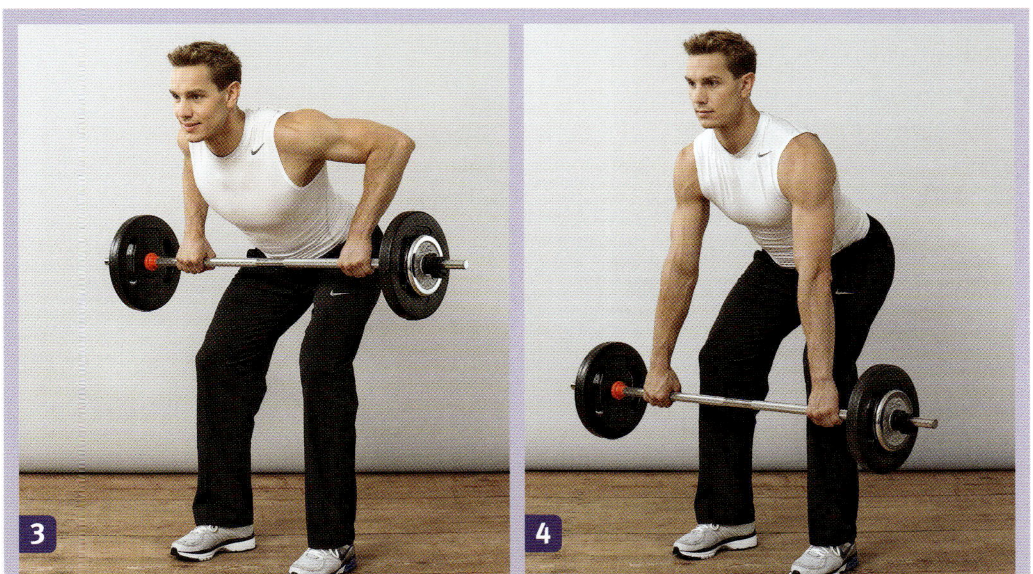

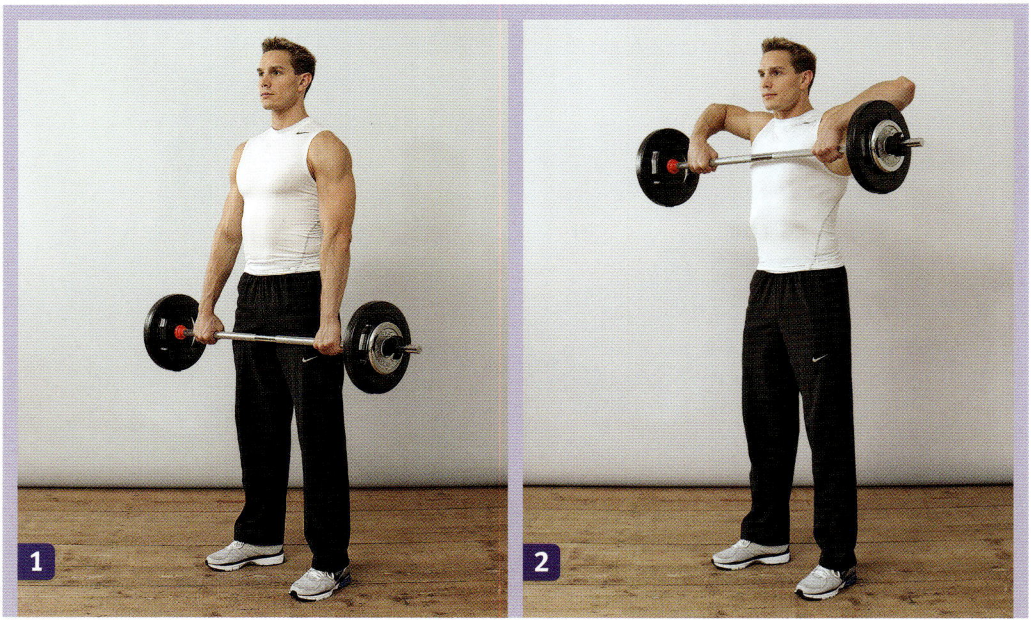

Komplexe Kombi-Übung 1

Vorwiegend beanspruchte Muskeln:
Deltamuskeln, Trapezmuskel, obere Fasern, dreiköpfiger Oberarmmuskel (Trizeps), Rotatorenmanschette (Außenrotatoren).

Die Kombination aus »Rudern stehend«, »Schulterdrücken« und »Nackendrücken« ist eine gute Übung für fortgeschrittene Athleten mit dem Wunsch, eine starke und ausgeprägte Schulter-Nacken-Muskulatur aufzubauen.

1 In einer stabilen Grundstellung mit leicht geöffneten Beinen und etwas gebeugten Knien fassen Sie mit breitem Obergriff eine gerade Langhantel. Atmen Sie zur Vorbereitung ein.

2 Ziehen Sie mit dem nächsten Ausatmen die Hantel ohne Schwung geradlinig nach oben zum Brustkorb.

3 Beim Einatmen folgt eine Umsetzbewegung. Hierbei rotieren Sie die Oberarme im Schultergelenk nach außen und halten die Hantel dann mit Obergriff vor dem Rumpf. Lassen Sie die Hantel nicht in den Gelenken hängen, sondern halten Sie die Spannung in der Arm-Schulter-Muskulatur aufrecht.

4 Mit dem darauf folgenden Ausatmen drücken Sie das Gewicht nach oben über Ihren Kopf. Hierbei ist es wichtig, dass Sie gleich viel Kraft in beiden Armen aufwenden, damit die Stange gerade bleibt.

5 Nun atmen Sie ein und lassen die Langhantel langsam und kontrolliert hinter Ihren Nacken ab. Halten Sie den Kopf gerade und fallen Sie nicht in ein Hohlkreuz.

Im Anschluss daran drücken Sie das Gewicht erneut nach oben in Position 4. Vollziehen Sie diese Bewegungsphase mit einem gleichzeitigen Ausatemzug. Atmen Sie ein und senken Sie die Langhantel langsam ab in Position 3. Das Umsetzen der Hantel erfolgt nun in entgegengesetzter Richtung und mit dem Ausatmen. Jetzt befinden Sie sich wieder in Position 2. Die Ellbogen sind demnach höher als die Schultern, die Hantelstange auf Brustbeinhöhe. Das Absenken des Gewichtes in die Ausgangsposition geschieht mit einem tiefen Einatemzyklus – langsam und kontrolliert.

Tipps und ergänzende Hinweise

- Manchen Sportlern wird eventuell das Umsetzen der Hantel von Schritt 2 nach 3 Probleme in den Schultergelenken bereiten. Das verwendete Gewicht bei dieser Kombinationsübung richtet sich deshalb nach der Umsetzphase.
- Für intensives Training der Deltamuskeln können Sie den Zyklus des »Schulter- bzw. Nackendrückens« mehrmals wiederholen, bevor Sie die Hantel zum »Rudern aufrecht« umsetzen.
- Für intensiveres Training der hinteren Fasern des Deltamuskels wählen Sie das »Nackendrücken«, für ein verstärktes Training der vorderen Fasern dagegen die Variante, bei der Sie die Stemmbewegung nach oben nur von Brustbeinseite her durchführen (»Schulterdrücken«).

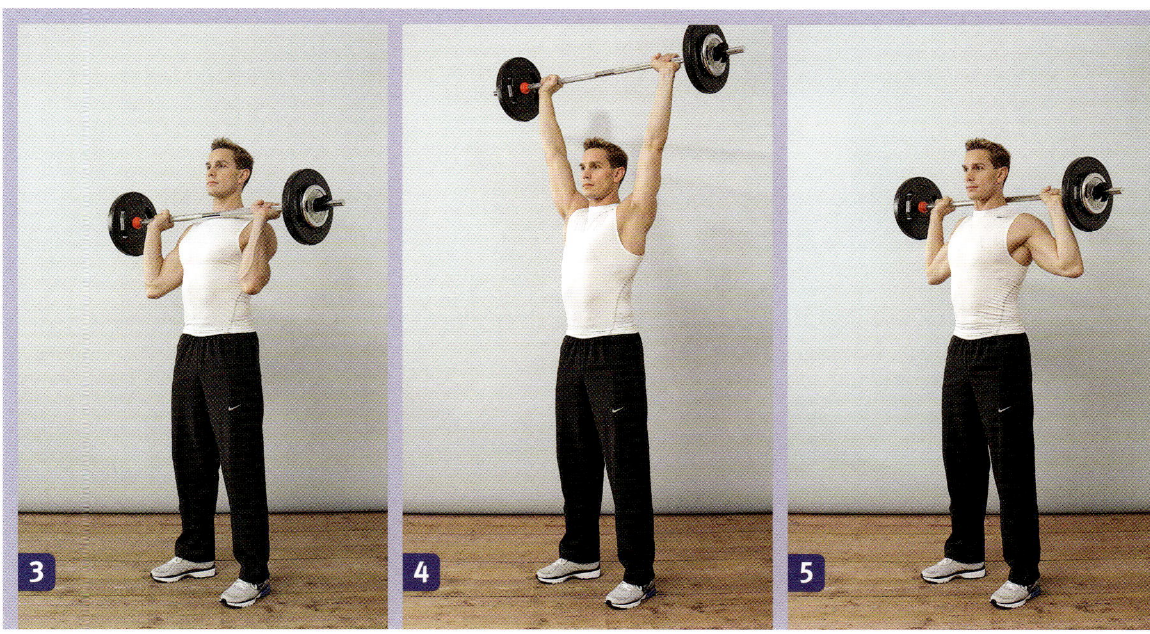

Komplexe Kombi-Übung 2

***Vorwiegend beanspruchte Muskeln:** zweiköpfiger Oberarmmuskel (Bizeps), Deltamuskel, vierköpfiger Schenkelstrecker, großer Gesäßmuskel.*

Die Kombination aus »Hammercurl«, »Seitheben« und der »Kniebeuge im Ausfallschritt« bedarf einer sorgfältigen Übungsvorbereitung und einer guten Trainingstechnik. Sie ist nur für Sportler mit einem ausgeprägten Gleichgewichtssinn und einer perfekten Körperbeherrschung geeignet.

1 In weiter Schrittstellung sind beide Beine leicht gebeugt. Der vordere Fuß steht vollflächig und fest, der hintere nur auf dem Fußballen auf dem Boden. Der Oberkörper ist aufgerichtet und gerade. Halten Sie in jeder Hand eine Kurzhantel mit Neutralgriff. Für eine bessere Balance setzen Sie die Füße nicht genau hintereinander, sondern versetzt auf den Boden. Zur Vorbereitung atmen Sie aus.

2 Mit dem Einatmen beugen Sie beide Beine, bis sich das hintere Knie knapp über dem Boden befindet (nicht ablegen!). Gleichzeitig führen Sie konzentriert einen beidarmigen Hammercurl durch.

3 Mit dem Ausatmen und einem stabilen Rumpf drücken Sie sich nach oben, bis das vordere Bein fast vollkommen gestreckt ist. Die Trainingsarbeit wird hier hauptsächlich vom vorderen Bein absolviert.
Konzentrieren Sie sich auf genügend Fersendruck des vorderen Beines in den Boden! Das hintere Bein dient eigentlich nur als Gleichgewichtsstütze. Gleichzeitig senken Sie die Kurzhanteln zurück in die Ausgangsposition 1.

4 Nun folgt eine Seithebebewegung der Arme. Atmen Sie währenddessen wieder ein. Beim darauf folgenden Ausatmen senken Sie die Arme zurück zur Ausgangsposition 1.

Tipps und ergänzende Hinweise

- Wählen Sie ein Gewicht, das sich an der Teilübung »Seitheben« orientiert. Die Deltamuskeln sind innerhalb der gesamten Übungssequenz wohl das schwächste Glied der Kette.
- Damit Sie das Gleichgewicht nicht verlieren, sollte die Teilübung »Kniebeuge im Ausfallschritt« sicher und perfekt beherrscht werden, bevor sie mit den verschiedenen Armbewegungen kombiniert wird.
- Die von den meisten Trainern empfohlene Atemtechnik, bei konzentrischer (überwindender) Muskeltätigkeit aus- und bei exzentrischer (nachlassender) Tätigkeit einzuatmen ist, sicherlich ein guter Rat. Hier wird es jedoch etwas schwierig, da wir beide Arbeitsformen parallel durchführen. Beim Armbeugen arbeiten wir konzentrisch, gleichzeitig arbeiten wir beim Tiefgehen innerhalb der Kniebeuge exzentrisch. Die in diesem Übungstext beschriebene Atemfolge kann demnach nur als Beispiel gelten. Versuchen Sie die Atemfolge auch anders herum und wählen Sie dann ganz nach persönlichem Empfinden.

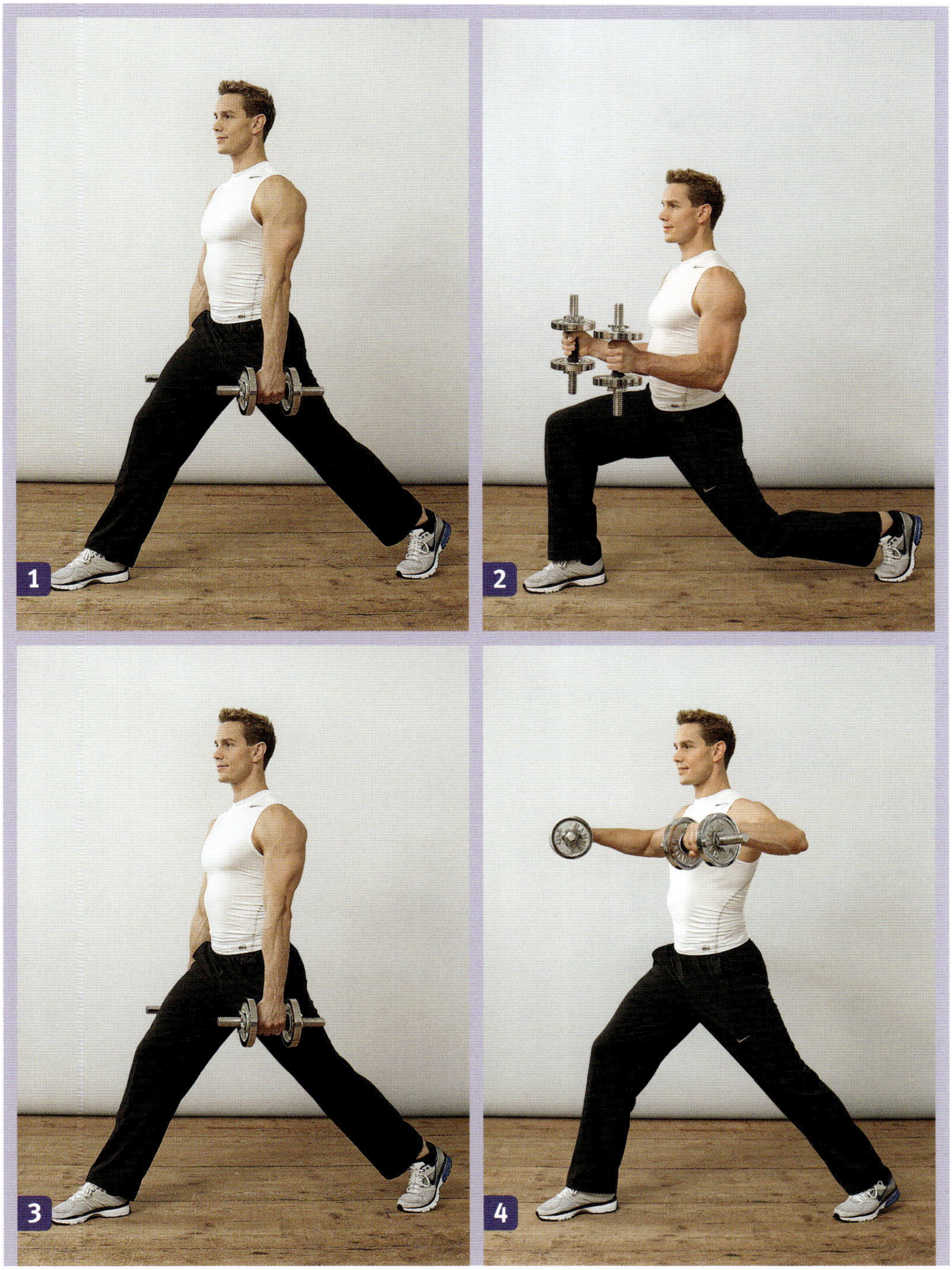
1
2
3
4

Kombi-Übungen selbst entwickeln

Die vorgestellte Auswahl stellt natürlich nur einen kleinen Teil dessen dar, was an Übungskombinationen möglich ist. Der Kreativität sind hierbei fast keine Grenzen gesetzt. Dennoch sollte man bei seinen eigenen Entwicklungen notwendige Vorüberlegungen tätigen, damit diese Kreationen überhaupt noch Sinn machen oder den gewünschten Effekten entsprechen.

Grundlagen

Neben den Unterschieden, die bereits in der Einleitung angesprochen wurden, kann man drei weitere wichtige Kombinationsformen erkennen.

1. Zum einen lassen sich zwei Übungen verknüpfen, die gleichzeitig in vollem Bewegungsumfang durchgeführt werden. Auf dieses Beispiel treffen wir bei der komplexen Kombi-Übung 2.
Hierbei wird die »Kniebeuge im Ausfallschritt« mit konzentrischer und exzentrischer Phase in vollem Umfang, also nicht nur eine Teilbewegung durchgeführt. Gleichzeitig absolvieren wir einen »Armcurl« bzw. »Seitheben« in vollem Umfang.
2. Zum anderen lassen sich Übungen verknüpfen, deren Bewegungen bzw. Teilbewegungen ineinander übergehen. Betrachten wir dazu die einfache Kombi-Übung 1. Hierbei absolviert man nur die konzentrische Phase des »Armcurls«. Sind die Arme

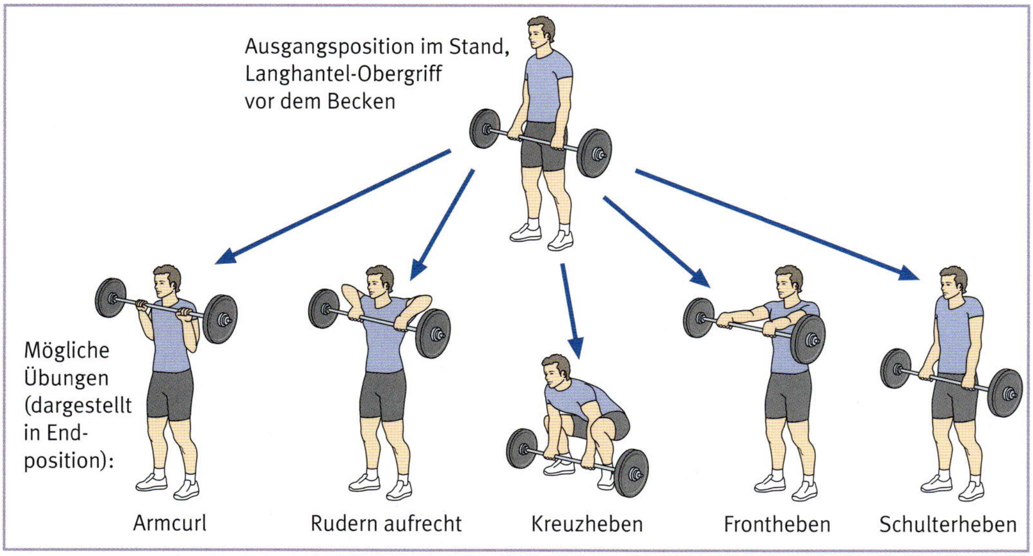

Veerschiedene Übungen mit gleicher Anfangsposition am Beispiel der »Grundstellung mit Langhantel im Obergriff vor dem Boden gehalten«

gebeugt, geht man fließend in den Übergang zu einer weiteren konzentrischen Phase, nämlich zu der des »Schulterdrückens«. Dann senkt man die Hanteln (exzentrische Phase des »Schulterdrückens«), um im Anschluss daran die exzentrische Phase des »Armcurls« zu absolvieren.

3. Eine weitere Kombinationsform tritt bei der einfachen Kombi-Übung 5 auf. Zwei Übungen werden in vollem Bewegungsumfang, diesmal jedoch unmittelbar hintereinander, durchgeführt. Diese Form der Übungsverknüpfung gelingt allerdings nur dann, wenn zwei zusammengesetzte Übungen die gleiche Ausgangs- bzw. Endposition haben, wie dies bei »Armcurl« und beim »Seitheben« eben der Fall ist.

Vorauswahl der Übungen

Wenn man nun eigene Kombi-Übungen kreieren will, sollte man zuerst einmal notieren, welche Übungen mit Kurzhanteln, Langhanteln oder der SZ-Hantel man sicher beherrscht. Man muss sicher nicht extra erwähnen, dass sich das eigene Übungsrepertoire mit der Zeit erweitern wird und man somit mehr Möglichkeiten hat, unterschiedliche Übungen miteinander zu verknüpfen. Anhand der drei verschiedenen Kombinationsformen kann man dann die Übungen vorweg gedanklich verbinden. Folgende Fragestellungen könnten hierbei vorausgehen:

- Welche Übungen haben die gleiche Ausgangsposition?
- Welche Übungen haben die gleiche Endposition?
- Welche Anfangsposition für die nächste Einzelübung ergibt sich aus einer Teilbewegung der vorangegangenen Übung?
- Welche Übungen könnte man gleichzeitig bzw. synchron durchführen?

Man sollte sich auch Gedanken darüber machen, ob man mit einer Kombination gleiche oder verschiedene Muskelgruppen trainieren will. Die einfache Kombi-Übung 3 beispielsweise trainiert mit beiden Übungen die Brustmuskulatur. Zwei verschiedene Muskeln werden dagegen mit der Kombination 2 beansprucht (Deltamuskel und Trizeps).

Integration in den Trainingsplan

Die in diesem Buch vorgestellten oder auch eigens entwickelten einfachen und komplexen Kombi-Übungen sollten natürlich in den normalen Trainingsplan integriert werden. Da Übungskombinationen gewöhnlich anstrengender sind als normale Übungen, ist es denkbar, dass nur zwei bis drei Kombi-Übungen pro Trainingseinheit absolviert werden. Je nach Leistungsniveau, Trainingsziel, aber auch Motivation muss dies jedoch jeder selbst entscheiden. Auch die Pausengestaltung zwischen zwei Serien ist individuell zu treffen, wird gewöhnlich aber etwas länger ausfallen, wenn gleiche Kombi-Übungen hintereinander ausgeführt werden.

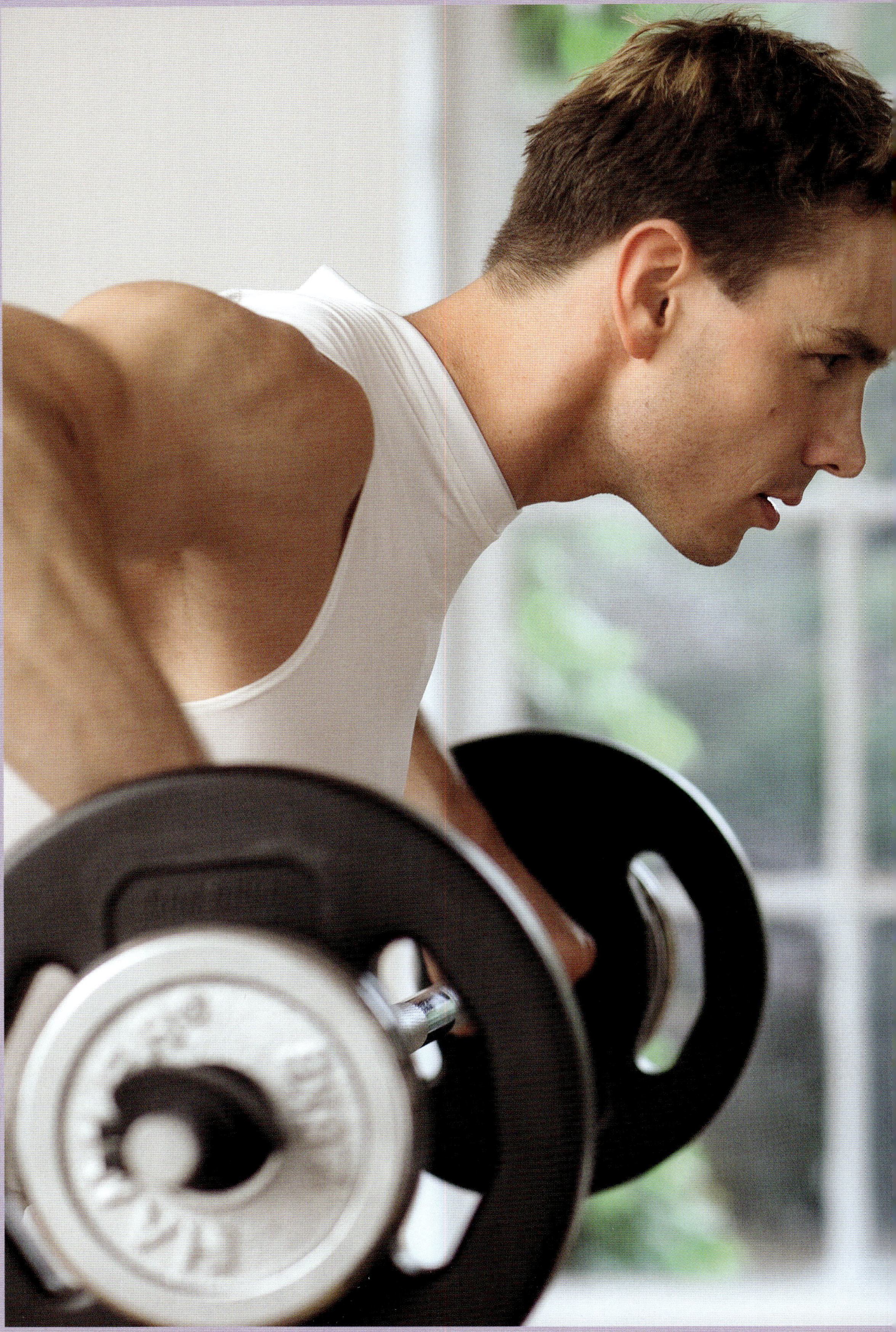

Das Training

Die allgemeine Trainingslehre führt uns immer wieder vor Augen, dass es kein Workout gibt, das allen Menschen gerecht werden kann. Zu individuell sind die physiologischen, anatomischen und psychischen Voraussetzungen eines jeden. Niemand sollte deshalb versuchen, fertige Vorgaben einfach nur zu kopieren. Sportwissenschaftliche Grundlagen, die mit den persönlichen Signalen des Körpers in Einklang gebracht werden, sind deshalb erfolgreicher als jeder vorgefertigte Trainingsplan. Vertrauen Sie Ihrer eigenen Leistungsfähigkeit und nicht der anderer!

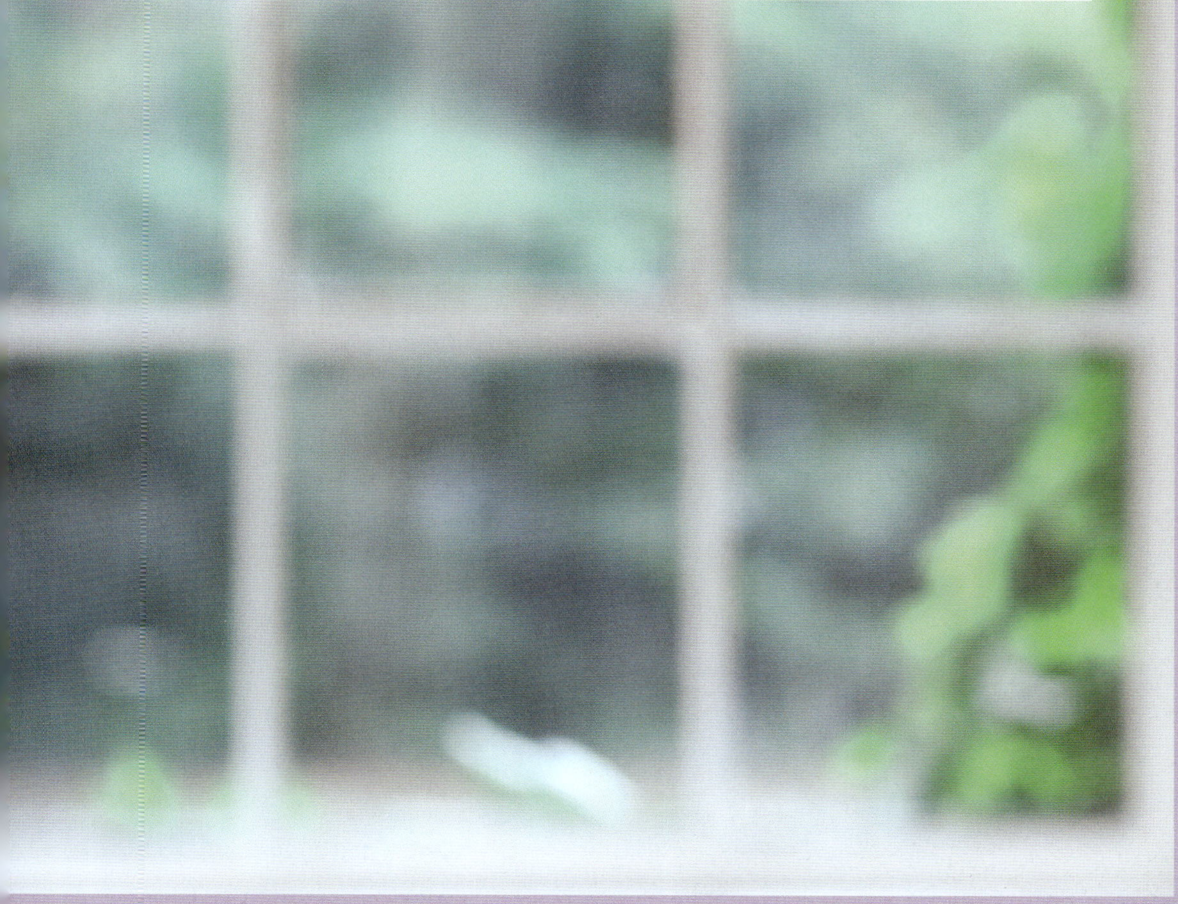

Die Organisation des Trainings

Jeder Sportler organisiert sein Training auf eine ganz bestimmte Art und Weise. Er vollzieht unterschiedliche Übungen und/oder Trainingsinhalte nach einem (hoffentlich) vorher festgelegten Schema und beachtet bei der Trainingsintensität sein persönliches Leistungsniveau. Er plant im Voraus seine Ziele, organisiert seine Trainingsmittel, wählt Gewichte aus – und vieles mehr. All diese Faktoren gehören zu einer gewissenhaften Planung eines bestimmten Sports. Beim Training mit freien Gewichten kann man diesbezüglich eine gewisse Systematik erstellen, die zu den theoretischen Grundlagen eines jeden Athleten gehört, wie das Gelbe zum Ei. Man nennt dies Trainingsorganisation.

Nachfolgend sollen Ihnen verschiedene Organisationsformen vorgestellt werden.

Stationstraining

Das Stationstraining ist die am weitesten verbreitete Organisationsform beim Hanteltraining. Hierbei führt man an einer bestimmten Station (Übung) alle im Trainingsplan vorgesehenen Sätze (Serien) und Wiederholungen nacheinander und unter Einhaltung einer individuellen Satzpause, die der Erholung für den beanspruchten Muskel dient, durch. Ein Stationswechsel bzw. die nächste Übung erfolgt erst dann, wenn alle Sätze absolviert wurden.

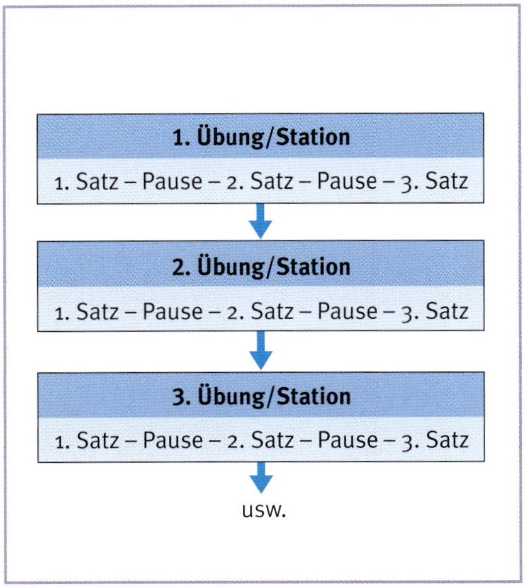

Schematische Darstellung des klassischen Stadionstrainings

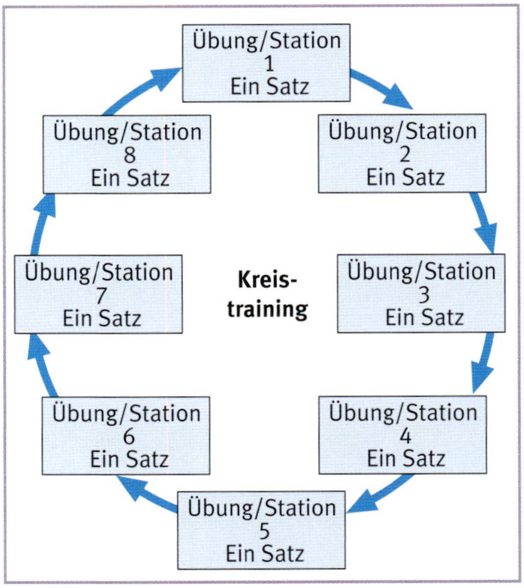

Schematische Darstellung eines gewöhnlichen Kreis- bzw. Zirkeltrainings

Kreistraining

Beim Kreistraining (Circuittraining), das jedem von uns sicher noch aus der Schulzeit als »Zirkeltraining« geläufig ist, wird eine bestimmte Anzahl von Übungen festgelegt. Diese Übungen müssen natürlich nicht in Form eines »geometrischen Kreises« angeordnet sein. Eventuell wäre der Begriff »Rundentraining« sogar angebrachter. Jedenfalls beginnt man mit der ersten Übung, macht nur einen Satz und wechselt mit oder ohne Pause zur nächsten. Sind alle Übungen durchlaufen, beginnt ein neuer Durchgang bei der ersten Übung. In diesem Rhythmus kann man je nach Trainingsziel oder Zeitbudget 2 bis 4 Durchläufe absolvieren. Die Gestaltung eines Trainingszirkels kann nach unterschiedlichen Kriterien zusammengestellt werden. Die folgende Auflistung gibt einen Überblick:

- Man integriert für jeden Muskel/jede Muskelgruppe nur eine einzige Übung, sodass der Körper in seiner Gesamtheit trainiert wird.
- Man integriert für seine persönlichen »Wunschzonen« mehrere Übungen, wobei darauf geachtet werden soll, dass der gleiche Muskel nicht in zwei aufeinander folgenden Übungen belastet wird.
- Die Zeit, die man innerhalb des Zirkels an einer Station verbringt, kann entweder durch eine bestimmte Wiederholungszahl oder durch einen vorher festgelegten Zeitfaktor bestimmt werden. Letztgenanntes findet häufig beim Training mit einer Gruppe statt. Die Steuerung mittels der Wiederholungszahl eignet sich eher, wenn man alleine trainiert.
- Durchläuft man mehrere Durchgänge, kann das Gewicht bei jedem Durchgang gleich bleiben oder nach dem »Pyramidenprinzip« von Durchlauf zu Durchlauf erhöht werden.

Das Kreistraining ist für jede Leistungsstufe geeignet, für Fortgeschrittene allerdings besonders zum Zwecke der Leistungserhaltung. Werden die Pausen etwas länger gestaltet und nur ein Durchlauf absolviert, gleicht es dem »Einsatztraining«. Sind die Pausen zwischen den Stationen kürzer oder wird ohne Pausen trainiert und werden mehrere Durchgänge durchlaufen, stellt diese Organisationsform ein sehr gutes Kraftausdauertraining dar.

Einsatz- oder Mehrsatztraining

Unter den Experten stellt die Frage Einsatz- oder Mehrsatztraining seit vielen Jahren ein Diskussionsthema der besonderen Art dar. Unterschiedliche Meinungen, welche denn die bessere bzw. effektivere Methode sei, haben zwei Lager entstehen lassen. Aufgrund verschiedener Studien, die zum Teil jedoch etliche organisatorische Mängel aufweisen, enthält auch die aktuelle sportwissenschaftliche Literatur unterschiedliche Veröffentlichungen. Eine zufriedenstellende wissenschaftliche Aussage bleibt noch abzuwarten. Einige Ergebnisse sollen Ihnen jedoch nicht vorenthalten werden.

- Das Einsatztraining bis zur jeweiligen submaximalen muskulären Erschöpfung zeigt vor allem in den ersten 6 bis 8 Trainingswochen bei Einsteigern bezüglich der Kraftentwicklung ähnlich gute Ergebnisse wie das Mehrsatztraining. Auf eine absolute Ausreizung der Kraftfähigkeit sollte man bei Einsteigern ohnehin verzichten, damit orthopädische Überlastungserscheinungen vermieden werden.
- Bezüglich einer Gewichtskontrolle bzw. -reduzierung dürften die Effekte aufgrund des geringeren Belastungsumfangs beim Einsatztraining und eines damit verbundenen geringeren Energieumsatzes niedriger sein als beim Mehrsatztraining.
- Ein wesentlicher Vorteil des Einsatztrainings ist vor allem die Zeitersparnis durch den geringeren Belastungsumfang in einer Trainingseinheit. Dies kommt insbesondere Personen zugute, die in kurzer Zeit ein Allroundprogramm absolvieren wollen.
- Fortgeschrittene profitieren vom Einsatztraining, wenn sie sich in einer Phase des Erhaltungstrainings befinden. Für einen weiteren Leistungsanstieg ist das Mehrsatztraining für diese Zielgruppe allerdings erste Wahl.

Werden innerhalb des Mehrsatztrainings mehrere Serien der gleichen Übung absolviert, kann das Trainingsgewicht bei jedem Durchgang gleich bleiben, aber genauso gut erhöht werden. Steigt das Gewicht, entspricht es dem »Pyramidentraining«. Entscheiden Sie sich für eine eventuelle Intensitätserhöhung je nach Ihrem persönlichen Trainingsziel.

Ganzkörpertraining

Besonders für Einsteiger ist die Organisation eines Ganzkörpertrainings vorteilhaft, doch auch Geübte und Fortgeschrittene, die das Hanteltraining weniger unter dem Leistungsgedanken betreiben, können vom Ganzkörperkonzept profitieren, wenn sie nur 1 oder 2 Trainingseinheiten pro Woche absolvieren. Wie der Name es vorwegnimmt, werden hierbei sämtliche Hauptmuskelgruppen innerhalb einer Trainingseinheit beansprucht, indem man 1 oder 2 Grundübungen für jede Muskelgruppe wählt.

Split-Training

Dem Ganzkörpertraining gegenüberzustellen ist das **Split-Training** (engl.: to split = teilen), bei dem der Körper praktisch in mehrere Segmente (Muskelbereiche/Muskelgruppen) aufgeteilt wird. Die verschiedenen Muskelgruppen werden dann an unterschiedlichen Trainingstagen belastet. Dies ist vor allem dann sinnvoll, wenn entweder an aufeinander folgenden Tagen, täglich oder sogar mehrmals täglich trainiert wird. Der wesentliche Vorteil liegt darin, dass die Muskeln mit größerer Intensität belastet werden können, was vor allem im fortgeschrittenen Stadium von Vorteil, ja sogar notwendig ist. Man unterscheidet 2er- und 3er-Split-Systeme. Profis praktizieren auch 4er-Einteilungen. Die Möglichkeiten der Zusammenstellung von Muskelgruppen sind dabei so vielfältig, dass es kaum möglich ist ein einheitliches Patentrezept vorzuschlagen. Ohnehin trainieren die meisten Fortgeschrittenen aufgrund eigener Erfahrungen. Für ein viermaliges Training pro Woche bei dem jeweils an zwei aufeinander folgenden Tagen trainiert wird (Montag/Dienstag, Donnerstag/Freitag), eignet sich beispielsweise ein 2er-Split-System sehr gut.

Pyramidentraining

Eine weitere sehr bekannte Organisationsform stellt das Pyramidentraining dar. Sie verdankt ihren Namen der pyramidenförmigen Zu- bzw. Abnahme der Belastungshöhe (Progression bzw. Regression). Die vielen verschiedenen Pyramidenformen sind eng verknüpft mit der Organisation des »Stationstrainings« und des »Mehrsatztrainings«. Nicht selten wird sie deshalb auch als Mischform betreffend der Organisation bezeichnet.

Die klassische **spitze Pyramide** ist gekennzeichnet von einer Gewichtserhöhung von Satz zu Satz mit gleichzeitiger Abnahme der Wiederholungszahl. Im Schnitt werden 4 bis 6 Sätze pro Übung absolviert. Beginnt man bei 12 Wiederholungen im ersten Satz und endet bei 1 Wiederholung im letzten und erhöht man das Trainingsgewicht von Satz zu Satz, kombiniert man in optimaler Weise das Hypertrophietraining (Muskelwachstum) mit dem intramuskulären Koordinationstraining (Muskelkraft). Die maximalen Belastungen, wie sie in der Spitze der Pyramide auftreten, eignen sich nur für sehr gut trainierte Kraftsportler. Für Einsteiger oder Geübte kommt deshalb nur die **abgestumpfte Pyramide** in Betracht, bei der die letzten 2 bis 3 Serien der spitzen Variante einfach weggelassen werden. Auch Kraftsportler, die sich vollends auf das Muskelwachstum konzentrieren wollen, streichen die letzten Sätze, da mit Wiederholungen von 1 bis 4 und einer Intensität zwischen etwa 90 und 100 Prozent F_{max} der Muskel zu keinem ausreichenden Wachstum stimuliert wird. Bei allen Trainierenden sollte ein gründlicher Aufwärmsatz bei jeder Übung vorausgehen! Einige weitere Pyramidenvariationen, mit denen ein äußerst abwechslungsreiches Hanteltraining gestaltet werden kann, liefert Ihnen der Band *»Das Muskel-Trainingsbuch«*, erschienen im BLV Verlag.

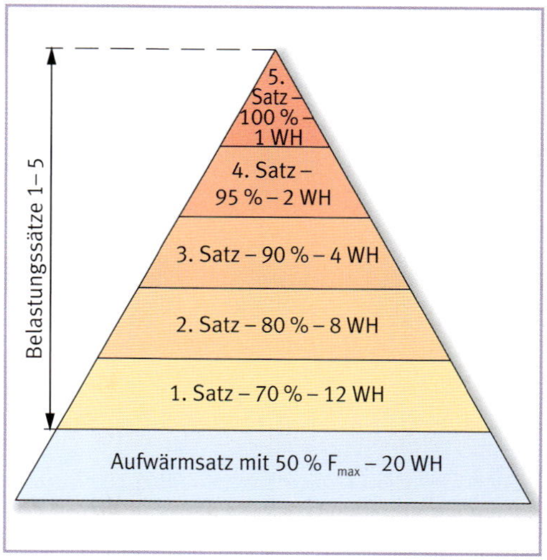

Schematische Darstellung einer spitzen Pyramide

Die Methoden im Training

Eine eindeutige Abgrenzung der »Methoden« zu den soeben beschriebenen »Organisationsformen« ist bislang recht schwierig und führt im Krafttraining nicht selten zu Überschneidungen. Ich habe deshalb folgenden Gedanke zur Trennung beider Begriffe zugrunde gelegt: Eine bestimmte *Trainingsmethode* sagt nichts darüber aus, wie ich im Allgemeinen mein Training *organisiere*.
Fast alle Trainingsmethoden lassen sich also mit fast jeder Organisationsform verknüpfen. Lassen Sie sich diesbezüglich jedoch nicht verwirren und gehen Sie alles ruhig und langsam an! Versuchen Sie auch nicht, innerhalb weniger Tage oder Wochen möglichst viele Kombinationen bzw. Verknüpfungen auszuprobieren. Dies würde Ihren Körper nur unnötig durcheinanderbringen und er hätte nicht genügend Zeit auf eine bestimmte Trainingsform zu reagieren. Die gängigsten Methoden möchte ich im Folgenden vorstellen.

Mein Tipp

Tasten Sie sich langsam an die verschiedenen Trainingsmethoden, Organisationsformen und die Kombinationen beider heran, steigern Sie die Belastungen in kleinen Schritten und zügeln Sie Ihren Ehrgeiz. Sicher angeseilt können Sie dann die höchsten Gipfel erreichen. Ohne Sicherungsleine ist die Gefahr zu groß, dass man ausrutscht oder gar abstürzt. Denken Sie langfristig, steuern Sie sensibel und bleiben Sie vor allem Ihrem Körper gegenüber aufmerksam! Wer nach dem Motto »Qualität statt Quantität« trainiert, wird Trainingskollegen immer einen Schritt voraus sein.

Überlastungsmethode

Die Überlastungsmethode stellt gewissermaßen eine grundlegende Methode zur Erhöhung der Kraft dar, da Muskeln auf Krafttraining nur dann reagieren, wenn sie kontinuierlich über das Alltagsniveau hinweg belastet werden. Sie werden also »überlastet«. Dabei darf dieser Begriff nicht falsch verstanden werden! Es geht hierbei nicht darum, den Muskelapparat permanent an seine maximalen Grenzen zu bringen, sondern lediglich darum, einen genügend großen Trainingsreiz durch entsprechende Reizintensitäten zu setzen. Da der Muskel auf Training reagiert, also mit der Zeit stärker und kräftiger wird, müssen auch die Reizintensitäten kontinuierlich, jedoch behutsam erhöht werden, damit die Kraftentwicklungskurve stetig nach oben verläuft. Innerhalb des Überlastungsprinzips haben wir grundsätzlich zwei Möglichkeiten:

1. Wir erhöhen das Gewicht.
2. Wir erhöhen die Wiederholungszahl.

Bei hoher Motivation des Sportlers kann dieser aus der Überlastungsmethode optimalen Nutzen ziehen. Wer bereit ist, eine stetige und dem Leistungsniveau angepasste Erhöhung des Trainingsgewichtes anzustreben, wird diese Methode am effektivsten anwenden können. Gleichzeitig muss auf eine absolut korrekte Trainingstechnik geachtet werden, insbesondere dann, wenn man sich innerhalb einer Übung bei den letzten anstrengenden und muskelermüdenden Wiederholungen befindet. Das sorgfältige Erlernen einer Übung ist Grundvoraussetzung! Die ernsthafte Anwendung des Überlastungsprinzips eignet sich deshalb erst ab dem Geübtenstadium nach etwa 4 bis 6 Monaten regelmäßigen Trainings. Einsteiger sollten sich zunächst auf die allgemeine Übungsqualität konzentrieren, sich in der Bewegungstechnik sicher werden und den Muskeln, aber auch Sehnen, Bändern und anderen Gelenkstrukturen genügend Anpassungszeit lassen.

Methode der Intensivwiederholungen

Die Methode der Intensivwiederholungen – auch »erzwungene Serien« genannt – dient in besonderem Maße der Muskelhypertrophie. Allerdings benötigen Sie bei den meisten Übungen einen kompetenten Trainingspartner, was aus folgendem Beispiel ersichtlich wird: Legen Sie ein Gewicht auf, das Sie aus Erfahrung 8- bis 10-mal alleine

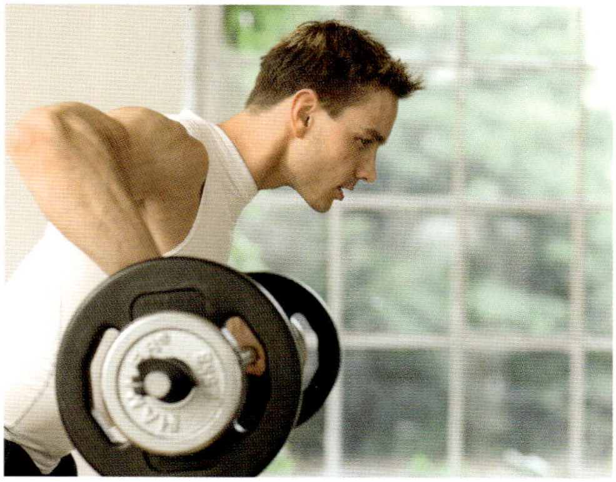

Suchen Sie sich die Trainingsmethoden heraus, die am besten zu Ihnen und Ihren Zielen passen.

und in korrekter Technik bewältigen können. Für weitere 2 bis 4 Wiederholungen lassen Sie sich von einem Trainingspartner, der den Bewegungsablauf ebenfalls selbst sicher beherrschen sollte, gerade so weit unterstützen, dass Sie die Übung in vollem Bewegungsumfang absolvieren können. Der Partner darf dabei nur wirklich helfen, wenn die Bewegung in einer bestimmten Phase vollkommen ins Stocken geraten ist. Solange Sie das Gewicht auch nur ein bisschen selbst bewegen, sollte er lediglich als passive Hilfestellung fungieren. Die vom Trainingspartner unterstützten Intensivwiederholungen dürfen niemals leichter fallen als die vorangegangen selbstständig ausgeführten.

Abfälschungsmethode

Neben der Methode der »Intensivwiederholungen« kann man sehr gut die »Schum-

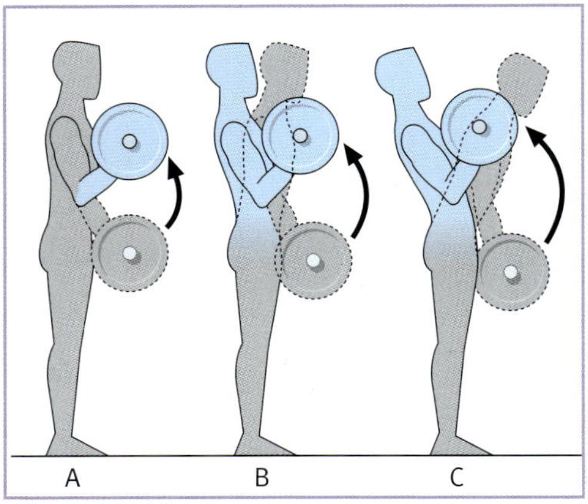

Die Abfälschungsmethode am Beispiel der Übung »Armbeugen mit der Langhantel«

melwiederholungen« platzieren. Fachgerecht heißt sie allerdings Abfälschungsmethode und sollte nur von erfahrenen und fortgeschrittenen Athleten angewendet werden. Obwohl die ständig mahnende Grundregel im Krafttraining lautet »Trainiere sicher und effektiv durch eine korrekte Übungstechnik«, kann ein legerer Trainingsstil (nicht schlampiger!) zu sehr guten Trainingserfolgen führen. Bei der Abfälschungsmethode trainiert man mit einer etwas veränderten Technik, indem man der Startbewegung durch eine bestimmte Zusatzbewegung einen entsprechenden Impuls gibt. Mit diesem kleinen »Kick« kann man oftmals Lasten bewältigen, die man sonst nicht schaffen würde. Ein häufig gesehenes und damit sehr gutes Beispiel ist die Übung »Armbeugen mit der Langhantel« (siehe Grafik oben). Der schwerste Teil besteht darin, die Arme aus der Startposition in eine angewinkelte zu bringen. Die ersten Wiederholungen werden sicher sauber gelingen (A). Doch wenn nach einigen Wiederholungen unsere Kraft ausgeschöpft ist, müssten wir die Übung abbrechen. Jetzt ist die Zeit gekommen, da wir uns den Schummelwiederholungen bedienen. Das leichte, impulsartige und kontrollierte Zurückschwingen des Oberkörpers ermöglicht es uns, noch einige weitere Wiederholungen zu absolvieren (B). Diese Zusatzbewegungen des Oberkörpers müssen natürlich sehr bewusst und sensibel eingesetzt werden. Wer wahllos mit der Abfälschungsmethode umgeht, riskiert womöglich seine Gesundheit (C).

Methode der Teilwiederholungen

Die Methode der Teilwiederholungen wird von einigen Experten auch »brennende Serien« genannt. Wenn Sie sie ausprobieren, werden Sie wissen, weshalb sie diesen Beinamen trägt. Teilwiederholungen sind die beste Möglichkeit, die Trainingsintensität ohne Hilfe durch einen Trainingspartner zu erhöhen. Sie eignen sich sehr gut in einer Trainingsphase zur Muskelhypertrophie. Die Übung »Scott-Curl« soll uns als Beispiel dienen. Legen Sie ein Gewicht auf, das Sie aus Erfahrung etwa 8-mal in vollem Bewegungsumfang bewältigen können. Ab der letzten vollständigen Wiederholung spüren Sie, dass eine weitere korrekte Bewegung nicht mehr möglich wäre. Jetzt folgen noch

3 bis 4 Teilwiederholungen, also Wiederholungen, die nur noch durch den letzten Abschnitt einer Bewegung zur maximalen Kontraktion gekennzeichnet sind. Dazu senken Sie die Hantel nach der achten Wiederholung nicht mehr vollständig, sondern nur bis ca. zur Hälfte ab. Eventuell müssen Sie den Bewegungsradius ab der zweiten oder dritten Teilwiederholung weiter reduzieren. Diese Methode eignet sich sehr gut für Sportler, die das Maximale aus ihrem Muskel herausholen möchten. Seien Sie jedoch vorsichtig, wenn Gewichte über dem Rumpf oder Kopf bewegt werden, da die Kraft in den Muskeln schlagartig versagen kann.

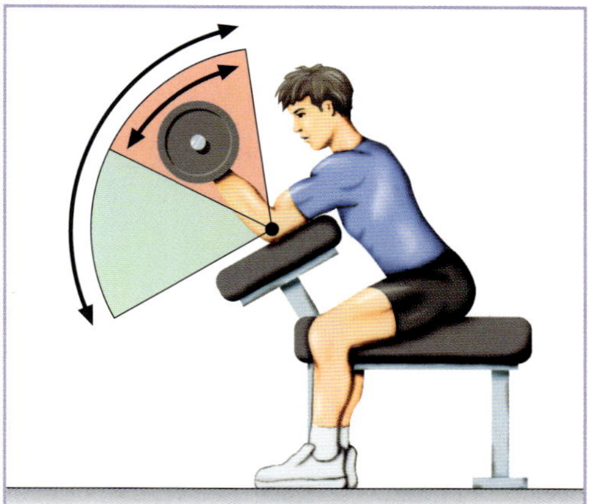

Teilwiederholungen am Beispiel der Übung »Scott-Curl«

Methode der Supersätze

Die sogenannten Supersätze gehören zu den klassischen amerikanischen Trainingsmethoden. Man nennt sie auch »Superserien« bzw. »Super-Sets«. Supersatztraining bedeutet die Kombination zweier Übungen unmittelbar hintereinander. Erst nach Beendigung des zweiten Satzes ist dem Sportler eine Pause gegönnt. Drei Möglichkeiten stehen hierbei zur Auswahl:

1. die **Agonisten-Superserie**,
2. die **Antagonisten-Superserie** und
3. die **eingeschobenen Serien**.

Agonisten-Superserie

In der Agonisten-Superserie absolviert man zwei Übungen ohne Pause für ein und denselben Muskel. Ziel ist es, den beanspruchten Muskel völlig auszuschöpfen. Damit verbunden ist ein starker Hypertrophiereiz für die entsprechende Muskulatur, eine wesentliche Verkürzung der Trainingszeit (eine Satzpause fällt aus) und somit die Erhöhung der Belastungsdichte.

Antagonisten-Serie

Die Antagonisten-Serie ist quasi das Pendant zur soeben genannten. Hierbei folgen zwei Übungen unmittelbar hintereinander, die zuerst einen Muskel (Agonist bzw. Spieler) und dann seinen Gegenspieler (Antagonist) belasten. Ein Beispiel hierfür wäre der »Armcurl« für den Bizeps in Verbindung mit der Übung »Kick-back« für den Trizeps.

Eingeschobene Serien

Eingeschobene Serien sind eine Art des »sanften« Supersatztrainings und ermöglichen dem Sportler – sozusagen nebenbei – das Trainieren seiner kleineren Muskeln. Hierbei wird eine Grundübung für eine größere Muskelgruppe mit einer Übung für den Bauch, die Waden oder die Unterarme nach dem Supersatzprinzip kombiniert. Die nacheinander durchgeführten Übungen »Kniebeugen« und »Unterarmbeugen« wären beispielsweise dazu geeignet. Die Methode der »eingeschobenen Serien« ist bei weitem nicht so belastend bzw. anstrengend wie die klassischen Supersatzserien, bei denen der gleiche Muskel zwei Mal hintereinander trainiert wird. Vermeiden Sie es, dass die eingeschobenen Sätze Muskeln belasten, die an der vorangegangenen Grundübung wesentlich beteiligt waren. Die Kombination aus »Klimmzügen« und »Unterarmbeugen« wäre demnach eine Negativkombination, da die Unterarme bei den Klimmzügen bereits stark beansprucht wurden.

Slow-Motion-Methode

Der Slow-Motion-Methode (Zeitlupentempo, Methode der langsamen Wiederholungen) liegt als Idee eine sehr geringe Bewegungsgeschwindigkeit innerhalb der Übungsausführung eines Satzes zugrunde. Üblicherweise benötigt man beim Hanteltraining für eine saubere und geführte Wiederholung etwa 4 bis 6 Sekunden. Bei der Methode der langsamen Wiederholung wird die Zeit für einen kompletten Bewegungsablauf, der sich aus einer konzentrischen und einer exzentrischen Bewegung zusammensetzt, auf bis zu eine Minute ausgedehnt. In diesem Tempo macht man gewöhnlich 4 bis maximal 8 Wiederholungen in vollem Bewegungsumfang. Es ist ganz wichtig, dass man das Zeitmuster von der ersten bis zur letzten Wiederholung einhält, was einiges an Motivation und Willen abverlangen wird.

Die Isolationsmethode

Die Isolationsmethode hat zum Zweck, einem ganz bestimmten Muskel vollste Aufmerksamkeit zu widmen, einen Muskel also ausschließlich (isoliert) zu »bearbeiten«. Meist ist dies bei eingelenkigen Übungen möglich, wie zum Beipiel dem Armbeugen, Armstrecken, Handgelenkbeugen und -strecken, Fliegende, usw. Mehrgelenkige Übungen, wie das Bankdrücken oder Kniebeugen, entsprechen nicht dieser Methode. Beim Training nach der Isolationsmethode ist nicht das Trainingsgewicht der entscheidende Faktor, sondern die optimale und gezielte Belastung eines Muskels das vorrangige Ziel. Sie verlangt Ihre vollste Aufmerksamkeit und Konzentration, nichts darf Sie stören oder ablenken – werden Sie eins mit dem Muskel. Isolationsübungen können mit Grundübungen, in denen der zu trainierende Muskel mitarbeiten muss, abwechseln. Auch zur beabsichtigten »Vorermüdung« eines bestimmten Muskels eignen sie sich natürlich sehr gut.

Die Prinzipien im Training

Trainingsprinzipien gelten allgemein als Kern der Trainingslehre. Ausgehend von ihnen, werden von Trainern und Trainierenden die unterschiedlichsten Handlungen zur optimalen Trainingsplanung und Trainingsdurchführung vollzogen. Obwohl auf sportwissenschaftlichen Erkenntnissen beruhend, werden sie »nur« als Handlungsorientierung bzw. -empfehlung verstanden, was bedeutet, dass sie genügend Ermessensspielraum lassen und nicht als feste Vorschriften gelten, obwohl sie Gesetzmäßigkeiten mit hoher trainingspraktischer Allgemeingültigkeit besitzen. Für eine konkrete Trainingsentscheidung geben Trainingsprinzipien also keine Hinweise, was jedoch keinesfalls bedeutet, dass man sie im Trainingsprozess unbeachtet lassen darf. Ein Querschnitt der wichtigsten Prinzipien wird im Folgenden vorgestellt.

Prinzip des Lernens

1. Das Prinzip des Lernens ist im Hanteltraining unabdingbar, denn niemand wird zu Beginn seiner eigenen Trainingskarriere sämtliche zur Verfügung stehenden Übungen sicher beherrschen. Bezüglich einer verletzungsfreien und erfolgreichen bzw. effektiven sportlichen Laufbahn muss man sich gerade beim Training mit freien Gewichten verschiedene Fertigkeiten (Bewegungsabläufe, Trainingstechniken) Schritt für Schritt aneignen. Der Lernende, in unserem Fall Sie als Hantelsportler, muss sich für seinen persönlichen Lernprozess genügend Zeit nehmen und sollte mit einfachen Übungen beginnen, die schnell erlernbar und gut in den laufenden Trainingsalltag zu integrieren sind. Grundsätzlich erfolgt das Lernen – und sei es eine noch so einfache Handlung oder ein noch so simpler Denkprozess – nach feststehenden Gesetzen, nämlich:

- vom Bekannten zum Unbekannten,
- vom Leichten zum Schweren,
- vom Einfachen zum Komplexen.

Prinzip des wirksamen Reizes

Das Prinzip des wirksamen Reizes bezüglich einer gewünschten Leistungsverbesserung besagt nichts anderes, als dass die auf den Organismus eingehende Belastung eine gewisse Schwelle überschreiten muss, um eine Anpassung zu erwirken. Ein Reiz (Trainingsreiz) kann jedoch auch als wirksam bezeichnet werden, wenn lediglich ein bestimmtes Leistungsniveau gehalten und nicht zwingend erhöht werden soll. Die notwendige Höhe des Reizes wird im Gewichtstraining angegeben in Kilogramm (kg) oder Prozent der individuellen maximalen Kraftleistung (% F_{max}) plus den Sätzen und Wiederholungen (WH) einer bestimmten Übung. Diese Werte hängen im Wesentlichen vom Leistungszustand des Sportlers und den Trainingszielen ab. In diesem Zu-

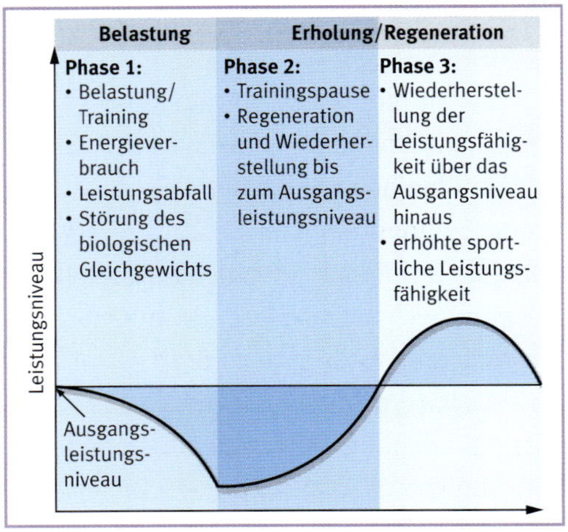

Das Prinzip der Superkompensation mit seinen 3 Phasen

sammenhang spricht man auch von unterschwelligen, überschwelligen oder zu starken Reizen.

- *Unterschwellige Reize* haben keine Wirkung auf den Organismus bzw. den Körper. Die Leistungsfähigkeit wird negativ beeinflusst, die bestehenden Funktionen der Organe – im Muskel- bzw. Krafttraining sind dies vorwiegend die Muskeln – verschlechtern sich.
- *Überschwellige Reize* ziehen physiologische und anatomische Anpassungen nach sich. Im Krafttraining kann man behaupten, dass Belastungsreize ab 50 Prozent der F_{max} als wirksam gelten, sofern man eine Verbesserung seiner körperlichen Funktionen zum Ziel hat. Zum Erhalt eines bestimmten Leistungsniveaus, im Reha-Training, bei Einsteigern oder älteren Sportlern genügt eine Belastung, die etwa zwischen 40 und 50 Prozent F_{max} liegt.
- *Zu starke Reize* schädigen den Organismus und führen auf Dauer zu Übertraining oder Verletzungen. Es kommt zur Beeinträchtigung der Körperfunktionen und zur Reduzierung der Leistungsfähigkeit.

Prinzip der Relation von Belastung und Erholung

Das Prinzip der optimalen Relation von Belastung und Erholung lässt sich am besten anhand der Superkompensation erläutern. Unter Super- bzw. Überkompensation versteht man die Phase der Wiederherstellung verbrauchter Energien über das Ausgangsniveau hinaus. Es gilt der Grundsatz, dass nach einer überschwelligen Trainingsbelastung eine gewisse Zeit der Wiederherstellung notwendig ist, um eine erneute gleichartige oder erhöhte Belastung unter gleichen Bedingungen oder Voraussetzungen durchführen zu können. Diese Wiederherstellungsphase (Erholung, Regeneration) dient der notwendigen Zeit, die der Körper braucht, um verschiedene Um- und Aufbauprozesse zu vollziehen und nachfolgend ein höheres Leistungsniveau herauszubilden.

Belastung und Erholung bilden also eine unzertrennliche Einheit. Die Grafik verdeutlicht im Schema diesen Prozess.
Einfach ausgedrückt ermüdet uns das Training, wovon wir uns im Anschluss daran wieder erholen. Die Reaktion des Körpers auf die vorangegangene Trainingsbelastung ist die, dass er uns nun vermehrt Energiere-

serven für den nächsten Trainingsprozess (Belastung) zur Verfügung stellt. Optimal wäre demnach ein erneutes Training im Bereich der überschießenden Wiederherstellung (in der Grafik blau). In der Praxis erweist es sich jedoch als relativ schwierig, genau diesen Punkt eindeutig zu definieren. Belastet man sich zu früh, ist das Leistungsniveau noch nicht einmal bis zum ursprünglichen Ausgangsniveau wieder angestiegen (in der Grafik grün). Belastet man sich zu spät, ist man wieder am gleichen Punkt der vorherigen Leistung angelangt. Damit man den richtigen Zeitpunkt für eine erneute Belastung möglichst genau trifft, bedarf es einiger Erfahrung und persönlicher Beobachtungen des eigenen Körpers und des allgemeinen Trainingsverlaufs. Da sich jeder Sportler individuell und unterschiedlich schnell von seinem Training erholt – dies liegt auch an der vorangegangenen Trainingsintensität und der allgemeinen Leistungs- und Erholungsfähigkeit –, kann man keine allgemein gültige Empfehlung aussprechen. Im Laufe Ihrer eigenen Trainingserfahrung werden Sie jedoch sicher sehr bald und ziemlich genau abschätzen können, wann der optimale Zeitpunkt für ein erneutes Training sein wird.

Prinzip der Belastungssteigerung

Das Prinzip der Belastungssteigerung besagt, dass Trainingsanforderungen kontinuierlich dem ansteigenden Leistungsniveau des Athleten angepasst werden müssen. Da der Organismus die Fähigkeit besitzt, sich anzupassen, werden Trainingsbelastungen, die über einen gewissen Zeitraum konstant bleiben (gleiches Gewicht, gleiche Wiederholungszahl, gleiche Satzpausen), trainingsunwirksam. Ehemals überschwellige Reize werden also irgendwann unterschwellig und fordern den Körper nicht mehr heraus, da sich der Organismus bereits auf ein höheres Niveau eingependelt hat. Für weitere Leistungssteigerungen muss die Belastung progressiv ansteigen. Nur so wird das biologische Gleichgewicht (Homöostase), in dem sich unser Körper

Mein Tipp

Die *Organisation* des eigentlichen Trainings, die verschiedenen *Trainingsmethoden* und wichtigen *Trainingsprinzipien* müssen wie die einzelnen Zahnräder einer technisch hochwertig und auf persönlichen Wunsch angefertigten Uhr »Made in Switzerland« angesehen werden. Ein lupenrein zusammengebautes Uhrwerk lässt das »handwerkliche Gesamtkunstwerk« über viele Jahre fehlerfrei funktionieren. Organisation, Methoden und Prinzipien greifen auf ähnliche Weise ineinander und sollten nicht getrennt angesehen werden. Nur wenn alle Faktoren individuell angepasst werden, wird auch das Training »einwandfrei funktionieren«.

befindet, gestört und kann Training zu weiteren anabolen (aufbauenden) Prozessen führen. Im Krafttraining geschieht dies vorrangig über die Änderung der verschiedenen Belastungskomponenten. Zusätzlich können die koordinativen Ansprüche durch schwierigere Übungen erhöht werden, die folglich durch einen komplexeren Bewegungsablauf gekennzeichnet sind. Zu den komplexen Übungen zählen insbesondere mehrgelenkige Übungen, wie beispielsweise Kniebeugen oder Bankdrücken. Langfristig geplant, ist eine Belastungssteigerung folgendermaßen sinnvoll aufgebaut:

- Erhöhung der Trainingshäufigkeit,
- Erhöhung der Belastungsdauer,
- Erhöhung des Trainingsumfangs,
- Erhöhung der Belastungsintensität,
- Erhöhung der Belastungsdichte.

Wichtig! Eine Erhöhung der Trainingsbelastung muss »allmählich« erfolgen und darf keine zu großen Sprünge auf Kosten der Trainingsverträglichkeit aufweisen. Es gilt gefühlvoll, differenziert, individuell und dem Trainingsziel entsprechend zu handeln.

Prinzip der Variation

Das Prinzip der Variation nimmt mehr Bezug auf die allgemeine Planung des Trainings als auf die zur Verfügung stehenden Belastungskomponenten. Da ein über viele Monate gleichförmig durchgeführtes Training zu Belastungsmonotonie führt und es infolgedessen zu einer Abnahme der leistungssteigernden Trainingsreize und somit zu einer Stagnation des Trainingsgewinns bzw. zum Stillstand einer sonst möglichen Leistungsverbesserung kommt, muss das Training facettenreich gestaltet werden. Es bedarf einer regelmäßigen erneuten Stimulation, was sich im Trainingsgeschehen verschiedenartig äußern kann. Folgende Möglichkeiten stehen uns zur Verfügung:

- Änderung der Trainingsinhalte (Übungen),
- Änderung der Trainingsmethoden,
- Änderung der Organisationsformen.

Diese Variationen sorgen für eine Unterbrechung der Trainingsmonotonie und verursachen als neue, ungewohnte Belastungsreize weitere Störungen der Homöostase mit nachfolgenden Anpassungen des Körpers in eine individuell geplante Richtung.

Prinzip der Regelmäßigkeit und Langfristigkeit

Das Prinzip der Regelmäßigkeit und Langfristigkeit (auch »Prinzip der Dauerhaftigkeit« bzw. »der Wiederholung« genannt) fordert vom Sportler eine mehrfache, kontinuierliche und über einen längeren Zeitraum wiederholt einwirkende körperliche Belastung, damit es eine stabile, dauerhafte oder erhöhte Anpassung seines Organismus nach sich ziehen kann. Es ist interessant zu wissen, dass mehrere Unter-

suchungen zu dem Ergebnis kamen, dass man schnell aufgebaute Leistungen bei einer Trainingsunterbrechung auch schnell wieder verliert, wogegen ein langsam und gleichmäßig aufgebautes Leistungsniveau bei Trainingspausen auch länger anhält. Dies betrifft vor allem den Muskel mit seinen Kraftleistungen. Weniger gilt dies für trainingstechnische bzw. -koordinative Fähigkeiten, die vom zentralen Nervensystem gesteuert werden.
Es ist zu berücksichtigen, dass die Stabilität der Leistungsfähigkeit nur so groß ist, wie sämtliche Funktionssysteme des Organismus adaptiert sind. Sie sollten sich stets am schwächsten Glied der Kette orientieren.

Prinzip der Periodisierung

Das Prinzip der Periodisierung wird für einen ambitionierten Kraftsportler besonders dann wichtig, wenn er sich zum Ziel gesetzt hat, sein Leistungsniveau über einen längeren Zeitraum stetig zu erhöhen. Nicht selten befinden sich diese Athleten permanent im Grenzbereich ihrer individuellen Belastbarkeit. Auf Dauer ist dies jedoch kaum möglich. Man kann sich nicht ständig in Höchstform befinden. Wer dies trotzdem versucht, läuft Gefahr, dass sich die anabolen Prozesse im Körper (Aufbau, Verbesserung der Leistungsfähigkeit) schlagartig in katabole umdrehen (Leistungsabbau). Aus diesem Grund muss man sein Training in verschiedene Phasen einteilen, man muss es »periodisieren«. Diese Phaseneinteilung des Trainings besagt, dass sich – zum Beispiel über ein komplettes Trainingsjahr gesehen – unterschiedliche Belastungskriterien im regelmäßigen Wandel befinden. Demnach wechseln intensive Trainingsphasen mit weniger intensiven ab. Derartige Veränderungen im Trainingsprozess minimieren die Gefahren eines Übertrainings.

Prinzip der Individualität

Das Prinzip der Individualität findet seinen Ursprung in der Einzigartigkeit eines jeden Menschen, eines jeden Sportlers. Niemand hat gleiche Trainingsvoraussetzungen oder identische körperliche bzw. genetische Bedingungen. Zur optimalen Leistungsentwicklung muss man diese Unterschiede berücksichtigen. Beim Prinzip der Individualität handelt es sich vor allem um anlagebedingte Fähigkeiten, wie beispielsweise Begabung, Konstitution und Trainierbarkeit, aber auch um Faktoren wie Motivation oder Emotion. Ein qualitativ und quantitativ gleicher Belastungsreiz hat bei jedem Trainierenden eine unterschiedliche Reizverarbeitung und folglich eine einzigartige Trainingsanpassung zur Folge. Selbstverständlich und dennoch erwähnenswert ist auch die Tatsache, dass jeder Sportler verschiedene Trainingsbedingungen (Geräteausstattung, Trainingsort, sportliche Betreuung etc.) zur Verfügung hat, auch sie zählen zum Prinzip der Individualität.

Die optimale Trainingseinheit

Die Trainingseinheit stellt den kleinsten und zugleich wichtigsten Baustein innerhalb eines Trainingsprozesses dar. Ungeachtet der tatsächlichen Trainingsdauer, der Trainingsintensität, der Trainingsziele, der Auswahl der Methoden und Organisationsformen und unabhängig davon, wie hoch das Trainingsalter ist, also wie lange man schon trainiert, sollte bezüglich der optimalen Trainingswirkung und der Gesundheitsverträglichkeit zuliebe auf keine der folgenden drei Hauptphasen verzichtet werden:
1. Phase: Warm-up (Aufwärmen),
2. Phase: Hauptteil (Belastungsphase),
3. Phase: Cool-down (Abkühlen).
Nur wer alle drei Phasen kontinuierlich gleichberechtigt behandelt, wird langfristig erfolgreich trainieren. Und wahrscheinlich erfolgreicher als viele Trainingskollegen oder -kameraden, welche die Wichtigkeit dieser »Einheit« unterschätzen oder aus Unwissenheit vernachlässigen. Neben diesen Hauptphasen existiert noch eine 4. Phase, auch als »Nebenphase« bezeichnet, nämlich die der *regenerativen Maßnahmen,* die der körperlichen Erholung und dem Auffüllen verbrauchter Energiespeicher dienen.
4. Phase: Regenerative Maßnahmen
Sie gehört zwar nicht direkt zu einer geschlossenen Trainingseinheit, dennoch vervollständigt sie den Trainingsprozess, insbesondere das »Prinzip der optimalen Relation von Belastung und Erholung«, und findet im Rahmen dieser Lektüre hier ihren Platz.

Warm-up

Die Aufwärmphase ist der Teil, der unmittelbar vor dem Hauptteil einer Trainingseinheit steht, teilweise in den Hauptteil einfließt und gleichzeitig derjenige ist, der am häufigsten nicht ausreichend durchgeführt wird. Man kann das Warm-up verstehen wie einen Trailer zu einem guten Film: Es macht neugierig auf mehr und stimmt positiv auf das bevorstehende Ereignis ein. Der Vergleich mit dem Verbrennungsmotor eines Autos, der erst behutsam auf die richtige Betriebstemperatur gebracht werden muss, bevor er ohne Schaden zu Höchstgeschwindigkeiten bereit ist, scheint ebenso passend. Auch der Körper kann nicht von 0 auf 100 die benötigte Leistung erbringen. Der Aufwärmteil bereitet uns auf die anstehenden höheren Belastungen sinnvoll vor.

Die häufige Annahme, der Körper sei im Sommer bzw. bei höheren Außentemperaturen automatisch ausreichend aufgewärmt, ist nicht richtig! Auch passive Aufwärmmaßnahmen, wie beispielsweise durch Einreiben mit Wärmesalben, Massagen, heiße Duschen oder Sauna und Solarium, können das aktive Warm-up mit seinen spezifischen Wirkungen in keinster Weise ersetzen.

Optimal scheint eine Einteilung in:

- **allgemeines Warm-up** und
- **spezifisches Warm-up**.

Allgemeines Warm-up

Das **allgemeine Warm-up** ist durch eine geringe bis mittlere Ausdauerleistung, zum Beispiel auf einem Cardio-Gerät, gekennzeichnet und sollte mindestens 10 Minuten in Anspruch nehmen. Auch ein lockeres Walking-Programm im Freien ist hierfür geeignet. Wählen Sie eine Intensität, bei der noch ein zusammenhängendes Gespräch möglich wäre. Die Phase des allgemeinen Aufwärmens erfüllt folgende Funktionen:

- Die Körperkerntemperatur steigt von etwa 37 °C auf 38,5 bis 39 °C an. Diese Temperatur gilt als ideal für die erforderliche Geschwindigkeit der biochemischen Stoffwechselvorgänge beim Training. Die damit einhergehende verstärkte Durchblutung sorgt für die notwendige Sauerstoffversorgung des gesamten Organismus und verbessert die nervale Leitgeschwindigkeit (Nervenimpulsweitergabe) als Voraussetzung für eine hohe Kontraktionsgeschwindigkeit der Muskulatur. Zudem steigen gleichzeitig die Konzentrations- und die Koordinationsfähigkeit.
- Mit dem allgemeinen Aufwärmtraining schafft man sich eine solide Verletzungsprophylaxe. Die beanspruchten Gelenkknorpel werden besser durchsaftet, was eine vorübergehende akute Knorpelhypertrophie (Verdickung des Knorpels) zur Folge hat. Die Pufferfunktion wird somit verbessert. Durch die sanfte Ausdauerbewegung werden zusätzlich bestehende innere Reibungskräfte reduziert, Muskulatur, Sehnen und Bänder werden elastischer, ihre Rissanfälligkeit sinkt.
- Durch die Anregung des Herz-Kreislauf- und des Herz-Lungen-Systems (= Steigerung der Herzfrequenz, Erhöhung der zirkulierenden Blutmenge in der Muskulatur, verbesserte Sauerstoffanreicherung des Blutes) verbessert sich die Energieversorgung der Muskeln und bringt dadurch eine erhöhte Leistungsfähigkeit mit sich.
- Nicht zu unterschätzen ist die psychische Einstimmung auf das Training. Gerade nach einem hektischen und erlebnisreichen Tag ist auch die mentale Vorbereitung wichtig. Schließlich sollen die bevorstehenden Übungen mit voller Konzentration und bestmöglicher Trainingstechnik absolviert werden. Eine anstrengende Trainingseinheit bedarf auch einer geistigen Willensstärke. Lockeres, aufwärmendes Ausdauertraining sorgt hier für eine positive Einstellung zum Training.

Die allgemeine Erhöhung der Körperkerntemperatur ist nicht gleichzusetzen mit dem Temperaturanstieg der lokalen Muskelgruppen. Das Aufwärmen der in der Trainingseinheit beanspruchten Muskulatur soll daher im spezifischen Warm-up gesondert stattfinden (Mobilisation der beteiligten Gelenke, Aufwärmsätze).

Spezifisches Warm-up

Das spezifische Warm-up, häufig auch spezielles Warm-up genannt, steht im Anschluss an das allgemeine Aufwärmen. Die »innere

Betriebstemperatur« ist zwar schon erhöht, jedoch sind die Muskelgruppen und Gelenkstrukturen, die im anschließenden Hauptteil belastet werden, nur unzureichend erwärmt und entsprechend schlecht vorbereitet. Mit den speziellen Aufwärmübungen stellt man einen Bezug zur jeweiligen Zielübung her, indem man die beteiligten Gelenke vorab sorgfältig mobilisiert und die Muskeln behutsam vordehnt.
Im Anschluss daran eignen sich sogenannte »Aufwärmsätze«. Dazu absolviert man 1 bis 2 Sätze der jeweiligen Zielübung mit deutlich geringerem als dem Trainingsgewicht und vielen Wiederholungen. Mit dieser Vorgehensweise wärmen wir nun speziell die Muskulatur auf und sorgen für eine bessere Einstellung auf den folgenden tatsächlichen Belastungsreiz bzw. die Belastungssätze.

Der Hauptteil

Der wesentliche Teil einer Trainingseinheit ist der Hauptteil, also die tatsächliche Übungsauswahl, die im Trainingsjournal vermerkt ist. Der Hauptteil orientiert sich an unseren Zielen und Bedürfnissen. Entsprechende Übungsvorschläge mit Kurz- und Langhanteln finden Sie im Praxisteil dieses Buches.

Cool-down

Während des Trainings mit Gewichten fallen verschiedene Energieabfallprodukte an, die der Organismus in der Regenerationsphase wieder abbauen muss. Ein mühseliges Stück Arbeit für unseren Körper! Mit dem aktiven Cool-down können wir ihn dabei sinnvoll unterstützen und letztendlich bedeutet dies für uns eine erhebliche Erleichterung und eine wesentlich schnellere Erholung. Es wird aus zwei unterschiedlichen Phasen gebildet:
1. Phase: Sie ist durch lockeres Cardio-Training in geringer Intensität gekennzeichnet. Der Begriff *Auslaufen* ist hier der gebräuchlichste.
2. Phase: Die Muskeln, die im Hauptteil vorwiegend beansprucht wurden, werden gedehnt. Man nennt dies *Stretching*.

Auslaufen

Mit dem Auslaufen werden Herz-Kreislauf-Aktivität und Stoffwechsel erneut gesteigert (jedoch keineswegs auf Hochtouren gebracht!), was den Abtransport von Stoffwechselendprodukten und somit die wichtige Regeneration fördert. Die Intensität ist die gleiche wie beim allgemeinen Aufwärmen. Durch diese sanfte Anregung – sie nimmt etwa 10 Minuten in Anspruch – wird der Körper außerdem optimal auf die folgende Stretching-Phase vorbereitet.

Stretching

Stretching, die 2. Phase des Cool-down, ist ein weiterer Schritt in Richtung Erholung. Durch die Übungen im Krafttraining wurde der Tonus (Spannungszustand) der belasteten Muskulatur automatisch erhöht. Stretching ist hier die geeignete aktive Maßnahme, um der Muskulatur annähernd in den Ausgangstonus zu verhelfen und erhöhte Kontraktionsrückstände zu vermeiden. Außerdem verhilft es den gelenkbeteiligten Strukturen und den Muskeln, ihre Beweglichkeit und Geschmeidigkeit zu erhalten. Stretching ist eine in den Bewegungen sehr langsame und absolut behutsame Trainingsform. Die einzelnen Positionen sollten 30 bis maximal 60 Sekunden statisch gehalten werden.

Regenerative Maßnahmen

Regenerative Maßnahmen wirken der Erschöpfung, die durch jedes intensive Training entsteht, entgegen und dienen der Erholung. Sie sind mitverantwortlich für eine verbesserte Trainingsleistung und eine allgemein höhere Belastungstoleranz. Anpassung an das Training geschieht nicht während, sondern erst in der Folge des Trainings also stets danach bzw. zwischen den einzelnen Trainingseinheiten!
In der Erholungsphase passt sich der Körper dem Training an, er reagiert auf vorher eingewirkte Belastungen. Diese Phase ist demnach ein weiterer wichtiger Schlüssel für den Trainingserfolg. Es stehen uns etliche passive und aktive Maßnahmen zur Verfügung, mit denen wir unseren Körper wieder auftanken können, z. B.:

- Sauna, Bio-Sauna, Dampfbad,
- Massagen (nicht bei einem Muskelkater anwenden!),
- erholende sanfte Trainingsformen wie beispielsweise Yoga, Tai Chi, Qi Gong, Entspannungstraining usw.,
- Regenerationstraining (REKOM-Training = Regenerations- und Kompensationstraining), z. B. lockere Waldläufe, Schwimmen oder Wandern.

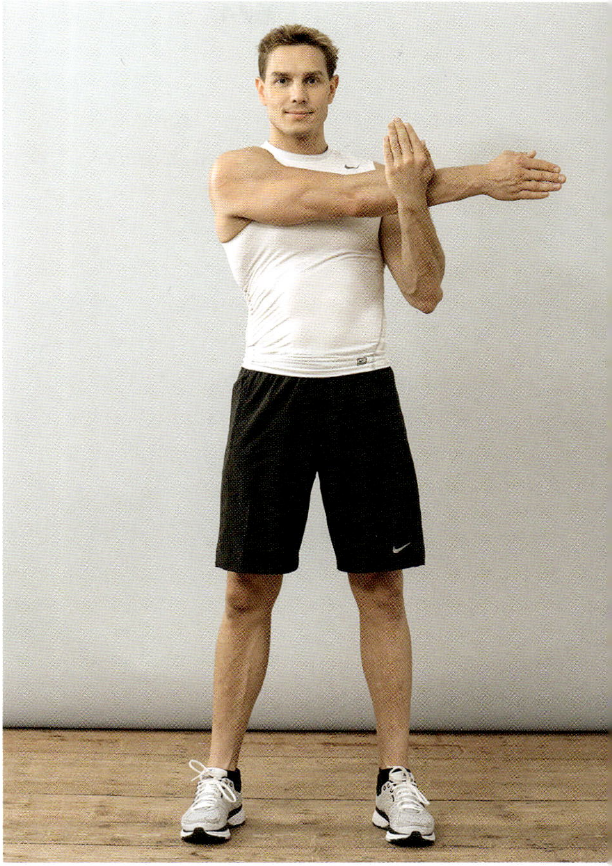

Behutsames Dehnen schafft im Muskel ein angenehmes Gefühl.

Wichtig: keine Sportmassagen bei Muskelkater! Die verletzten Strukturen werden dadurch unnötigem Stress ausgesetzt, der Heilungsprozess wird verlangsamt.

Trainingskontrollen

»Trainingskontrolle« im Sport ist ein fest definierter Begriff. Wir müssten ihn genau genommen »Erfolgskontrolle« nennen, da wir mit standardisierten Re-Tests (Wiederholungstests) kontrollieren, ob das Training eine dem Ziel entsprechende gewünschte Veränderung nach sich gezogen hat. Mit *standardisierten Tests* sind Testverfahren gemeint, die wiederholbar sind, und zwar in der Durchführungsweise und unter gleichen Bedingungen wie diejenigen Tests, die zu Beginn des Trainingsprozesses bzw. eines Trainingszyklus durchgeführt wurden. Insgesamt geben Sie Aufschluss darüber, ob man auf dem richtigen Weg ist oder nicht. Allerdings sind viele von ihnen nur mit aufwendigen Apparaturen und/oder teuren Computerprogrammen durchführbar. Ich möchte Ihnen deshalb nur Krafttests vorstellen, für die Sie nicht mehr als ein Blatt Papier und einen Stift benötigen. Sie sind von uns ohne weitere Probleme durchführbar. Bei den Krafttests handelt es sich stets um Verfahren zur Ermittlung der *persönlichen maximalen Kraftleistung* (= »Maximalkraft«) auf eine bestimmte Übung hin bezogen.

Der klassische Krafttest

Die Methode zur Feststellung der persönlichen maximalen Kraftleistung, wie sie viele Jahre propagiert wurde, wird folgendermaßen durchgeführt:

Nehmen wir an, Sie wollen für die Übung »Bankdrücken« (S. 86 f.) Ihre Maximalkraft (F_{max}) herausfinden, also testen, mit welchem maximalen Gewicht Sie höchstens eine korrekte Wiederholung (ohne Abfälschungstechnik!) bewältigen können. Um diese einmalige und maximale Testbelastung verletzungsfrei zu überstehen, muss man sich intensiv aufwärmen, im Idealfall also ein 10- bis 15-minütiges allgemeines Warm-up absolvieren, anschließend die Schultergelenke gründlich mobilisieren, dann die beteiligten Muskeln vordehnen und bestenfalls einige spezifische Aufwärmsätze mit geringem Gewicht durchführen. Diese wichtigen und verletzungsprophylaktischen Vorbereitungen nehmen etwa 30 Minuten in Anspruch. Anschließend nimmt man seine Position am Trainingsgerät ein und beginnt mit einem Gewicht, das man aus Erfahrung schätzt. Unter Mithilfe zweier Personen, die Hilfestellung leisten, absolviert man nun eine Wiederholung. Schafft man keine weitere, würde das aufgelegte Gewicht (inklusive des Gewichts der Hantelstange) der persönlichen maximalen Kraftleistung F_{max} für diese Übung entsprechen. Würde man noch eine oder gar zwei weitere Wiederholungen schaffen, wäre das aufgelegte Gewicht zu niedrig. In diesem Fall müsste man eine etwa 10 Minuten lange Erholungspause einlegen, sich währenddessen »warm halten« und anschließend einen zweiten Versuch mit höherem Gewicht durchführen.

Nehmen wir an, dass das Ende des Tests ein Ergebnis von 90 Kilogramm ergibt, wären dies 100 Prozent – also: F_{max} Bankdrücken 90 Kilogramm.

Ich möchte Ihnen die Nachteile dieses Testverfahrens jedoch nicht vorenthalten:

- Durch die lange und intensive Aufwärmphase entsteht ein hoher zeitlicher Faktor.
- Durch die intensive Aufwärmarbeit, insbesondere durch die Aufwärmsätze, verliert der Muskel bereits ein gewisses Maß an Kraft. Die durch den tatsächlichen Test ermittelte Maximalkraft wäre demnach nicht mehr ganz die »maximale«.
- Die maximale Anstrengung in diesem Test belastet auch die beteiligten Strukturen des Körpers maximal.

Derartige Belastungsspitzen sind jedoch mit Einsteigern und auch mit Geübten aus gesundheitlicher Sicht nicht durchführbar, da die Verletzungsgefahr zu hoch einzuschätzen ist. Infolgedessen ist ein Test dieser Art nur bei gesunden und weit fortgeschrittenen Kraftsportathleten anwendbar.

- Dieser Test setzt vom Probanden eine absolut korrekte und sichere Bewegungs- bzw. Trainingstechnik und ein stabiles und gesundes Herz-Kreislauf- und Organsystem voraus.

Die aufgeführten Gründe, die gegen diese Maximalkraftermittlung sprechen, machen deutlich, dass es sich hier um kein geeignetes Testverfahren für Einsteiger, Jugendliche in der Wachstumsphase, ältere Personen oder gar Sportler mit Rückenproblemen handelt! Der fitness- und gesundheitsorientierte Trainierende verlangt nach einer vertretbaren, aber ebenso aussagekräftigen Möglichkeit, um mit einem Test seine Erfolge zu messen bzw. zukünftige Trainingsgewichte in Abhängigkeit seiner Maximalkraft (Trainingsintensität) zu bestimmen.

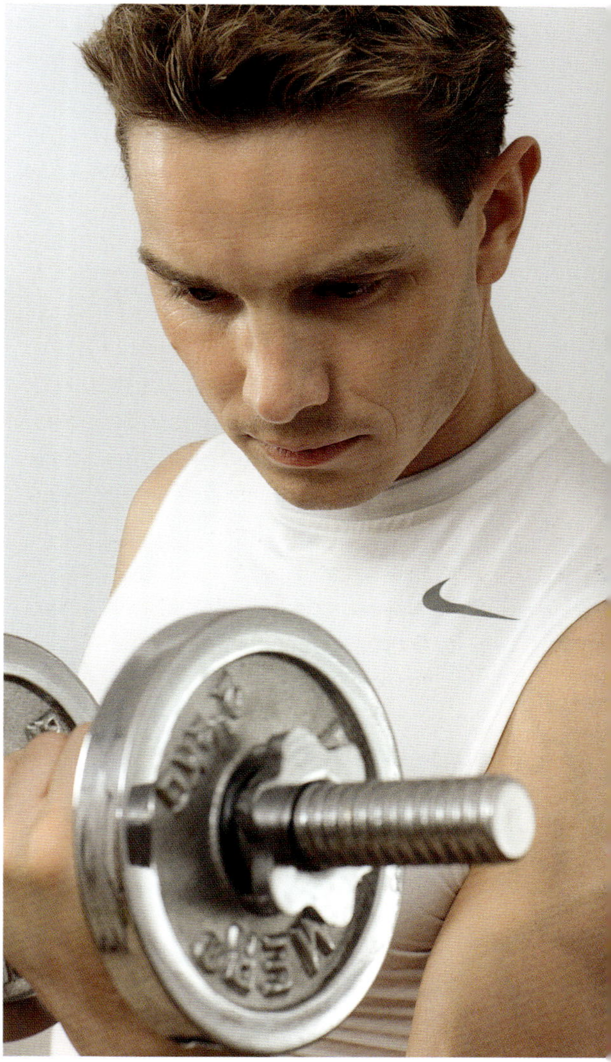

Mit regelmäßigen Krafttests können wir unser Trainingsgewicht optimal bestimmen.

Sehen Sie sich dazu die nächsten beiden Methoden genauer an.

Krafttest nach der ILB-Methode

Wie jeder der hier vorgestellten Krafttests ist auch der Test nach der *ILB-Methode* nur für eine einzige Übung gültig. Der wesentliche Unterschied zum vorangegangenen und somit ein nicht zu unterschätzender gesundheitlicher Vorteil ist der, dass man beim ILB-Test nicht nur eine einzige Wiederholung mit maximalem Gewicht zu absolvieren versucht, sondern, dass man pro Test (pro Übung) so viele Wiederholungen macht, wie sie auch tatsächlich im Trainingsplan vorgesehen sind. Also: Befinden Sie sich momentan in einer Trainingsphase zum Aufbau der Muskulatur (Hypertrophie) und trainieren gerade mit 10 Wiederholungen pro Satz, dann wird der Test ebenso mit 10 Wiederholungen durchgeführt. Wir testen demnach genau den Belastungsbereich, mit dem Sie derzeit trainieren.
Führen Sie den Test anhand des folgenden Beispiels durch: Wir bleiben bei der Übung »Bankdrücken«. Legen Sie ein geschätztes Gewicht auf, mit dem Sie voraussichtlich etwa die Ihrem Trainingsplan entsprechende aktuelle Wiederholungszahl (z. B. 10) bewältigen können. Nehmen wir an, Sie schaffen mit einwandfreier Technik 50 Kilogramm. Dieses Gewicht entspräche dann Ihrer methodenspezifischen Maximalkraft für diese Übung, also 100 Prozent F_{max}. Würde im Trainingsplan eine Intensität von 80 Prozent empfohlen, dann müssten Sie »Bankdrücken« mit 40 Kilogramm nach folgender Rechnung durchführen:

$$(50 \text{ kg} : 100\,\%) \times 80\,\% = 40 \text{ kg Trainingsgewicht}$$

Die allgemeine Formel für diesen Test lautet:

$$(\text{bewältigtes Gewicht} : 100) \times \text{Höhe des empfohlenen Prozentsatzes von } F_{max} = \text{Trainingsgewicht}$$

Das vorgestellte Testbeispiel können Sie auf alle anderen Übungen übertragen. Vergessen Sie jedoch auch hier das Aufwärmen nicht. Mit der Bestimmung Ihrer persönlichen Maximalleistung nach der

Leistungsbestimmung nach der Fitness-Methode

Leistung	100 % = F_{max}	95 %	90 %	85 %	80 %	75 %	70 %	65 %	60 %
Mögliche Wiederholungen	1	2	3–4	5–7	8–10	11–15	16–20	21–25	26–30

ILB-Methode erhalten Sie gemäß Ihres momentanen Leistungsstandes einen angemessenen und effektiven Trainingsreiz zur notwendigen Adaptation Ihrer Muskulatur.

Krafttest nach der Fitness-Methode

Eine weitere Möglichkeit zur Ermittlung der Maximalkraft liefert die *Fitness-Methode*. Sie ist die am einfachsten durchzuführende Methode von den drei vorgestellten, da nur ein »Versuch« pro Testübung notwendig ist, um ein aussagekräftiges Ergebnis zu erhalten. Sie funktioniert folgendermaßen:
Nach dem allgemeinem Warm-up und einigen Mobilisationsübungen für die beteiligten Gelenke wählen Sie ein geschätztes Testgewicht pro Übung und zählen die maximal möglichen Wiederholungen, die Sie mit korrekter Bewegungstechnik durchführen können. Laut Testverfahren sollten dies 1 bis 20 sein. Da jedoch bei einer einzigen Wiederholung diese Methode der klassischen gleicht und die bereits erwähnten problematischen Belastungsspitzen auftreten, empfehle ich ein Ergebnis ab etwa 5 bis 8 Wiederholungen. Legen Sie also nicht das maximale Gewicht auf. Anschließend vergleichen Sie Ihre Wiederholungszahl mit der Tabelle. Würden Sie beispielsweise die Übung »Bankdrücken« mit 50 Kilogramm im Test durchführen und dieses maximal 10-mal ohne Hilfe und sauber bewältigen, entspräche dies 80 Prozent Ihrer »Einer-Maximalkraft« (= maximales Gewicht bei einer Wiederholung). Da Sie für Ihre individuelle Trainingsplanung bzw. Intensitätsberechnung (= mit wie viel Gewicht soll ich trainieren?) einen Grundwert benötigen, der 100 Prozent F_{max} entspricht, rechnen Sie mit folgender allgemeinen Formel:

$$(\text{Testgewicht} \times 100) : \%\ \text{Testleistung} = F_{max}$$

Setzen Sie anhand Ihrer Testergebnisse die richtigen Werte in die links unten stehende Tabelle ein. Bei unserem Beispiel würde die Rechnung lauten:

$$(50\ \text{kg} \times 100) : 80\,\% = 62{,}5\ \text{kg}$$

Ihre Einer-Maximalkraftleistung für Bankdrücken wäre demnach 62,5 kg. Wollen Sie künftig diese Übung mit 70 Prozent F_{max} durchführen, rechnen Sie einfach:

$$(62{,}5\ \text{kg} : 100) \times 70\,\% = \text{Trainingsgewicht}\ 44\ \text{kg}$$

Egal, für welchen Test Sie sich letztendlich entscheiden – Sie sollten sich regelmäßig alle 2 bis 3 Monate dazu entschließen, diesen durchzuführen. Da sich Ihre Kraftleistung im Laufe der Zeit verändert, müssen Ihre Trainingsgewichte regelmäßig angepasst werden. Betrachten Sie einen kompletten Testdurchlauf mit allen im Trainingsplan aufgelisteten Übungen niemals als verlorene Zeit, sondern einfach als eigenständige Trainingseinheit. Jede in den Trainingsplan neu aufgenommene oder ausgetauschte Übung sollten Sie ebenfalls testen.

Gesundheit kontra Leistung?

Am Ende dieses Buches scheint es günstig, diejenige Frage in den Raum zu stellen, die von sehr vielen sportlich aktiven Menschen gestellt wird und in letzter Zeit auch zunehmend in der Diskussion der Sportwissenschaft steht.

»Sanftes Training« oder »Gib alles!« – was ist besser?

Es wird von allen Seiten her sehr kontrovers diskutiert, ob man sein Training eher moderat gestalten soll oder ob es besser sei, im Bereich der Auslastung zu trainieren. Die

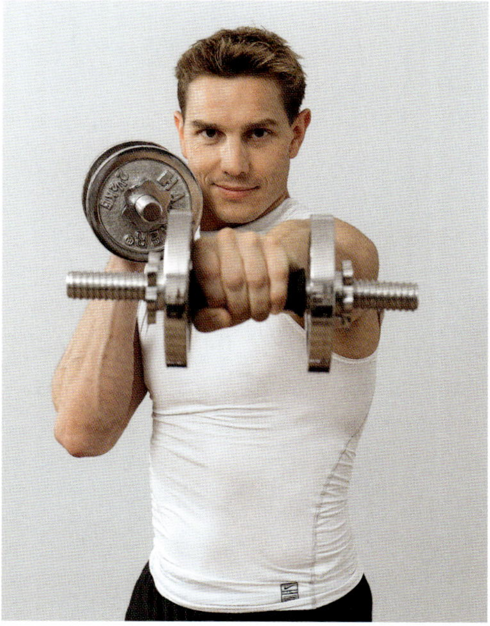

Eine optimale Trainingsintensität entscheidet über das Erreichen individueller Trainingsziele.

Antwort darauf fällt äußerst unterschiedlich aus, zumal die Diskussionspartner aus den verschiedensten sportlichen Bereichen stammen und jeder seine bevorzugte Trainingsphilosophie und/oder Trainingserfahrung mit einbringt. Getragen wird diese Auseinandersetzung von der im Fitness-Training erkennbaren Tendenz zu »betont moderatem« Training, was laut einigen Aussagen das *gesundheitlich orientierte* Gegenstück zum *leistungs- bzw. intensitätsorientierten Training* darstellt. Der aktuelle Wellness-Boom setzt hier noch einen obendrauf. Er suggeriert uns, dass nur mäßige Bewegung in Verbindung mit körperlicher und mentaler Entspannung *das* Rezept sei für ein von uns allen gewünschtes ultimatives Wohlbefinden. Aber stimmt das wirklich? Hat nicht erst ein gewisses Maß an richtiger körperlicher Fitness, das wir uns erst mühsam antrainieren müssen, einen erheblichen Einfluss auf unser Wohlbefinden? Ist Fitness denn kein Bestandteil mehr von Wellness? Und hat Fitness nicht doch etwas mit Leistung zu tun? Behaupten jetzt einige Medienmacher oder sogenannte Wellness-Experten tatsächlich, dass man sich nicht mehr wohlfühlen kann, wenn man ausgepowert vom Training nach Hause kommt?

Wie so häufig in der Fitness-Szene gibt es darauf nur eine Antwort:

Es kommt darauf an!

Schließlich ist doch jeder von uns ein Individuum und will mit seiner sportlichen Aktivität ganz spezifische Ziele verfolgen. Die Intentionen, die zur Aufnahme eines Trainings führen, sind wesentlich vielfältiger, als dies noch vor 20 Jahren der Fall war. Zu jener Zeit war der Begriff »Fitness« in Europa noch gar nicht wirklich existent. Demnach ging es in den »Body-Building-Studios« damals nur um Muskeln – und zwar um möglichst dicke. Viele verbinden mit dem Body-Building immer noch ein Schmuddelimage, das die Fitness-Industrie jedoch schon längst abgelegt hat. Zumindest bemüht sie sich darum, dass auch der letzte von den Zweiflern davon überzeugt wird, dass Fitness, und dazu gehört auch der Kraftsport, nicht zwingend mit stöhnenden Muskelmenschen zu tun hat. Sogar Ärzte verschreiben seit vielen Jahren »Bewegung« statt »Bettruhe«. Inwieweit man mit dieser Empfehlung bereit ist, an seine Leistungsgrenzen zu gehen, ist sehr unterschiedlich. »Jedem das Seine«, könnte man auch salopp sagen. *Sanftes Training* oder *Gib alles!* muss man demnach tatsächlich individuell beantworten.

Alle Verfechter der unterschiedlichen Standpunkte dürfen jedoch eines nicht vergessen: Körperliche Anpassung beruht auf dem Prinzip der *überschwelligen Reize*. Nur ein »bisschen« Training wird also sicher nicht ausreichen, um dem Körper sein Fett zu entziehen oder ihm ein paar schönere Konturen durch Muskeln zu verleihen. Die Suche nach der optimalen Reizgröße bzw. Trainingsintensität, die zur Erreichung einiger unserer Ziele notwendig ist, erweist sich aus Sicht der Trainingspraxis jedoch als das entscheidende Problem bei der Trainingsplanung und -durchführung. Es steht außer Frage, dass der sporttreibenden Gesellschaft niemand einfach so eine einheitliche »optimale Belastung« servieren kann. Und dass *maximal* nicht immer auch *optimal* bedeutet, steht ebenso fest. Eines jedoch ist sicher: Ein Reiz muss überschwellig sein.

Wer sich also für ein intensives Training entscheidet, muss wissen, dass dies eine gewisse Anstrengungsbereitschaft fordert. Letztendlich wird Anstrengung individuell und nicht über möglichst viele Hantelscheiben definiert. Versuchen Sie, Ihr »eigenes intensives Training« zu finden, wenn Sie effektvoll trainieren und Ihren Körper dadurch verändern wollen.

Fazit

Gesundheit und Leistung stehen sich im Sport nicht zwingend gegenüber wie Himmel und Hölle. Man kann auch leistungsorientiert und trotzdem gesund trainieren. Genauso kann man im Sinne von mehr Gesundheit trainieren und trotzdem etwas Leistung von sich abverlangen. Entscheiden Sie dahingehend, was Sie von Ihrer sportlichen Aktivität erwarten. Der Wunsch nach mehr Muskeln wird ohne Frage ein intensiveres Programm von Ihnen verlangen als das Streben nach mentaler Fitness. Kombinieren Sie doch beides! Training ist niemals nur »entweder oder«. Es ist alles eine Frage der sinnvollen Relation in angepasster Intensität.

Innere Schichten | *Ansicht von vorn* | Äußere Schichten

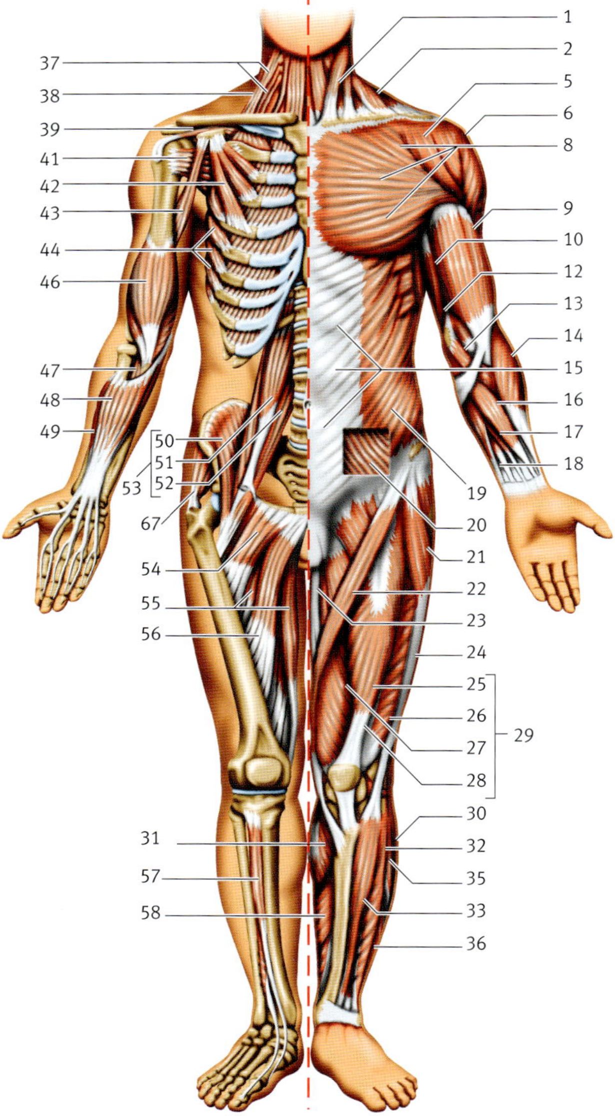

1 Kopfwender
2 Trapezmuskel, obere Fasern
3 Trapezmuskel, mittlere Fasern
4 Trapezmuskel, untere Fasern
5 Deltamuskel, vordere Fasern
6 Deltamuskel, mittlere Fasern
7 Deltamuskel, hintere Fasern
8 großer Brustmuskel
9 zweiköpfiger Oberarmmuskel (Bizeps)
10 dreiköpfiger Oberarmmuskel (Trizeps), langer Kopf
11 dreiköpfiger Oberarmmuskel (Trizeps), äußerer Kopf
12 dreiköpfiger Oberarmmuskel (Trizeps), innerer Kopf
13 runder Einwärtsdreher
14 Oberarm-Speichenmuskel
15 gerader Bauchmuskel
16 radialer Handbeugemuskel
17 langer Hohlhandmuskel
18 ulnarer Handbeugemuskel
19 äußerer schräger Bauchmuskel
20 innerer schräger Bauchmuskel (teilweise freigelegt)
21 Spanner der Oberschenkelbinde
22 Schneidermuskel
23 schlanker Muskel
24 Oberschenkelbinde (Sehnenband)
25 gerader Schenkelmuskel
26 äußerer Schenkelmuskel
27 innerer Schenkelmuskel
28 mittlerer Schenkelmuskel (verdeckt)
29 vierköpfiger Schenkelstrecker
30 Zwillingswadenmuskel, äußerer Kopf
31 Zwillingswadenmuskel, innerer Kopf
32 langer Zehenstrecker
33 vorderer Schienbeinmuskel
34 hinterer Schienbeinmuskel
35 langer Wadenbeinmuskel
36 kurzer Wadenbeinmuskel
37 Treppenmuskeln
38 Schulterblattheber
39 Obergrätenmuskel
40 Untergrätenmuskel
41 Unterschulterblattmuskel
42 kleiner Brustmuskel
43 Hakenarmmuskel

Innere Schichten — *Ansicht von hinten* — Äußere Schichten

44 vorderer Sägemuskel
45 hinterer unterer Sägemuskel
46 Armbeuger
47 tiefer Fingerbeuger
48 oberflächlicher Fingerbeuger
49 langer Daumenbeuger
50 Hüftmuskel
51 kleiner Lendenmuskel
52 großer Lendenmuskel
53 Hüftlendenmuskel (Iliopsoas)
54 Kammmuskel
55 großer Schenkelanzieher (tief liegend)
56 langer Schenkelanzieher
57 langer Großzehenstrecker
58 Schollenmuskel
59 Untergrätenmuskel
60 kleiner runder Armmuskel
61 großer Rautenmuskel
62 breiter Rückenmuskel
63 langer radialer Handstrecker
64 kurzer radialer Handstrecker
65 Hand- und Fingerstreckmuskeln, äußere Schicht
66 Hand- und Fingerstreckmuskeln, tiefe Schicht
67 kleiner Gesäßmuskel
68 mittlerer Gesäßmuskel
69 großer Gesäßmuskel
70 Halbsehnenmuskel
71 zweiköpfiger Schenkelmuskel, langer Kopf
72 zweiköpfiger Schenkelmuskel, kurzer Kopf (verdeckt)
73 Plattsehnenmuskel
74 Riemenmuskeln
75 kleiner Rautenmuskel
76 großer Rautenmuskel
77 kleiner runder Armmuskel
78 großer runder Armmuskel
79 Rückenstrecker
80 viereckiger Lendenmuskel
81 birnenförmiger Muskel
82 oberer Zwillingsmuskel
83 unterer Zwillingsmuskel
84 Kniekehlenmuskel
85 langer Zehenbeuger
86 langer Großzehenbeuger

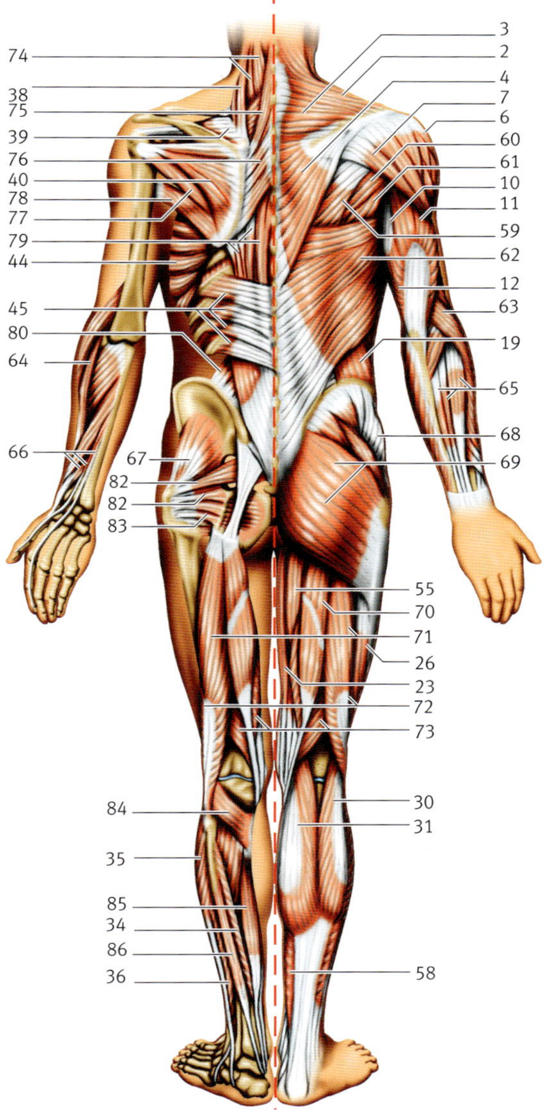

Stichwortverzeichnis

Über den Autor

Wolfgang Mießner, Jahrgang 1965, ist staatlich geprüfter Sport- und Gymnastiklehrer, mehrfach lizensierter Fitnesstrainer und Polestar Pilates Instruktor mit 20-jähriger Berufspraxis auf dem Fitness- und Gesundheitssportsektor. Er ist seit vielen Jahren als Ausbilder tätig und gibt seine umfassenden Kenntnisse an ambitionierte Laien und Professionals mit großem Engagement weiter. Im Raum München ist er anerkannter Personal-Trainer. Insgesamt bemüht er sich um die Entwicklung und Verbreitung gesundheitsfördernder Sportprogramme.
Kontakt zum Autor: www.wolfgangmiessner.de

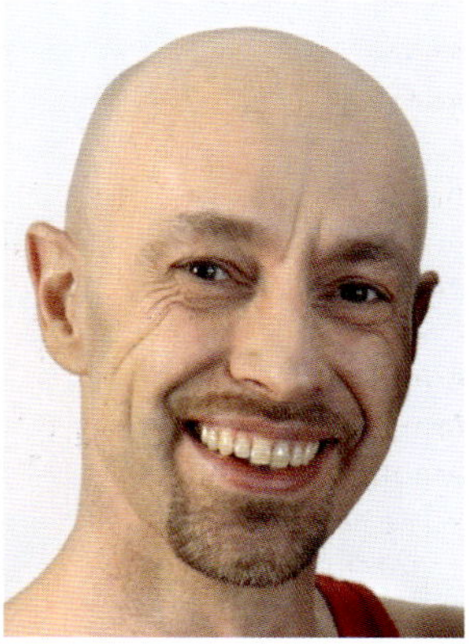

Bibliografische Information der Deutschen Nationalbibliothek
Die Deutsche Nationalbibliothek verzeichnet diese Publikation in der Deutschen Nationalbibliografie; detaillierte bibliografische Daten sind im Internet über http://dnb.d-nb.de abrufbar.

2., neu bearbeitete Auflage (Neuausgabe)

BLV Buchverlag GmbH & Co. KG
80797 München

© 2010 BLV Buchverlag GmbH & Co. KG, München

Das Werk einschließlich aller seiner Teile ist urheberrechtlich geschützt. Jede Verwertung außerhalb der engen Grenzen des Urheberrechtsgesetzes ist ohne Zustimmung des Verlags unzulässig und strafbar. Das gilt insbesondere für Vervielfältigungen, Übersetzungen, Mikroverfilmungen und die Einspeicherung und Verarbeitung in elektronischen Systemen.

Bildnachweis: Alle Fotos von Ingolf Hatz
Grafiken: Jörg Mair, München

Umschlagfotos: Ingolf Hatz

Lektorat: Manuela Stern, Dr. Marion Ónodi
Herstellung: Ruth Bost
Layout und Satz: Uhl + Massopust, Aalen

Gedruckt auf chlorfrei gebleichtem Papier

Printed in Italy

ISBN 978-3-8354-0598-1

Hinweis
Das vorliegende Buch wurde sorgfältig erarbeitet. Dennoch erfolgen alle Angaben ohne Gewähr. Weder Autor noch Verlag können für eventuelle Nachteile oder Schäden, die aus den im Buch vorgestellten Informationen resultieren, eine Haftung übernehmen.

So ist das Krafttraining effektiv

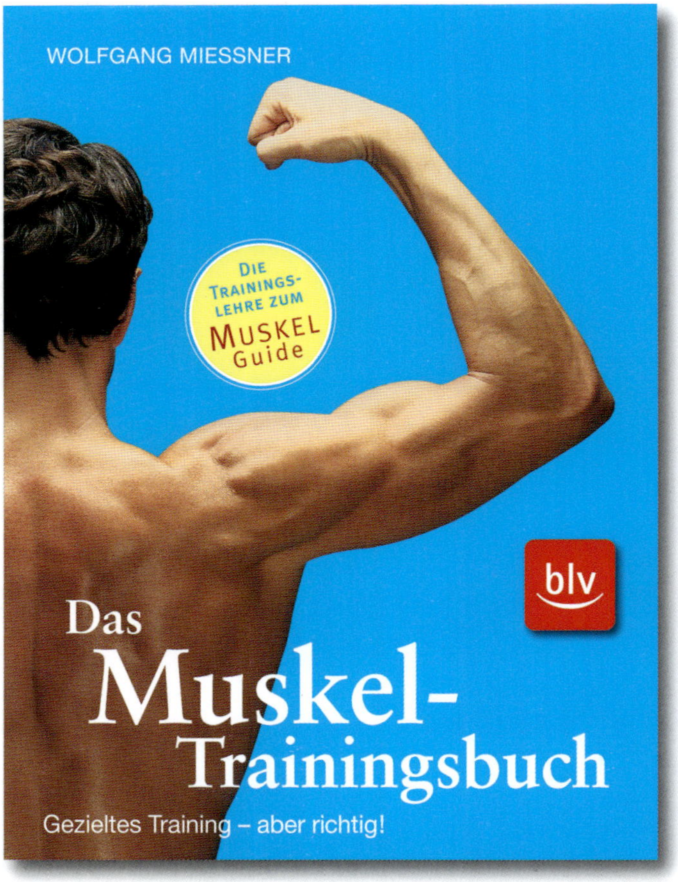

Wolfgang Mießner
Das Muskel-Trainingsbuch
Die Gebrauchsanweisung für effektives Krafttraining mit Geräten und Hanteln · Trainingslehre zum Muskel-Guide, aber auch als Einzelband zu nutzen · Für alle, die gezielt und ambitioniert üben: Methoden, Trainingsgestaltung und -planung, sportbiologische Grundlagen.
ISBN 978-3-8354-0543-1

Bücher fürs Leben.